几种药物对细胞体外分化成熟及功能影响的研究

◎ 沈　红　著

中国农业科学技术出版社

图书在版编目（CIP）数据

几种药物对细胞体外分化成熟及功能影响的研究 / 沈红著 . —北京：中国农业科学技术出版社，2014.7

ISBN 978－7－5116－1703－3

Ⅰ.①几…　Ⅱ.①沈…　Ⅲ.①免疫细胞—药物作用—研究
Ⅳ.①R979.5

中国版本图书馆 CIP 数据核字（2014）第 131164 号

责任编辑　史咏竹　李　雪
责任校对　贾晓红

出 版 者　中国农业科学技术出版社
北京市中关村南大街 12 号　邮编：100081
电　　话　(010) 82106626 82109707（编辑室）
(010) 82109702（发行部）
(010) 82109709（读者服务部）
传　　真　(010) 82106626
网　　址　http：//www.castp.cn
经 销 者　各地新华书店
印 刷 者　北京教图印刷有限公司
开　　本　787 mm×1 092 mm　1/16
印　　张　12.25
字　　数　226 千字
版　　次　2014 年 7 月第 1 版　2015 年 7 月第 2 次印刷
定　　价　36.00 元

前　言

巨噬细胞（Mφ）是免疫系统中具有强大吞噬功能的细胞，是固有免疫系统一部分，能识别、吞食和破坏许多潜在的病原。巨噬细胞是专职抗原递呈细胞（APC），其主要特征是能处理摄入的蛋白抗原和表达 MHC-II 类分子、协同刺激分子等，以充分活化 Th 细胞。巨噬细胞在形态学、生物化学、分泌产物、功能及表面表型等方面表现异质性，这种异质性是由于 Mφ 发生过程中精细的正向和负向调节，以及分化中微环境的条件不同而造成的。根据培养体系中细胞因子等不同，单核细胞可分化成 Mφ 或 DCs，分化获得的某一细胞型在 APC 功能上存在很大差异。研究表明，通过连续改变体外细胞因子环境，多数 Mφ 群如腹腔 Mφ、骨髓源 Mφ、脾脏 Mφ 和转化的 Mφ 能连续转换，从一种功能表型到第二个功能表型再到第三个功能表型转换。淋巴细胞分 T 和 B 淋巴细胞，淋巴样前体细胞进入胸腺后，经历一系列有序分化过程，最终发育成成熟 T 细胞。T 淋巴细胞主要功能是参与细胞免疫，当它与某种特异性抗原或细胞接触时发挥免疫功能。B 淋巴细胞是由鸟类法氏囊或哺乳动物骨髓中淋巴样前体细胞分化发育而来，成熟的 B 淋巴细胞主要存在于脾脏红髓、白髓淋巴小结内与淋巴结皮质浅层的淋巴小结中，其通过识别不同抗原表位激活分化成浆细胞，产生并分泌多种特异性抗体，阻止细胞外液中相应抗原与异物的伤害。脾脏是免疫细胞受抗原刺激后增殖分化的场所，是对外来抗原产生免疫应答的重要周围淋巴组织之一。

卵母细胞是在卵子发生过程中进行减数分裂的卵原细胞，卵母细胞体外成熟是胚胎工程的基础环节，其成熟才能满足胚胎工程对大量卵母细胞的需求。卵母细胞的成熟要经历生发泡破裂、染色质凝集、染色体成对排列、染色体由纺锤丝牵引分离、排出第一极体（PB1）后停滞在 MII 期。其核成熟特征是生发泡破裂、PB1 排出，质成熟包括细胞器重新分配、细胞骨架动态分布、分子成熟等。只有细胞核质完全成熟，卵母细胞才能成功受精，胚胎开始发育。卵母细胞的成熟受到多种因素的影响，其中激素对卵母细胞的成熟起着重要的作用。

体外培养体系条件不同对细胞分化成熟影响明显，本书介绍以雷帕霉素为首几种药物在细胞体外培养体系添加对细胞的调节作用。本书试验研究的完成得到李龙、芦山、陈舒楠、官佳懿、谷崇高、田美杰、李凯、杨菲、赵雁伟、曲杨燕等同学的协助，在此表示衷心感谢。

本书的出版得到北京市教委北京市属高等学校创新团队建设与教师职业发展计划项目（PXM2013014207000067）、北京农学院科技创新团队科研能力提升工程项目（KCT2014012）的资助，特此感谢。

由于笔者经验不足，书中难免有不妥之处，敬请有关专家、同行、广大读者批评指正。

沈红

2014 年 5 月

目　录

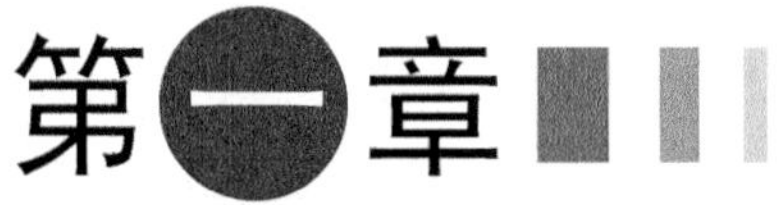

免疫细胞和生殖细胞的研究概况

第一节　巨噬细胞的研究概况

一、巨噬细胞的起源、分化和功能

巨噬细胞是免疫系统中具有强大吞噬功能的细胞，1893 年 Metchnikoff 首次用“Macrophage”描述能吞噬微生物的巨大细胞（Tauber 等，1991）。1924 年以后 Asschoff 将网状细胞、内皮细胞、成纤维细胞、组织细胞和单核细胞归为网状内皮系统（Auger 等，1992），网状内皮系统一些细胞的亚体被认为起源于骨髓前期细胞时，术语“网状内皮系统”后又被“单核吞噬系统”术语所取代（Van Furth 等，1972）。单核吞噬系统家族的细胞是由骨髓前期细胞、前单核细胞、外周血单核细胞和组织巨噬细胞组成。

巨噬细胞（Macrophage，Mφ）是固有免疫系统一部分，能识别、吞食和破坏许多潜在的病原包括细菌、致病性的原虫、真菌和蠕虫。巨噬细胞也能识别同源的肿瘤细胞和一些病毒感染的细胞以及发生程序化死亡的正常细胞，如凋亡细胞（Auger 等，1992；Van Furth 等，1972）。巨噬细胞除主要具有固有免疫作用外，还作为调节子和效应细胞在体液和细胞介导的免疫中发挥作用（Morrissette 等，1999）。由于巨噬细胞的吞噬作用，巨噬细胞能降解蛋白质和处理抗原呈递给主要组织相溶性复合物（MHC）分子，T-细胞能识别 MHC 上的这类外源物质（Unanue 等，1986），此时激活免疫反应，巨噬细胞具有杀微生物和杀肿瘤活性（Fang 等，2002）。巨噬细胞功能的多样性将固有免疫与获得性免疫以及引起宿主防御反应的生理学变化联系起来。相反，紊乱的巨噬细胞生物学特性引起许多病理感染、发炎和肿瘤疾病。

（一）巨噬细胞的分化

单核吞噬系统的细胞起源于骨髓多能血细胞生成干细胞，干细胞进一步分化生成前单核细胞、单核细胞，最后这些细胞发育成熟，成为组织巨噬细胞（Van Furth 等，1972）。单核吞噬细胞起源于多能前期细胞，其合适的增殖和分化需要多肽生长因子的共同存在，这些多肽生长因子为巨噬细胞集落刺激因子（M-CSF）、颗粒细胞-巨噬细胞集落刺激因子（GM-CSF）、白介素-1（IL-1）、白血病抑制因子（LIF）和干扰素-γ（IFN-γ）（Metcalf 等，1997），其中，M-CSF 是体内巨噬细胞分化和增殖所需要的唯一多肽生长因子，此外，在体外 M-CSF 作为唯一添加因子指导骨髓前期细胞分化形成巨噬细胞（Stanley 等，1997）。

骨软化症 *Csf1op/Csf1op* 小鼠的 M-CSF 基因纯合突变产生的小鼠骨吸收被破坏，引起髓腔不完全的形成，这种缺陷是由于多核成骨细胞数量减少，多核成骨细胞和巨噬细胞是由共同前期细胞产生，而且这些鼠的许多组织中的巨噬细胞数量不足，但有些细胞群，如骨髓单核细胞、淋巴结和胸腺中的巨噬细胞数不受影响，这表明小鼠体内有 M-CSF 非依赖性巨噬细胞群（Wiktor 等，1990），由此反映巨噬细胞分化的重要性（Cohen 等，1999）。小鼠骨软化症表型和巨噬细胞/成骨细胞的不足会随着年龄而自发地恢复，可能由于 *flt*-3 配体或血管内皮生长因子（VEGF-A）的作用（Niida 等，1999），通过 *fms*-样受体酪氨酸激酶 *flt*-136 和 *flt*-337 信号指导巨噬细胞。小鼠突变证明 M-CSF 作用的确是通过结合到 c-*fms* 基因编码的受体上而介导的，此生长因子和其受体是正常巨噬细胞发育绝对需要的（Dai 等，2002）。

（二）巨噬细胞分化标志物

F4/80 抗原是小鼠巨噬细胞上最有用标志物之一，F4/80 抗体能识别许多家族基因也包括含有调节黏蛋白样激素受体 1（EMR1）的人上皮生长因子（EGF）和人 CD97。F4/80 抗原在一些家族细胞的细胞表面表达，这些家族细胞包括所有已确定的小鼠 MPS 家族的成员。多数巨噬细胞标志物实际上也以低水平在其他血细胞生成和非血细胞生成的细胞类型上表达，或者只在某些条件下表达，由此确定巨噬细胞亚型。在替代标志物中，另一个被广泛采用的巨噬细胞标志物 Mac-1（CD11b）在自然杀伤细胞、颗粒细胞、B 和 T 细胞的亚型上也表达（Lai 等，1998）。枯否氏细胞上缺乏 Mac-1 表达，而肺泡巨噬细胞上低水平表达 Mac-1（Dorger 等，2001）。甘露醇受体唯一表达在巨噬细胞亚型上，也表达在内皮细胞上，而 CD14 也表达在嗜中性白细胞上（Greaves 等，2002）。已知 M-CSF 在巨噬细胞增殖、分化、存活和发育上发挥关键作用，人们把 c-*fms* 作为巨噬细胞系的一个确定标志物。c-*fms* 基因已被广泛用于巨噬细胞检测和定位，而且提供巨噬细胞发育的早期事件的标志物，包括胚胎吞噬细胞的发育（Herbomel 等，

2001）。人们近来确定关键的 *cis*-激活元件需要 c-fms 基因的特异性组织表达。已知巨噬细胞分化需要 M-CSF，c -*fms* 位点的染色质装配的重排是骨髓前期细胞向巨噬细胞系分化的早期事件之一（Tagoh 等，2002）。人们已获得一个品系鼠，此鼠的 c-fms 启动子指导巨噬细胞系的细胞中增强的绿色荧光蛋白（EGFP）表达（Sasmono 等，2003）。EGFP 转基因的表达极为类似于 F4/80 抗原的表达，而且可扩大到 F4/80 阴性巨噬细胞群。

（三）巨噬细胞专职抗原递呈细胞

巨噬细胞是专职抗原递呈细胞（Antigen presenting cell，APC），APC 最主要的特征是能处理摄入的蛋白抗原和表达 MHC-II 类分子，还表达协同刺激分子如 CD80（B7），以充分活化 Th 细胞，外源性和内源性抗原的递呈是不一样的，APC 内吞可溶性和颗粒性抗原主要由 MHC-II 类分子递呈，但是 APC 细胞仅仅递呈抗原肽-MHC 复合物是不能激活 T 细胞的，APC 还必须提供共刺激信号（Auger 等，1992）。专职 APC（DC、巨噬细胞和活化的 B 细胞）能同时提供 2 种信号，而非专职 APC 就不能，除非由辅助细胞提供共刺激信号或加入适当的分子，否则非专职 APC 在体内不能启动免疫应答，在体外不能激活淋巴细胞，包括 I-CAM 家族和 LFA-3 在内的许多辅助分子能通过它们在 T 细胞表面的配体提供共刺激信号，B7-CD28 相互作用提供的共刺激信号似乎最强，阻断 B7-CD28 相互作用，在不少情况下能在很多动物模型抑制移植排斥和自身免疫病发生，共同存在着 B7-1（CD80）、B7-2（CD86）和 B7-3 这 3 个 CD28 的配体，而且 T 细胞激活后其表面会迅速表达 CTLA4、CD40L 及 FasL 等分子，它们在 APC-T 细胞相互作用中可能起阳性或阴性调节作用，CTLA4 在结构上与 CD28 相似，也与 CD80 /CD86 相互作用，但对免疫应答起下调作用，CD40L 上调 APC 表面 CD28 分子的表达，从而增强对 T 细胞的激活信号（Morrissette 等，1999；Unanue 等，1986）。巨噬细胞是原发和继发免疫应答中强有力的 APC，它有效地摄取、加工和递呈抗原给 T 细胞，Mφ 是特殊的 APC，具有独特的启动免疫应答功能，这种能力与其十分有效地摄取抗原并迁徙到淋巴结微环境的能力相关（Unanue 等，1986）。Mφ 通过内吞、胞饮和吞饮摄取可溶性抗原，对颗粒性抗原的摄取非常有效，巨噬细胞表面甘露糖受体可加强对有碳水化合物决定簇的抗原的摄取，某些具有 Fc 受体的 Mφ 能加工以免疫复合物形式存在的抗原，组织中静息的未分化 Mφ 内吞与之相遇的抗原，将其运送到 MHC 器室，抗原在此降解，产生的抗原肽与新合成的 MHC-II 类分子相遇。抗原摄取加上细胞因子，特别是 M-CSF，启动了 Mφ 的分化，随着 Mφ 的分化，与 MHC 分子构成复合物的抗原肽高密度地表达于细胞表面，黏附分子及包括 CD80/CD86 在内的共刺激分子的表达上调（Auger 等，1992；Morrissette 等，1999；Unanue 等，1986）。细胞因子在内的很多因素与免疫耐受及自身免疫的发生发展相关，它们在 Mφ 递呈与 MHC-II 类分子结合的内源性自身抗原中起作用。

（四）特异性组织巨噬细胞群

成年动物单核吞噬细胞发育发生在骨髓，通过以下步骤：多潜能干细胞—分化干细胞—成单核细胞—前单核细胞—（骨髓）单核细胞—（外周血）单核细胞—（组织）巨噬细胞（Van Furth 等，1972）。骨髓中单核细胞快速分化，单核细胞成熟后在 24h 内进入血液循环并分布整个机体，单核细胞成熟后就没有增殖能力，但人单核细胞亚群显示在 M-CSF 刺激时能增殖，关于组织巨噬细胞的局部增殖活性还存在争议（Van Furth 等，1992）。

血液单核细胞已具有迁移、化学稳态、饱饮和吞噬活性，以及与 IgG Fc-域（FcR）和 iC3b 补体结合的受体（McKenzie 等，1998）。机体在稳态情况下只有小部分单核细胞穿过血管上皮层，主要维持一些定居巨噬细胞群。当机体处于疾病或组织损伤时，各种细胞因子和化学吸引物能调节单核细胞黏附到上皮细胞和随后穿过上皮迁移，这个过程涉及许多黏附分子和表达在单核细胞和上皮细胞表面的配体（Muller，2001）。研究认为原位巨噬细胞或者是非贴附的或者微弱贴附的，这种现象与清道夫受体 A（SR-A）的低水平表达相关（Kim 等，1997），SR-A 介导体外 Ca^{2+} 非依赖性贴附。注射刺激物时定居的巨噬细胞贴附到腹壁上，这时有炎症细胞主要流入，这些炎症细胞的表型取决于刺激的特性（Hamilton 等，1999），腹腔巨噬细胞的生理学的重要性仍受到争议。

枯否氏细胞是定居在肝脏的巨噬细胞，通过长的细胞质突起而瞄定到内皮上，这些细胞可能代表机体内最大巨噬细胞群（Laskin 等，2001）。枯否氏细胞主要通过吞噬作用清除红细胞、凋亡细胞、从肝门循环的几乎所有外源颗粒和物质（Dini 等，2002）。虽然枯否氏细胞常被当作肝脏的单一细胞群，其存在异质性，可能与血液供应有关。大量研究表明枯否氏细胞具有独一无二细胞表面标志物（Auger 等，1992；Van Oosten 等，2001），这也许反映他们唯一长时间接触门静脉血液进入肝脏时的脂多糖和其他微生物成分。

脾脏巨噬细胞也是一群异质性细胞，脾巨噬细胞是固有免疫系统的重要部分（Altamura 等，2001）。从组织学角度观察脾每一部位有不同类型的巨噬细胞，这些巨噬细胞都有不同特点。红髓部位的巨噬细胞具有血生成细胞和吞噬功能，而已知边缘区巨噬细胞群积极捕获血液中物质以及清除过多的抗原（Gordon，

1995）。窦层吞噬细胞形态上类似于肝脏枯否氏细胞，以及 F4/80 抗原的表达和与 IgG 结合的受体。边缘区细胞缺乏 F4/80，但是选择性表达参与微生物或免疫调理物质识别的许多不同受体（Morse 等，2001）。

肺巨噬细胞分 3 个细胞群，肺泡巨噬细胞、间质巨噬细胞和血管内巨噬细胞，它们与不同环境相互作用，而且每种细胞具有不同的基因表达模式和功能。肺泡巨噬细胞为第一道防线，阻止吸入或呼出进入肺部的微生物，积极吞噬和处理直到杀灭微生物。在肺基质内能检测到大量巨噬细胞，这些间质巨噬细胞更小、更不规则、吞噬能力极低、分离困难，缺乏表面标志物（Johansson 等，1997）。已观察到单核细胞穿过间质进入肺泡，在体外肺泡巨噬细胞对集落刺激因子反应而增殖（Maus 等，2002）。肺血管内巨噬细胞成熟，发现在某些动物品种内（如反刍动物、马、猫，但不是人和啮齿动物）的肺部能贴附到毛细血管内皮细胞上，对循环着物质如红细胞、细菌和免疫复合物的吞噬功能起着主要作用（Geiser，2002）。

小神经胶质细胞是定居在正常健康成年动物的神经系统的巨噬细胞群（Perry，1994），这些细胞约占到成年大脑细胞群的 10%（Alliot 等，1999）。有 2 种在表型和形态上不同小神经胶质细胞：一种是阿米巴小神经胶质细胞，这些细胞暂时存在发育中大脑和疾病大脑，是最具有活动性的；另一种是分叉小神经胶质细胞，他们是正常和健康大脑的绝对主要细胞群。小神经胶质细胞形成第一道防线对抗对中枢神经系统的损伤，在各种病理学条件下这些细胞被快速激活和增殖（Klein 等，1997）。已知未成熟阿米巴小神经胶质细胞吞噬和处理死亡细胞、分泌能促进胶质生成和血管生成的细胞因子（Alliot 等，1999），在正常发育期间能清除变性的神经元和神经突起。交叉小神经胶质细胞辅助神经系统免疫监控（Kreutzberg，1996），而且对邻近神经原细胞和非神经原细胞提供营养支持（Chamak 等，1994）。疾病状态时，小神经胶质细胞积极吞噬 Alzheimer's 疾病出现的噬淀粉样蛋白－β 噬斑，这种吞噬作用可被 c-*fms* 过表达所提高（Mitrasinovic 等，2002）。

胃肠黏膜巨噬细胞定居胃肠道，主要局限在 Propria 层，在上皮偶尔也有这些细胞。肠道巨噬细胞的功能之一是处理凋亡上皮细胞，参与调节黏膜上皮更新。肠道巨噬细胞长时间接触微生物产物，但并不总是被激活。巨噬细胞与细菌之间的相互作用被认为涉及 CD14、LPS（细菌脂多糖）和 LPS 结合蛋白受体、CD89、IgA1 和 IgA2 受体（Morton 等，1996）。在肠道 Propria 层可检测到 CD14 表达细胞，但是他们被认为是起源于近来募集的单核细胞（Grimm 等，1995）。肠道巨噬细胞与其他部位巨噬细胞比较具有其他表面标志物的不同成分

(Rogler 等，1998)。

内分泌巨噬细胞群分布在肾上腺、垂体腺、甲状腺、甲状旁腺/朗氏小岛/松果体腺、睾丸和卵巢（Hume 等，1984)。肾上腺巨噬细胞在皮质网状部细胞数比肾小球区多，但在束状带和肾上腺髓质只观察到少量细胞（Hume 等，1984)，这种分布模式表明区域特异性功能。肾上腺皮质部巨噬细胞功能与肾上腺分泌产物中之一类固醇生成活性有关（O'Connell 等，1994)。在肾上腺髓质常见巨噬细胞与嗜铬细胞紧密相连，分泌儿茶酚胺激素去甲肾上腺素和肾上腺素的嗜铬细胞表达大量生长因子受体。巨噬细胞分泌的细胞因子作为信号指导这些细胞。松果体腺巨噬细胞/小胶质细胞是活性的吞噬细胞，这表明吞噬细胞也可能参与肾上腺的免疫调节（Kaur 等，1997)。

发现雌性和雄性动物整个生殖道都有巨噬细胞，此时巨噬细胞在几个水平上作为受精的调节子。M-CSF 基因突变的小鼠影响生殖系统的巨噬细胞数和激素调节，此种突变小鼠在生殖上存在缺陷（Dini 等，2002)。睾丸间质组织大约20％～25％的细胞是巨噬细胞，循环的单核细胞是睾丸巨噬细胞的主要来源，但局部增殖也发生。睾丸间质组织的巨噬细胞与 Ledyig 细胞紧密相互作用，这种相互作用表明巨噬细胞在调节类固醇生成上起某些作用（Dini 等，2002)。有些研究已证实睾丸巨噬细胞产生 25－氢化胆固醇，此物质作为底物通过邻近 Ledyig 细胞作用能被转化为睾酮（Anderson 等，2002)。对于雌性动物生殖系统，在卵巢和黄体酮、子宫颈、子宫内膜和子宫肌膜、输卵管伞部位有丰富巨噬细胞(Dini 等，2002；Lukyanenko 等，2001)。卵巢巨噬细胞主要在间质组织，在此部位巨噬细胞被募集用于破坏死的卵泡。排卵前在卵泡层有大量巨噬细胞表明在排卵过程巨噬细胞对组织重建起积极作用（Brannstrom 等，1994)。卵巢巨噬细胞对黄体酮的形成和破坏都是重要的，卵泡破裂滤过的巨噬细胞参与黄体酮生成和黄体酮细胞类固醇生成的调节（Gaytan 等，1998)，相反，黄体酮溶解期间在黄体酮巨噬细胞数量显著增加，此时巨噬细胞积极消化死亡细胞（Gaytan 等，1998)。卵巢巨噬细胞分泌大量细胞因子，这些细胞因子对其他卵巢细胞起介导作用。

肾脏实际有大量间质巨噬细胞，特别在肾髓质，但由于它们沿肾小管广泛分布，存在不明显。在所有类型肾损伤大量巨噬细胞滤过肾实质，管间质巨噬细胞蓄积与肾功能不良的程度有关。间质炎症的巨噬细胞可诱导小管损伤和小管细胞凋亡（Tesch 等，1999)。巨噬细胞通过许多分泌产物直接引起肾细胞死亡。近期证明在转基因小鼠巨噬细胞滤过的抑制造成实验性肾炎，严重的肾损伤时反而巨噬细胞数增加（Erwig 等，2001)，这说明在肾小球炎症时巨噬细胞起保护性和调节性的作用。

二、巨噬细胞的活化表型

巨噬细胞是固有免疫系统的重要细胞，具有多种生物学功能，包括噬菌、杀菌、促炎或抗炎作用等。此外，还具有分泌细胞因子、趋化因子和抗原提呈等能力，从而发挥特异性和非特异性免疫调节功能。长期以来人们已经认识到免疫效应细胞在免疫反应中并非是表型单一的活化细胞，微生物抗原和效应 T 细胞及其分泌产物可以影响巨噬细胞的表型和异质性，在不同的环境中巨噬细胞发生不同性质的活化，成为具有不同活化表型和功能特征的亚群，一种是经典活化的巨噬细胞（Classically activated macrophages，caM / M1），可以在 Th1 型细胞因子（INF、TNF）环境中被 LPS 及炎性物质或微生物激活，表现 NO 产生增多，IL-12、IL-23、IL-6 等分泌增多，主要产生促进炎症、抗增殖和细胞毒活性；另一种是替代性活化的巨噬细胞（Alternatively activated macrophages，aaM/M2），在 Th2 型细胞因子（IL-4、IL-10、IL-13 等）环境中，活化成一种不同于 M1 活化特性的巨噬细胞，除具有吞噬和抗原提呈功能外，还具有特殊的免疫调节作用，主要表现为选择性免疫抑制和抑制淋巴细胞增殖、杀灭癌细胞、缓解寄生虫感染引起的机体损伤、在炎症慢性期及慢性疾病的损伤组织重塑修复中发挥免疫调节功能（Guo 等，2007；李龙等，2007）。

（一）活化的 M2 型巨噬细胞

早期研究发现 IFN 单用或者与 LPS 或其他细胞因子（如 TNF）协同作用能活化巨噬细胞，活化后的巨噬细胞产生大量毒性介质如 NO（一氧化氮）、ROS（反应性氧），此时抗原提呈能力增强，分泌大量 IL-12 和 IL-23 等，在病原体清除中发挥重要功能（Verreck 等，2004）。早期研究认为，IL-4、IL-10、IL-13 等细胞因子是巨噬细胞的抑制剂，抑制巨噬细胞活化、吞噬能力、抗原提呈功能等，但近年研究发现，IL-10 和 IL-13 并非抑制巨噬细胞活化，而是激发另一条巨噬细胞活化通路，即巨噬细胞替代活化，经此通路活化的巨噬细胞具有不同的表型和功能特点（Gordon，2003）。

用 M-CSF 体外诱导人外周血单核细胞分化成的巨噬细胞产生大量的 IL-10，但是在用 IFN-γ 和 LPS 刺激时基本不产生 IL-12，说明用 M-CSF 诱导得到的巨噬细胞可能是 M2 型巨噬细胞（Smith 等，1998）。随后不断有实验证明，用 M-CSF 体外诱导人外周血单核细胞分化成的巨噬细胞抗原提呈能力降低，表达 HLA-DR 和 CD86 降低，表现为抑制炎症的发生，这些都表明 M-CSF 诱导得到的人巨噬细胞都是 M2 型（Verreck 等，2004）。Rauh 等在 SHIP 基因剔除小鼠模型上发现，SHIP 缺陷小鼠腹膜或肺泡来源巨噬细胞偏向于 M2 型，LPS 不能很好地诱生 NO，提示 SHIP 在体内抑制 M2 分化偏移。与此相一致 SHIP 缺陷小鼠易发生 M2 介导的肺部病变，并且植入肿瘤在缺陷小鼠更易生长。在体外培养中 SHIP 缺陷鼠的骨髓来源巨噬细胞只有在有 TGF-β 培养条件下才分化为 M2 型，提示 PIP3 上调后在 TGF-β 信号诱导下巨噬细胞发生极化（Rauh 等，2005）。Bastos 研究发现阻断 TGF-β 作用，使 IL-12p40 基因剔除小鼠巨噬细胞 NO 合成增加，表明 TGF-β 参与 M2 的维持（Bastos 等，2002）。

最近的研究表明，IL-13 作为 Th2 型细胞因子的一员，能够降低移植反应中的排斥反应的发生，这主要是由于 IL-13 能够抑制巨噬细胞产生 IL-12、TNF-a 等活化因子，促使巨噬细胞分泌 IL-10，使巨噬细胞向 M2 型转变（Davidson 等，2007）。Kryczek 等研究发现肿瘤局部巨噬细胞，在局部高浓度 IL-10 和 IL-6、低浓度 IL-4 和 GM-CSF 条件下能够诱导 B7-H4 表达上调，从而抑制局部肿瘤特异性 T 细胞反应（Kryczek 等，2006）。Duluc 等研究发现，在卵巢癌细胞的微环境中存在大量的白血病抑制因子（LIF）和 IL-6，这两种细胞因子的存在能够促使单核细胞向肿瘤相关的巨噬细胞（TAM，一种 M2 型细胞）转变，并且在微环境中剔除这两种因子以后，能够抑制单核细胞向 TAM 转变（Duluc 等，2007）。另有研究表明肿瘤细胞凋亡后被巨噬细胞识别，诱导巨噬细胞向 M2 转变（Weigert 等，2007）。最近在小鼠损伤模型中的研究发现，老年鼠比年轻鼠更容易形成与年龄相关的黄斑变性，这主要由于衰老能使巨噬细胞向 M2 型转变，说明巨噬细胞的表型的改变可能和年龄相关（Kelly 等，2007）。以上研究表明，可通过多种方式使静息状态的巨噬细胞向 M2 型转化。

（二）活化的 M2 型巨噬细胞分子标志

不同表型的巨噬细胞其分泌产物、表达受体及其功能各有不同，而活化的巨噬细胞重要特征是产生不同细胞因子。活化的 M1 巨噬细胞分泌大量 IL-12、少量 IL-10，人的 M1 还能高表达 IL-23（Mantovani 等，2004）；但是活化的 M2 巨噬细胞，却分泌大量 IL-10、精氨酸，分泌少量 IL-12。一直以来活化的 M1 和 M2 型巨噬细胞的分子标志没有得到公认，最近通过 NO 合成酶（iNOS）—精氨酸平衡的评价，才对活化的 M2 型巨噬细胞的存在提供了主要证据，研究认为活化的 M1 巨噬细胞可诱导 iNOS 酶，使其胞内合成大量 NO，而活化的 M2 型巨噬细胞产生大量的精氨酸，则由精氨酸酶代谢为鸟氨酸和多胺所致。当然仅依据 iNOS-精氨酸平衡，来确定 M1 和 M2 之间不同，可能标准过于简化。M1 在 LPS 和 IFN-γ 活化信号诱导下，大量表达 FcγRIII（CD16），而 M2 则高表达甘露糖受体（CD206）和/或清道夫受体（CD163）（Bouhlel 等，2007）。趋化因子及其受体在活化的巨噬细胞上的表达也明显不同，LPS 和 IFN-γ 诱导趋化因子 CXCL10、CXCL9 和 CCL5 表达，这一作用能被 IL-4 和 IL-10 所抑制，抑制效应受 STAT3 调控（Lang 等，2002）；而 IL-4 选择性诱导 CCL24、CCL18 及 CCL22 的表达，同样，这一效应被 IFN-γ 所抑制，而这一过程依赖 STAT6（Mantovani 等，2004）。不同趋化因子招募不同 T 细胞亚群，与 M1、M2 型巨噬细胞共同介导局部免疫反应。

（三）M2 型巨噬细胞免疫调节作用

体内单核吞噬细胞能够在不同瞬间接触多种信号，诱导其活化，表现不同活化状态的巨噬细胞，典型的 M1 型巨噬细胞是 Th1 型反应中的效应细胞，能杀伤微生物和肿瘤细胞、分泌大量炎性因子，而 M2 型巨噬细胞具有选择性免疫抑制和抑制淋巴细胞增殖、促进 Th1 向 Th2 细胞转化，在炎症慢性期和慢性疾病的损伤组织中清除残留物，促进血管生成参与组织重塑和修复的功能（Bouhlel 等，2007）。虽然 1L-10 和 TGF-β 均参与 M2 的免疫抑制调节作用，但其抑制淋巴细胞增殖的机制目前仍未完全清楚（Lang 等，2002）。人单核/巨噬细胞体外与 IL-4 及肾上腺皮质激素联合培养，也可抑制 T 细胞增殖，其机制是通过非依赖 IL-10、NO 或前列腺素途径调控的（Schebesch 等，1997）。多项研究均证实，Th2 型细胞因子可以促使 M2 的激活和分化，最终抑制淋巴细胞增殖发挥免疫抑制作用。

M2 在炎症慢性期、慢性疾病中的损伤组织重塑修复中发挥免疫调节功能。Baetselier 等用布氏锥虫感染磷脂酶 C（PLC）缺失模型小鼠和野生型小鼠研究，结果发现两种小鼠在感染早期，体内均存在 Thl 型细胞因子环境，而 $PLC^{-/-}$ 小鼠在感染晚期逐渐转为 Th2 型细胞因子环境，$PLC^{-/-}$ 小鼠存活率明显增高，由此推测，$PIC^{-/-}$ 小鼠抵抗寄生虫感染存活的原因，可能是感染早期 Thl 型细胞因子促使小鼠迅速激活 M1，控制炎症，此后在 Th2 型细胞因子环境激活 M2 利于病程进入慢性期，但 M2 在慢性和晚期感染中增强 $PLC^{-/-}$ 小鼠抗寄生虫感染的机制还需进一步研究（Stijlemans 等，2007）。由于 M2 型巨噬细胞能够减少炎症因子的产生，抑制淋巴细胞增殖，由此科学家推测 M2 型巨噬细胞可能在抑制移植排斥中发挥重要作用。

三、巨噬细胞的分化与功能的异质性

巨噬细胞是机体内重要的抗原提呈细胞，在免疫应答的诱导中具有独特而重要的地位。一般认为，组织中的巨噬细胞是由血液中单核细胞分化而成，游离于血液中的单核细胞及存在于体腔和各种组织中的 Mφ 均来源于骨髓干细胞，它们具有很强的吞噬能力，细胞核不分叶，故名为单核吞噬细胞系统（MPS），在特异性免疫应答的诱导与调节中起着关键的作用，其分化与更新受细胞因子复杂网络的调控。在某些细胞因子，如巨噬细胞集落刺激因子（M-CSF）、粒细胞—巨噬细胞集落刺激因子（GM-CSF）等的刺激下，骨髓中的髓样干细胞分化发育为单核细胞，随血流至全身各组织发育成熟为 Mφ，而在组织周围环境刺激因素的作用下，巨噬细胞激活分化表现不同调节功能型 Mφ。

（一）组织周围微环境变化对巨噬细胞亚型的影响

骨髓中的原始单核细胞与前单核细胞转变成单核细胞，这些单核细胞在骨髓中短暂逗留后进入血循环。单核细胞最后移行进入组织，受组织周围环境刺激因素的作用，在组织中成熟和分化成巨噬细胞。巨噬细胞亚型表示不同调节功能的 Mφ，Mφ 亚型出现可能是由于不同疾病环境造成的。人们已清楚慢性感染导致具有明显功能特点的 Mφ 堆积，引起 Th1 或 Th2 免疫反应（Gordon，2003）。血吸虫感染和线虫感染导致表现一些替代激活特性的 Mφ 浸润，引起显著的 Th2 反应（Loke 等，2000 ）。相反弓形虫和分枝杆菌引起 Th1 反应，表现经典型炎症和细胞毒性活性的 Mφ 堆积（Gordon，2003；Hamerman 等，2001）。不同品系小鼠甚至带有先天性缺失淋巴细胞，表现不同 Mφ 功能模式，一些研究者将其分成 1 型和 2 型亚型（ Mills 等，2000）。在经典急性炎症反应中，血液单核细胞进入损伤组织，在与细菌、细菌产物以及损伤组织接触时，引起 TNF-α、IL-1、IL-6 产生和金属蛋白酶分泌，导致前炎症活性的激活。而当炎症组织清创、细菌清除后，此时组织部位炎症刺激和效应器活性刺激降低，与炎症活性刺激相关的许多其他因子产生降低，如急性期蛋白、糖皮质激素、TGF-β、IL-10 等，导致 Mφ 炎症/细胞毒性下调，抗炎症和组织再生活性提高（Diegelmann 等，2004；Lucas 等，2003）。因此，在炎症反应过程中，Mφ 群表现一些功能模式，而这些功能模式取决于组织微环境中 Mφ 调节配体出现，此外 Mφ 在固有和获得性免疫系统之间的交流起着关键作用。Mφ 分泌的炎性物质所形成的炎症环境能明显影响骨髓树突状细胞（DCs）成熟，由此影响产生的获得性免疫反应的特性（Unanue，1997；Allavena 等，1998）。Mφ 源产生细胞因子募集的 T 淋巴细胞进入感染组织部位，如果 T 细胞被激活，T 细胞的功能就会影响 Mφ 表现的功能模式。因此在 T 细胞和 Mφ 之间发生功能极化协同作用，Mφ 表现的功能模式影响获得性免疫反应的特性，反过来获得性免疫反应的特性（Th1 对 Th2）影响 Mφ 表现的功能模式。Th1 细胞因子（IFN-γ 和 TNF-α）促进 Mφ 炎症和细胞毒性活性，相反 Th2 细胞因子（IL-4、IL-10）促进抗炎症或组织再生功能（Gordon，2003；Mills 等，2000；Mosser 等，2003；Munder 等，1999）。Mφ 受到刺激能产生大量细胞因子、化学因子、酶、花生四烯酸代谢物、活性基质物等，使 Mφ 明显增强或抑制获得性免疫反应（Unanue，1997；Haynes 等，2004）。还有研究证实机体在受到感染或炎症攻击时，组织 Mφ 如肺泡 Mφ、枯否氏细胞和小胶质细胞能改变它们的功能模式。小胶质细胞通过产生细胞因子，表现一个独特的分支形态在大脑和支持神经元存活，如脑源嗜神经因子和 TGF-β（Hanisch，2002）。在体外或炎症反应期间，大脑中的胶质细胞丧失它们的特征形态，成为迁移 Mφ（Mosser，2003）。

（二）分化中微环境变化对巨噬细胞亚型的影响

巨噬细胞的异质性表现在形态学、生物化学、分泌产物、功能及表面表型等方面，Mφ 表现出这种异质性是由于 Mφ 发生过程中的精细的正向和负向调节，以及分化中的微环境的条件不同而造成的。已观察到不同处理条件巨噬细胞功能出现异质性，Mφ 表现的功能模式是非常可塑和易变的。根据培养体系中细胞因子不同，单核细胞可分化成 Mφ 或 DCs，分化获得的某一细胞型在 APC 功能上存在很大差异。当分化为 DCs 时，呈现有效活化初始 T 淋巴细胞，而分化产生的 Mφ 不能成功刺激 T 细胞增殖（Lee 等，2001）。一些研究表明，通过连续改变体外细胞因子环境，多数 Mφ 群如腹腔 Mφ、骨髓源 Mφ、脾脏 Mφ 和转化的 Mφ 能连续转换，从一种功能表型到第二个功能表型到第三个功能表型转换，体内存在此情况（McGrath 等，1999）。IL-4 处理 Mφ 表现的功能模式取决于 Mφ 在用 IL-4 处理前或同时用激素激活信号，IL-4 处理导致 TNF-α 水平升高，LPS 刺激的 IL-10 产生减少。然而，IL-4 处理与 LPS 处理同时进行得到相反的结果（Koblish 等，1998）。有研究表明，IL-15 能使单核细胞向 DCs 分化，有趣的是 IL-4 和 IL-15 都动员共同的 γ 链，但 IL-4 不能诱导等同的效应。IL-21 是一个新的细胞因子，与 IL-12、IL-2 和 IL-4 近似的结构。与 IL-4 和 IL-15 相同，IL-21 具有自身的高亲和受体链，而且享有共同 γ 链，此为 IL-21 受体的功能亚单位。IL-21 受体在淋巴组织和 NK 细胞表达，这表明 IL-21 受体配体在固有免疫和获得性免疫起重要作用。研究发现，IL-21 受体在骨髓细胞表达，表明 IL-21 促进淋巴细胞分化。不像 IL-21 受体，IL 表达局限，由活化的外周 T 细胞产生。以上研究结果提示，IL-21 可能参与 T 细胞依赖免疫反应（Parrish-Novak 等，2000）。Katja Brandt（2003）研究表明与 IL-21 抑制 DCs 活化和成熟，这与 IL-15 不同（Katja 等，2003）。Akagawa KS（2006）比较 GM-CSF 和 M-CSF 对单核细胞分化 Mφ 异质性影响，研究结果表明两者诱导单核源的 Mφ 在形态、细胞表面抗原表达和功能上明显不同（Akagawa 等，2006）。有研究证明，IFN-γ 处理的 Mφ 强烈地上调炎症细胞因子以及由 LPS 刺激产生的细胞毒性效应反应（Adams 等，1984；Collart 等，1986）。IFN-γ 是典型的巨噬细胞激活因子，IFN-γ 不仅扩大所有 Mφ 功能，IFN-γ 选择性上调 LPS 诱导炎症细胞因子产生以及 INOS 和氧化酶表达（Gordon，2003；Mills 等，2000）；同样，早期 LPS 刺激 Mφ 影响 IL-4、IL-10 或 TGF-β 炎症细胞因子或氧化基质物的产生，而且，这些细胞因子决定抑制或灭活巨噬细胞（Muller，2001）。但是，研究进一步揭示 IL-4、IL-10、TGF-β 和 IFN-γ 对由 LPS 诱导的 Mφ 功能起着一种选择性作用，在下调一些基因表达时，也上调其他基因表达（Gordon，2003；Mosser，2003；Goerdt 等，1999）。Stein 等研究提出 IL-4 诱导炎症，巨噬细胞去适应一种选择的激活表型，这种表型明显区别于 IFN-γ 诱导的激活表型，其特点是甘露糖硫化作用配体的内吞清除能力增强，MHC-II 抗原表达提高和前炎症细胞因子分泌降低（Gordon，2003）。由此许多免疫学家提出 Mφ 的一种替代功能表型概念。Anderson 等提出了 Mφ 第三功能表型，第三功能表型明显不同于经典的或替代的活化 Mφ。LPS 刺激 Mφ 前，Mφ 上 FcγR 的集结引起 IL-10 量增加和 IL-12 量的急剧下降，同时伴有一定程度其他炎症细胞因子的产生（Mosser，2003）。通过注射 IgG 复合物抗原或 Mφ 包被 IgG 结合抗原的复合物，APC 上 FcrR 结合抗原，导致显著偏向 Th2 分化和偏离 Th1 分化，表明巨噬细胞表现独特功能模式能反转或调节微生物产物对于获得性免疫反应 Th1/Th2 的偏向的影响（Anderson 等，2002；Anderson 等，2002）。颗粒细胞刺激因子如 IL-3 和 M-CSF 调节鼠造血组织中破骨细胞分化，IL-3 抑制 RANKL 诱导破骨细胞分化，通过直接对破骨细胞作用，下调 c-Fos 表达和阻断 NF-κB 信号，使细胞转向巨噬细胞系。然而 GM-CSF 抑制 RANKL 诱导破骨细胞分化，通过抑制 c-Fos 表达，使细胞转向 DC 系分化。研究表明 IFN-γ 和 IL-4 有颉颃作用，IFN-γ 上调 M-CSF 和 IL-6 产生，而 IL-4 下调 M-CSF 产生（Delneste 等，2003）。许多研究文献证明巨噬细胞的独特功能表型，如 IFN-γ、IL-4 和 FcRγR 结合，选择性地改变由 LPS 刺激 Mφ 诱导反应模式。此外不同 TLR 的结合显著导致基因表达的不同模式，TLR 之间的交互进一步调节了信号级联反应（Zhang 等，2004）。

四、巨噬细胞凋亡与调控

细胞凋亡（Apoptosis）或细胞程序化死亡是与个体发育、组织更新、神经发育、免疫调节等生理过程以及肿瘤、神经退行性疾病、自身免疫病等病理过程密切相关的细胞程序性死亡（Jacobson 等，1997）。巨噬细胞与细胞凋亡的密切关系首先是因其作为凋亡细胞的主要清除者而受到关注，人们发现巨噬细胞既在吞噬凋亡细胞方面发挥作用，也在介导或抑制其自身凋亡，介导或抑制其他细胞凋亡过程中表现出凋亡的复杂性及凋亡调控的特异性。

（一）巨噬细胞凋亡诱导因素

诱导巨噬细胞凋亡因素存在多样性，主要有以下几方面。

第一，生物因素。机体自身的一些正常生物因素介导巨噬细胞凋亡，这类生物因素主要有激素或生长因子（如雌二醇、IFN-γ）、免疫细胞（如细胞毒 T 细胞）（张修武等，1997，Hogquist 等，1991；Nett-Fiordalisi 等，1995）。

第二，化学因素。一些化学因素也是巨噬细胞凋亡的介导物，这类物质有某些毒素（如胶毒素和蓖麻素等）（Khan 等，1993；Waring 等，1988）、某些药物（如乙醇、地塞米松、一氧化氮和放线菌素 D）（Singhal 等，1999；Nguyen 等，1997）。

第三，病理因素。有些病源微生物常介导巨噬细胞凋亡，已知的有某些细菌（如禽型结核分枝杆菌）、某些病毒（如人免疫缺陷病毒）（Badley 等，1996）、某些寄生虫（如肾脏钩端螺旋体等）（Merien 等，1997）。

第四，自身因素。根据需要巨噬细胞可介导自身凋亡，衰老、感染、激活巨噬细胞由自身因素介导凋亡（Badley 等，1996；Merien 等，1997；Richardson 等，1994）。

（二）巨噬细胞凋亡调控的特点

认识到细胞凋亡对巨噬细胞发挥正常功能的重要性，以及巨噬细胞凋亡及其调控的复杂性和独特性，人们开展了巨噬细胞凋亡的研究（Messmer 等，1995；Adler 等，1997），研究发现巨噬细胞凋亡及其调控均有以下特点。

第一，有些信使分子起双重作用，如 PKC 促进巨噬细胞凋亡（Munn 等，1995；张修武等，1997），或抑制巨噬细胞凋亡。

第二，有些信使分子起抑制作用，如 ROS、cAMP 抑制巨噬细胞凋亡。

第三，有些信使分子起促进作用，如 TPK 促进地塞米松介导的巨噬细胞凋亡，另外，不仅外源性 NO 诱导细胞凋亡，IFN-γ 等凋亡因素也通过内源性 NO 介导细胞凋亡（Meβmer 等，1996）。

第四，有些信使分子不起作用，如 cGMP 在巨噬细胞凋亡中不发挥作用（Meβ mer 等，1996），信使分子通过影响巨噬细胞游离 Ca^{2+} 、胞浆 pH 值、细胞内 ROS、线粒体膜电位和细胞膜电位变化影响巨噬细胞凋亡，尤其值得注意的是 ROS 抑制巨噬细胞凋亡，而 ROS 却是介导其他细胞特别是肿瘤细胞凋亡（Aliprantis 等，1996），这可能是巨噬细胞发挥其肿瘤免疫的基础。

（三）巨噬细胞调控细胞凋亡的复杂性

巨噬细胞凋亡及其凋亡调控的特点构成了巨噬细胞凋亡及其调控的复杂性和独特性，主要表现如下。

第一，介导或抑制自身凋亡。一方面机体产生的巨噬细胞完成其生理功能后，自身发生凋亡（Richardson 等，1994）；另一方面作为一种终末细胞，巨噬细胞经细胞因子修饰，抑制自身凋亡以发挥其作用。

第二，介导或抑制其他细胞凋亡。有报道巨噬细胞通过 TNF-α、ROS、NO 等介导 T 细胞凋亡，吞噬过程中巨噬细胞释放配体介导周围淋巴细胞凋亡（Mix 等，1999）；此外，巨噬细胞也抑制体内正常细胞凋亡，如应急状态下粒细胞发生凋亡，导致机体受损，激活巨噬细胞通过产生 TNF-α 和 GM-CSF 快速且强烈抑制粒细胞凋亡，减轻应激反应（Herlihy 等，1996）。

第三，抑制自身凋亡和介导其他细胞凋亡。巨噬细胞通过产生 TNF-α、ROS、NO 等介导肿瘤细胞凋亡，同时抑制自身凋亡（Aliprantis 等，1996）。

（四）巨噬细胞凋亡的生物学意义

巨噬细胞是重要的免疫调节细胞和免疫效应细胞，在机体内发挥多种生理功能，巨噬细胞通过凋亡完成其作用，从而表现重要的生物学意义。一是机体清除衰老巨噬细胞，机体每天产生大约 10^{10} 个巨噬细胞，为了维持其数量恒定，保持其正常功能，机体以同样的速度清除衰老的巨噬细胞，衰老巨噬细胞清除的主要方式是细胞凋亡（Richardson 等，1994）；二是巨噬细胞作为机体的防护屏障，在清除侵入机体的病原微生物时，易感染或携带细菌、病毒、寄生虫等致病微生物，为了防止病原微生物扩散，机体通过促进感染巨噬细胞凋亡清除这些病原体（Adler 等，1997；Munn 等，1995），当然感染也影响巨噬细胞凋亡（Hogquist 等，1991）；三是巨噬细胞清除分枝杆菌、真菌和原虫等抵抗力强的病原微生物时，需经 IFN-γ 等炎性细胞因子的修饰而激活，这种激活的巨噬细胞是机体防御所必需，但由于它们产生大量的自由基、溶菌酶及炎性因子等，易造成机体损伤，甚至导致机体死亡，机体通过介导这种激活巨噬细胞凋亡限制其危害（Munn 等，1995）。与此同时，巨噬细胞为了在某些情况下更好地发挥作用，又表现为抗凋亡，近来发现巨噬细胞杀灭肿瘤细胞是通过产生 TNF-α、ROS、NO 等介导细胞凋亡，但巨噬细胞在通过分泌以上物质诱导肿瘤细胞凋亡时，并未引起自身凋亡（Aliprantis 等，1996）。巨噬细胞表现出来的凋亡调控的复杂性显示，人们对巨噬细胞凋亡和凋亡调控特点的了解还远远不够，一些重要问题还有待于深入探讨。

第二节　淋巴细胞的研究概况

淋巴细胞根据生长发育过程、表面标志以及功能不同，分为T淋巴细胞和B淋巴细胞。胸腺依赖性淋巴细胞（Thymus-dependent lymphocyte）简称T淋巴细胞，淋巴样前体细胞进入胸腺后，要经历一系列有序分化过程，才能最终发育为成熟T细胞。T淋巴细胞的主要功能是参与细胞免疫，当它与某种特异性抗原或细胞接触时发挥免疫功能。B淋巴细胞（B lymphcyte）简称B细胞，是由鸟类法氏囊或哺乳动物骨髓中淋巴样前体细胞分化发育而来，成熟的B细胞主要存在于脾脏红髓、白髓淋巴小结内与淋巴结皮质浅层的淋巴小结中。B细胞是体内唯一可以产生抗体的细胞，其特征性表面标志是膜表面免疫球蛋白，作为特异性抗原受体（BCR），通过识别不同抗原表位激活B细胞，分化为浆细胞，产生并分泌多种特异性抗体，释放出血液，阻止细胞外液中相应抗原与异物的伤害。现知脾脏是免疫细胞受抗原刺激后增殖分化的场所，是对外来抗原产生免疫应答的重要周围淋巴组织之一，流经脾脏的淋巴细胞数比经全身淋巴结的淋巴细胞总数多8倍。

一、T淋巴细胞

（一）T细胞的个体发育

T细胞由多能造血干细胞（PHSC）分化发育而来。体内存在T细胞库，能特异性识别各种抗原。淋巴样前体细胞刚刚进入胸腺时并不表达T细胞表面标志，当其表达末端脱氧核苷转移酶（TdT）后，即称为前胸腺细胞。它们在胸腺微环境中在胸腺基质细胞（TSC）及其分泌的细胞因子和胸腺激素的共同作用下，发育成为成熟的T细胞（计慧琴等，2005）。在这个过程中，T细胞受体（TCR）逐渐成熟，表达不同的分化抗原（如CD4和CD8等），并且获得MHC限制性识别能力（邹雄，2005）。宋芳等研究表明（2001），来自骨髓或胚胎的T祖细胞（pro-T）进入胸腺后，分2个阶段分化发育：①主要表型为$CD4^-$和$CD8^-$的早期T细胞称为双阴性细胞（DN），分化为$CD4^+$、$CD8^+$双阳性细胞（DP）；②DP细胞经历阳性选择获得识别MHC的能力；经历阴性选择获得对自身抗原的耐受性，最终才能发育为成熟的、仅表达CD4或CD8的单阳性（SP）T细胞，随后迁出胸腺，转移至周围淋巴器官。T细胞在发育的各个阶段，其

TCR2β、CD3、CD4 和 CD8 等分子的表达情况各异，调节机制严密而复杂。具有免疫学意义的 T 细胞表面抗原主要是 MHC 抗原和分化抗原（CD 分子）。所有 T 细胞均表达 MHC-I 类抗原，激活后的 T 细胞还可表达 MHC-II 类抗原，MHC-II 类抗原亦可视为 T 细胞活化的标志（Holling 等，2004）。

（二）T 细胞在脾脏中的分布

T 细胞在脾脏组织内缓慢移行，有利于它同其他免疫活性细胞充分接触和相互作用而获得抗原信息。T 细胞由脾动脉进入脾实质，经动脉毛细血管的内皮细胞间孔聚集在边缘带（MZ）和红髓（RP），然后按下列途径移行：①从 MZ 及 RP 处的动脉末端经由 RP 网状细胞形成的间隙进入静脉引流；②在巨噬细胞的引导下进入中央动脉周围淋巴鞘（PALS）；③进入动脉周围造血细胞鞘（PAHS）和远侧微细 PALS，然后经中央动脉的小腔隙移行到近端较大的 PALs，停留数小时后由毛细淋巴管流出，这是最主要的途径。

不依赖于抗原而滞留脾内的 T 细胞主要聚集在 PALS，其中，$CD4^+$ 细胞占大多数，$CD4^+$ 细胞和 $CD8^+$ 细胞随机分布。Theodroe 等认为淋巴滤泡中无 T 细胞，但有人发现淋巴滤泡中有 $CD4^+$ 细胞，无 $CD8^+$ 细胞（某些病理情况下出现大量的 $CD8^+$ 细胞），其作用可能是激发记忆 B 细胞转化成抗体形成细胞；而 Carron 等认为淋巴滤泡中不仅有 $CD4^+$ 细胞而且有 $CD8^+$ 细胞，后者比前者更多。MZ 和 RP 中的 $CD4^+$ 细胞和 $CD8^+$ 细胞呈散在分布，$CD4^+$ 细胞较 $CD4^+$ 细胞多。RP 中的 T 细胞比 PALS 中的 T 细胞幼稚。

（三）T 细胞的功能

T 细胞不是均一的细胞群体，根据细胞生物学或分子生物学特征，可分为不同的 T 细胞类别及其亚群。首先，根据 T 细胞抗原受体（TCR）双肽链的构成不同，可将 T 细胞分为 TCRγδT 细胞（TCR-1T 细胞）和 TCRαβT 细胞（TCR-2T 细胞）。其次，根据 T 细胞表面 CD 分子表达的情况，可将其分为不同亚群。另外，按 $CD4^+$ 细胞表达 CD45 异构体不同，可分为 $CD45RA^+$ T 细胞和 $CD45RO^+$T 细胞 2 个亚群，二者分别是初始 T 细胞（naive T cell）与记忆性 T 细胞（memory T cell）的重要表型。αβT 细胞为参与免疫应答的主要细胞群。γδT 细胞可能是具有原始受体的第一线防御细胞，在抗微生物感染免疫，尤其是在皮肤黏膜表面的免疫防御功能中，以及抗分枝杆菌感染中发挥重要作用。此外，有研究发现，γδT 细胞还具有杀瘤作用，可能参与清除坏死细胞。辅助性 T 细胞是 $CD4^+$T 细胞，近年来，通过对小鼠 $L3T4^+$ T 细胞（相当于人 $CD4^+$ T 细胞）克隆的研究发现按照其所产生细胞因子的种类，可将其分为 Th1 和 Th2 细胞（陈慰峰，2004），两类 Th 细胞介导的免疫效应各有不同，发挥不同的免疫调节作用：Th1 细胞主要介导与局部炎症和细胞毒有关的免疫应答活动，参与细胞免疫和迟发型超敏性炎症，故又称为炎症性 T 细胞；Th2 细胞主要功能是刺激 B 细胞增殖并且产生抗体，与体液免疫相关。除此以外，在 T/B 细胞比例比较低的时候，Th1 细胞可能辅助 B 细胞产生抗体。$CD8^+$ T 细胞的主要功能亚群是杀伤性 T 细胞（CTL），以前体细胞形式存在的静止 CTL，在识别且结合靶细胞的表面抗原多肽 MHC-I 类分子复合物之后，活化成为抗原特异性 CTL 效应细胞，发挥杀伤特异性靶细胞的功能。研究发现，某些具有免疫抑制作用的 T 细胞亚群实现精细的负调节效应，称抑制性 T 细胞。$CD4^+$ $CD25^+$ Tr 细胞可抑制 $CD4^+$ 或 $CD8^+$ T 细胞的活化与增殖，在免疫应答中发挥调节作用，还能同时抑制初始 T 细胞与记忆性 T 细胞的增殖（Shevach 等，2001）。$CD4^-$ $CD8^-$ T 细胞是在小鼠器官移植模型中被发现的，该亚群细胞能诱导 $CD8^+$ T 细胞凋亡，从而发挥抑制性调节作用（Margenthaler 等，2005）。

二、B 淋巴细胞

（一）B 细胞的个体发育

B 细胞发育可分为两个阶段：一是抗原非依赖期，该时期在骨髓中发生，导致 B 细胞成熟并且对抗原具有应答能力。二是抗原依赖期，该时期常发生于外周免疫器官，成熟的 B 细胞受抗原刺激后，于淋巴滤泡增殖并形成生发中心。刺激使此 B 细胞免于凋亡，继续发育为能分泌抗体的浆细胞或分化为长寿记忆 B 细胞（Depraetere 等，2001）。成熟 B 细胞的表面富含 MHC-I 类和 II 类抗原，B 细胞发育未成熟时已表达 MHC-II 类分子，活化后 II 类分子表达明显增多。MHC-II 类分子可增强 B 细胞与 T 细胞之间的黏附作用，同时也是参与抗原提呈的关键分子。MHC-II 类分子交联过程参与信号转导，可促进 B 细胞的活化。B 细胞还表达多种 CD 分子，参与 B 细胞的活化、增殖与分化。

（二）B 细胞在脾脏内的分布

B 细胞在脾内的移行直接影响其增殖分化成抗体形成细胞或记忆 B 细胞。随血流到达脾脏的 B 细胞穿越毛细血管的内皮细胞间孔聚集在 MZ 的血窦中和包膜下 RP 的微细血管周围，停留约 10min，其中大多数 B 细胞向 RP 中央移行并滞留在 PAHS 内，停留 3h 左右，再经紧靠 PAHS 近侧的 PALS 的外侧移行到近端的 PALS 外侧。此过程有 T 细胞伴行，B 细胞的移行速度比 T 细胞慢，使之有充分时间与外来抗原接触。随后，T、B 细胞各行其道。B 细胞由近端的 PALS 外侧进入淋巴滤泡。在 MZ 的 B 细胞直接进入淋巴滤泡。到达淋巴滤泡的 B 细胞逐渐向滤泡中央集中，最后由毛细淋巴管流出。值得注意的是 MZ 的 B 细胞一般不移行，只有在接受了抗原或内毒素等活化信号后才移行。

脾内 B 细胞主要分布在 MZ 和淋巴滤泡，其次散布于 RP 和 PALS 的外侧部。MZ 的 B 细胞约占脾内 B 细胞的 1/3。MZ 的 BZ 细胞抗原表达极强，提示它比滤泡中的 B 细胞更趋向成熟。MZ 中 50%B 细胞是处于循环中的 IgD^+ 细胞，另一部分 IgD^-B 细胞是具有抗原特异性的非循环记忆 B 细胞。分布在滤泡的 B 细胞主要是 IgG^+、IgM^+ 和 IgA^+ 细胞，这可能是 B 细胞 mlg 重链在滤泡生发中心（GC）发生变化所致，也可能是从循环池进入 GC 的 B 细胞本身就存在多种不同重链的 mlg。Hsu 等发现 GC 中也有 IgD^+ 细胞。红髓中的 B 细胞常位于细小血管周围，主要是 B_1、B_2、IgM^+ 和 IgD^+ 细胞。PALS 除了 IgM^+ 细胞外，也有少数其他表型的 B 细胞。

(三) B 细胞的功能

根据是否表达 CD5（即小鼠 LY-1 抗原）分子，可将 B 细胞分为 B1（$CD5^+$）细胞与 B2（$CD5^-$）细胞 2 个亚群。B1 细胞在体内较早出现，由胚胎期或出生后早期的前体细胞分化发育而来，其发生并不依赖骨髓细胞。B1 细胞产生后，成为长寿细胞，具有自我更新的能力，主要定居于胸腔、腹腔以及肠壁固有层，产生的抗体多为低亲和力的抗体（如 IgM、IgA 和 IgG3），主要针对多种细菌成分（如蛋白质、脂质与多糖），参与抗细菌感染后的黏膜免疫应答，尤其对防止肠道细菌感染有重要作用。B1 细胞能产生多种针对自身抗原的抗体，与自身免疫病相关（Martin 等，2001）。B2 细胞即通常参与体液免疫应答的 B 细胞，由骨髓中多能造血干细胞分化而来。成熟的 B 细胞大多处于静止期，在抗原的刺激及 Th 细胞的辅助下，被激活为活化 B 细胞，经历细胞增殖、抗原选择、免疫球蛋白类型转换和细胞表面某些标志的改变，以及体细胞突变，最终分化为浆细胞（PC），即抗体形成细胞，B2 细胞产生高亲和力抗体，发挥体液免疫功能。此外，B2 细胞还具有抗原提呈及免疫调节功能（Baumgarth 等，2000）。

第三节　卵母细胞的体外成熟

胚胎在体内的发育过程是成熟卵母细胞受精后，胚胎开始发育，这其中卵母细胞成熟极为重要。卵母细胞的成熟要经历生发泡破裂、染色质凝集、染色体成对排列、染色体由纺锤丝牵引分离、排出第一极体（PB1）后停滞在 MII 期。核成熟其特征是生发泡破裂、PBl 排出，质成熟包括细胞器重新分配、细胞骨架动态分布、分子成熟等，只有细胞核质完全成熟，卵母细胞才能成功受精，胚胎正常发育（张嘉保等，2010；Gosden 等，1997）。卵母细胞成熟是为进行受精及胚胎发育做准备的过程，卵母细胞在这个过程中逐步获得继续发育能力，卵母细胞在排卵前完成其生长，随后在黄体酮生成素（LH）作用下，发生减数分裂恢复其细胞质成熟。Edwards 等（1965）获得牛卵母细胞的体外成熟（IVM）培养的成功；Brackett 等（1982）首次报道用手术法收集牛卵母细胞进行体外受精。卵母细胞体外成熟（IVM）是胚胎工程的基础环节，其成熟才能满足胚胎工程对大量卵母细胞的需求，但往往体外成熟的卵母细胞其受精的效果明显低于体内成熟卵母细胞（Trounson 等，2001），这是由于体外成熟卵母细胞的核质成熟不一致，细胞质成熟慢于细胞核成熟（Eppig 等，1998）。从卵巢采集的卵母细胞，外面有多层卵丘细胞包围，故称为卵丘—卵母细胞复合体（COC），卵丘细胞、透明带、卵质和细胞核发生一系列连续性的变化，完成核成熟和胞质成熟后才能受精。未成熟的卵母细胞核在细胞中央，成熟过程中逐渐迁到动物极质膜下，细胞核变的膨大此时称生发泡，接着进行第一次成熟分裂；在动物极附近排出第一极体，胞核处于第二次成熟分裂的中期，减数分裂的完成标志着卵母细胞核的成熟（王丽娟等，2003））。除了核成熟外，卵母细胞的胞质成熟也很重要，尤其对用于核移植的卵母细胞，胞质的成熟直接关系到能否使供体核实现完全的再程序化、重构胚，能否维持正常的分裂发育（Krisher 等，1998）。目前，体外卵母细胞成熟体系还有待完善，卵母细胞的成熟受到多种因素的影响，其中激素对卵母细胞的成熟起着重要的作用。

促卵泡素（FSH）或黄体酮生成素（LH）是成熟培养液中使用较多的促性腺激素，FSH 与颗粒细胞表面的受体结合，分泌雌二醇并诱导卵泡膜上 LH 受体的生成，滤泡细胞表面 FSH 受体数目增加，随着雌二醇浓度的不断升高而分泌另一种激素 LH，在 LH 的作用下卵母细胞开始恢复减数分裂，核膜破裂，染色体凝聚，直到完成第一次减数分裂，而导致卵母细胞被排出卵巢。因此，在卵母细胞成熟的过程中，FSH、LH、雌二醇起到了启动和促进卵母细胞成熟的作用。Braekett 等和 Younis 等研究发现，在牛卵母细胞 IVM 液中添加高浓度 LH 可提高胚胎体外发育能力（Braekett 等，1982；Younis 等，1991）。胡艳明等实验在成熟培养液中单独添加 LH 也可明显促进延边黄牛卵母细胞的体外成熟及克隆胚胎的后期发育能力（胡艳明等，2009）；卢晟盛等（2001）研究在培养体系添加 FSH 和 LH，均能显著促进猪卵母细胞的核成熟可能是 FSH 促进卵胞的颗粒细胞增殖，增加细胞上的 LH 受体，并在 LH 峰的作用下，卵母细胞减数分裂恢复并排卵，LH 和 FSH 对促进卵母细胞成熟起到重要的作用；Saeki 等研究结果表明，LH 能显著提高体外成熟牛卵母细胞的受精能力（Saeki 等，1991）。有研究在培养液中添加卵泡液、颗粒细胞、亚胺环己酮、周期依赖性蛋白激酶等控制核成熟进程（Shi 等，2009；Ponderato 等，2001）。潘瑞等（2011）研究表明，山羊卵母细胞体外成熟培养液中添加核成熟抑制剂 ROS 抑制可有效抑制核成熟卵母细胞的减数分裂提前恢复；陈明等（2012）研究表明，磷酸二酯酶抑制剂对水牛卵母细胞成熟具有明显的抑制作用，提高成熟抑制解除后水牛卵母细胞的发育潜能。

参考文献

Adams D O，Hamilton T A. The cell biology of macrophage activation [J] . *Ann Rev Immunol*，1984，2：283 - 318.

Adler B，Adler H，et al. Macrophages infected with cytopathic bovine viral diarrhea virus release a factor (s) capable of priming uninfected macrophages for activation-induced apoptosis [J] . *J Virol*，1997，71 (4)：3 255 - 3 258.

Akagawa K S，Komuro I，Kanazawa H，et al. Functional heterogeneity of colony-stimulating factor-induced human monocyte-derived macrophages [J] . *Respirology*，2006，11 (1) ：32 - 36.

Aliprantis A O，Diez Roux G，Mulder L C，et al. Do macrophages kill through apoptosis? [J] *Immunol Today*，1996，17 (12)：573 - 576.

Allavena P，Piemonti L，Longoni D，et al. IL-10 prevents the differentiation of monocytes to dendritic cells but promotes their maturation to macrophages [J] . *Eur J Immunol*，1998，28：359 - 369.

Alliot F，Godin I，Pessac B. Microglia derive from progenitors，originating from the yolk sac，and which proliferate in the brain [J] . *Brain Res Dev Brain Res*，1999，117：145 - 152.

Altamura M，Caradonna L，Amati L，et al. Splenectomy and sepsis：the role of the spleen in the immune-mediated bacterial clearance [J] . *Immunopharmacol Immunotoxicol*，2001，23：153 - 161.

Anderson C F，Mosser D M. A novel phenotype for an activated macrophage：the type 2 activated macrophage [J] . *J Leukoc Biol*，2002，72：101 - 106.

Anderson C F，Gerber J S，Mosser D M. Modulating macrophage function with IgG immune complexes [J] . *J Endotoxin Res*，2002，8：477 - 481.

Auger M J，Ross J A. The biology of the macrophage [M] //Lewis CE，McGee JO. The Macrophage. Oxford：Oxford University Press，1992：1 - 57.

Badley A D，McElhinny J A，Leibson P J，et al. Upregulation of Fas ligand expression by human immunodeficiency virus in human macrophages mediates apoptosis of uninfected T lymphocytes [J] . *J Virol*，1996，70 (1)：199 - 206.

Bastos K R, Alvarez J M, Marinho C R, et al. Macrophages from IL-12p40-deficient mice have a bias toward the M2 activation profile [J] . *J Leukoc Biol*, 2002, 71 (2): 271-278.

Baumgarth N, Chen J, Herman O C, et al. The role of B-1 and B-2 cells in immune protection from influenza virusinfection [J] . *Curr Top Microbiol Immunol*, 2000, 252: 163-169.

Bouhlel M A, Derudas B, Rigamonti E, et al. PPARgamma activation primes human monocytes into alternative M2 macrophages with anti-inflammatory properties [J] . *Cell Metab*, 2007, 6 (2): 137-143.

Bogdan C, Vodovotz Y, Nathan C. Macrophage deactivation by interleukin 10 [J] . *J Exp Med*, 1991, 174: 1 549-1 555.

Brackett B G, Bousquet D, Boice M L, et al. Normal development following in vitro fertilization in the cow [J] . *Biology of Reprodution*, 1982, 27 (1): 147-158.

Brannstrom M, Pascoe V, Norman R J, et al. Localization of leukocyte subsets in the follicle wall and in the corpus luteum throughout the human menstrual cycle [J] . *Fertil Steril*, 1994, 61: 488-495.

Chamak B, Morandi V, Mallat M. Brain macrophages stimulate neurite growth and regeneration by secreting thrombospondin [J] . *J Neurosci Res*, 1994, 38: 221-233.

Collart M A, Belin D, Vassalli J D, et al. Gamma-interferon enhances macrophage transcription of the tumor necrosis factor/cachectin, interleukin 1, and urokinase genes, which are controlled by short-lived repressors [J] . *J Exp Med*, 1986, 164: 2 113-2 118.

Cohen P E, Nishimura K, Zhu L, et al. Macrophages: important accessory cells for reproductive function [J] . *J Leukoc Biol*, 1999, 66: 765-772.

Davidson C, Verma N D, Robinson C M, et al. IL-13 prolongs allograft survival: association with inhibition of macrophage cytokine activation [J] . *Transpl Immunol*, 2007, 17 (3): 178-186.

Dai X M, Ryan G R, Hapel A J, et al. Targeted disruption of the mouse colony-stimulating factor 1 receptor gene results in osteopetrosis, mononuclear phagocyte deficiency, increased primitive progenitor cell frequencies, and reproductive defects [J] . *Blood*, 2002, 99: 111-120.

Delneste Y, Charbonnier P, Herbault N, et al. Interferon-γ switches monocyte differentiation from dendritic cells to macrophages [J] . *Blood*, 2003, 101 (1): 143-150.

Depraetere S, Verhoye L, Leclercq G, et al. Human B cell growth and differentiation in the spleen of immunodeficient mice [J] . *J Immunol*, 2001, 166 (5): 2 929-2 936.

Dorger M, Munzing S, Allmeling A M, et al. Phenotypic and functional differences between rat alveolar, pleural, and peritoneal macrophages [J] . *Exp Lung Res*, 2001, 27: 65-76.

Dini L, Pagliara P, Carla EC. Phagocytosis of apoptotic cells by liver: A morphological study [J] . *Microsc Res Tech*, 2002, 57: 530-540.

Duluc D, Delneste Y, Tan F, et al. Tumor-associated leukemia inhibitory factor and IL-6 skew monocyte differentiation into tumor-associated macrophage-like cells [J] . *Blood*, 2007, 110 (13): 4 319 - 4 330.

Diegelmann R F, Evans M C. Wound healing: an overview of acute, fibrotic and delayed healing [J] . *Front Bio sci*. 2004, 9: 283 - 289.

Edwards R G. Maturation of mouse, sheep, cow, pig, rhesus monkey and human ovarian oocytes [J] . *Nature*, 1965, 208: 349 - 351.

Eppig J J, O'Brien M J. Comparison of preimplantation developmental competence after mouse oocyte growth and development in vitro and in vivo [J] . *Theriogenology*, 1998, 49 (2): 415 - 422.

Erwig L P, Kluth D C, Rees A J. Macrophages in renal inflammation [J] . *Curr Opin Nephrol Hypertens*, 2001, 10: 341 - 347.

Fang F C, Vazquez Torres A. Nitric oxide production by human macrophages: there's NO doubt about it [J] . *Am J Physiol Lung Cell Mol Physiol*, 2002, 282: 941 - 943.

Gaytan F, Morales C, Garcia-Pardo L, et al. Macrophages, cell proliferation, and cell death in the human menstrual corpus luteum [J] . *Biol Reprod*, 1998, 59: 417 - 425.

Geiser M. Morphological aspects of particle uptake by lung phagocytes [J] . *Microsc Res Tech*, 2002, 57: 512 - 522.

Goerdt S, Orfanos C E. Other functions, other genes: alternative activation of antigen-presenting cells. Immunity, 1999, 10: 137 - 142.

Gordon S. The macrophage [J] . *Bioassays*, 1995, 17: 977 - 986.

Gordon S. Alternative activation of macrophages [J] . *Nat Rev Immunol*, 2003, 3 (1): 23 - 35.

Gosden R, Krapez J, Briggs D. Growth and development of themammalian oocyte [J] . *Bioassays*, 1997, 19 (10): 875 - 882.

Greaves D R, Gordon S. Macrophage-specific gene expression: current paradigms and future challenges [J] . *Int J Hematol*, 2002, 76: 6 - 15.

Grimm MC, Pavli P, Van de Pol E, et al. Evidence for a $CD14^+$ population of monocytes in inflammatory bowel disease mucosa-implications for pathogenesis [J] . *Clin Exp Immunol*, 1995, 100: 291 - 297.

Guo J J, Su F X, Yao H R. et al. Alternatively activated macrophages/mononuclear phagocytes promote growth and invasion of breast cancer cell line SKBR3 [J] . Journal of Southern Medical University. 2007, 27 (4): 410 - 413.

Haynes L, Eaton S M, Burns E M, et al. Inflammatory cytokines overcome age-related defects in CD4 T cell responses in vivo [J] . *J Immunol*, 2004, 172: 5 194 - 5 199.

Hanisch U K. Microglia as a source and target of cytokines [J] . *Glia*, 2002, 40: 140 - 155.

Hamilton T A, Ohmori Y, Tebo J M, et al. Regulation of macrophage gene expression by pro- and anti-inflammatory cytokines [J] . *Pathobiology*, 1999, 67: 241 - 244.

Hamerman J A, Aderem A. Functional transitions in macrophages during in vivo infection with Mycobacterium bovis bacillus Calmette-Guerin [J] . *J Immunol*, 2001, 167: 2 227 - 2 233.

Herbomel P, Thisse B, Thisse C. Zebrafish early macrophages colonize cephalic mesenchyme and developing brain, retina, and epidermis through a M-CSF receptor-dependent invasive process [J] . *Dev Biol*, 2001, 238: 274 - 288.

Herlihy J P, Vermeulen M W, Hales C A. Human alveolar macrophages prevent apoptosis in polymorphonuclear leukocytes [J] . *Am J Physiol*, 1996, 271 (5 Pt 1): 681 - 7.

Hume D A, Halpin D, Charlton H, et al. The mononuclear phagocyte system of the mouse defined by immunohistochemical localization of antigen F4/80: macrophages of endocrine organs [J] . *Proc Natl Acad Sci USA*, 1984, 81: 4 174 - 4 177.

Hogquist K A, Nett M A , Unanue E R. Interleukin 1 is processed and released during apoptosis [J] . *Proc Natl Acad Sci USA*, 1991, 88 (19): 8 485 - 8 489

Holling T M, Schooten E, Van Den Elsen P J. Function and regulation of MHC class II moleculesin T-lymphocytes: of mice and men [J] . *Hum Immunol*, 2004, 65 (4): 282 - 290.

Jacobson M D, Wei M, Raff M C. Programmed cell death in animal development [J] . *Cell*, 1997, 88 (3): 347 - 354.

Johansson A, Lundborg M, Skold CM, et al. Functional, morphological, and phenotypical differences between rat alveolar and interstitial macrophages [J] . *Am J Respir Cell Mol Biol*, 1997, 16: 582 - 588.

Kaur C, Wu C H, Ling E A. Immunohistochemical and tracer studies of macrophages/microglia in the pineal gland of postnatal rats [J] . *J Pineal Res*, 1997, 22: 137 - 144.

Katja Brandt, Silvia Bulfone-Paus, Donald C. Foster, and Rene′ Rückert, Interleukin-21 inhibits dendritic cell activation and maturation [J] . *Blood*, 2003, 102 (12): 4 090 - 4 098.

Kelly J, Ali Khan A, Yin J, et al. Senescence regulates macrophage activation and angiogenic fate at sites of tissue injury in mice [J] . *J Clin Invest*, 2007, 117 (11): 3 421 - 3 426.

Klein M A, Moller J C, Jones L L, et al. Impaired neuroglial activation in interleukin-6 deficient mice [J] . *Glia*, 1997, 19: 227 - 233.

Kreutzberg GW. Microglia: a sensor for pathological events in the CNS [J] . *Trends Neurosci*, 1996, 19: 312 - 318.

Krisher R L, Bavister B D. Responses of oocytes and embryos to the culture environment [J] . *Theriogenology*, 1998, 49 (1): 103 - 114.

Kryczek I, Zou L, Rodriguez P, et al. B7-H4 expression identifies a novel suppressive macrophage population in human ovarian carcinoma [J] . *J Exp Med*, 2006, 203 (4): 871 - 881.

Kim J G, Keshava C, Murphy A A, et al. Fresh mouse peritoneal macrophages have low scavenger receptor activity [J] . *J Lipid Res*, 1997, 38: 2 207 - 2 215.

Koblish H K, Hunter C A, Wysocka M, et al. Immune suppression by recombinant interleukin (rIL) -12 involves interferon gamma induction of nitric oxide synthase (iNOS) activity: inhibitors of NO generation reveal the extent of rIL-12 vaccine adjuvant effect [J]. *J Exp Med*, 1998, 188: 1 603 - 1 610.

Khan T, Waring P. Macrophage adherence prevents apoptosis induced by ricin [J]. *Eur J Cell Biol*, 1993, 62 (2): 406 - 414.

Lai L, Alaverdi N, Maltais L, et al. Mouse cell surface antigens: nomenclature and immunophenotyping [J]. *J Immunol*, 1998, 160: 3 861 - 3 868.

Laskin D L, Weinberger B, Laskin J D. Functional heterogeneity in liver and lung macrophages [J]. *J Leukoc Biol*, 2001, 70: 163 - 170.

Lang R, Patel D, Morris J J, et al. Shaping gene expression in activated and resting primary macrophages by IL-10 [J]. *J Immunol*, 2002, 169 (5): 2 253 - 2 263.

Loke P, MacDonald AS, Robb A, et al. Alternatively activated macrophages induced by nematode infection inhibit proliferation via cell-to-cell contact [J]. *Eur J Immunol*, 2000, 30: 2 669 - 2 678.

Lucas M, Stuart L M, Savill J, et al. Apoptotic cells and innate immune stimuli combine to regulate macrophage cytokine secretion [J]. *J Immunol*, 2003, 171: 2 610 - 2 615.

Lee C K, Kim J K, Kim Y, et al. Generation of macrophages from early T progenitors in vitro [J]. *The Journal of Immunology*, 2001, 166 (10): 5 964 - 5 969.

Lukyanenko Y O, Chen J J, Hutson J C. Production of 25-hydroxycholesterol by testicular macrophages and its effects on Leydig cells [J]. *Biol Reprod*, 2001, 64: 790 - 796.

Margenthaler J A, Flye M. W. The immunologic function of $1B2^+$ double negative ($CD4^- CD8^-$) T cells in the 2C transgenic mouse [J]. *J Surg Res*, 2005, 126 (2): 160 - 166.

Martin F, Kearney J F. B1 cells: similarities and differences with other B cells subsets [J]. *Curr Opin Immunol*, 2001, 12 (2): 195 - 201.

Maus U, Huwe J, Ermert L, et al. Molecular pathways of monocyte emigration into the alveolar air space of intact mice [J]. *Am J Respir Crit Care Med*, 2002, 165: 95 - 100.

Morrissette N, Gold E, Aderem A. The macrophage-a cell for all seasons [J]. *Trends Cell Biol*, 1999, 9: 199 - 201.

McKenzie S E, Schreiber A D. Fc gamma receptors in phagocytes [J]. *Curr Opin Hematol*, 1998, 5: 16 - 21.

Muller W A. New mechanisms and pathways for monocyte recruitment [J]. *J Exp Med*, 2001, 194: F47 - 51.

Metcalf D. The molecular control of granulocytes and macrophages [J]. *Ciba Found Symp*, 1997, 204: 40 - 50.

Morse HC, Kearney JF, Isaacson PG, et al. Cells of the marginal zone-origins, function and neoplasia [J]. *Leuk Res*, 2001, 25: 169 - 178.

Mitrasinovic O M, Murphy G M Jr. Accelerated phagocytosis of amyloid-beta by mouse and human microglia overexpressing the macrophage colony-stimulating factor receptor [J] . *J Biol Chem*，2002，277：29 889 - 29 896.

Morton H C，van Egmond M，van de Winkel J G. Structure and function of human IgA Fc receptors (Fc alpha R) [J] . *Crit Rev Immunol*，1996，16：423 - 440.

Mantovani A，Sica A，Sozzani S，et al. The chemokine system in diverse forms of macrophage activation and polarization [J] . *Trends Immunol*，2004，25 (12)：677 - 686.

McGrath M S，Kodelja V. Balanced macrophage activation hypothesis：a biological model for development of drugs targeted at macrophage functional states [J] . *Pathobiology*，1999，67：277 - 281.

Merien F，Baranton G，Perolat P. Invasion of Vero cells and induction of apoptosis in macrophages by pathogenic Leptospira interrogans are correlated with virulence [J] . *Infect Immun*，1997，65 (2)：729 - 738.

Messmer U K，Lapetina E G，Brüne B. Nitric oxide-induced apoptosis in RAW 264. 7 macrophages is antagonized by protein kinase C- and protein kinase A-activating compounds [J] . *Mol Pharmacol*，1995，47 (4)：757 - 765.

Memer U K，Brüne B. Nitric Oxide (NO) in Apoptotic versus Necrotic RAW 264. 7 Macrophage Cell Death：The Role of NO-Donor Exposure，NAD 〈sup〉 + 〈/sup〉 Content，and p53 Accumulation [J] . *Archives of biochemistry and biophysics*，1996，327 (1)：1 - 10.

Mills C D，Kincaid K，Alt J M，et al. M-1/M-2 macrophages and the Th1/Th2paradigm [J] . *J Immunol*，2000；164：6 166 - 6 173.

Mosser D M. The many faces of macrophage activation [J] . *J Leukoc Biol*，2003，73：209 - 212.

Munder M，Eichmann K，Moran J M，et al. Th1/Th2-regulated expression of arginase isoforms in murine macrophages and dendritic cells [J] . *J Immunol*，1999，163：3 771 - 3 777.

Munn D H，Beall A C，Song D，et al. Activation-induced apoptosis in human macrophages：developmental regulation of a novel cell death pathway by macrophage colony-stimulating factor and interferon gamma [J] . *J Exp Med*，1995，181 (1)：127 - 136.

Mix E，Zettl U K，Zielasek J，et al. Apoptosis induction by macrophage-derived reactive oxygen species in myelin-specific T cells requires cell-cell contact [J] . *J Neuroimmunol*，1999，95 (1-2)：152 - 156.

Nett Fiordalisi M，Tomaselli K，Russell J H，et al. Macrophage apoptosis in the absence of active interleukin-1 beta-converting enzyme [J] . *Journal of leukocyte biology*，1995，58 (6)：717 - 724.

Nguyen K B，McCombe P A，Pender M P. Increased apoptosis of T lymphocytes and macrophages in the central and peripheral nervous systems of Lewis rats with experimental autoimmune encephalomyelitis treated with dexamethasone [J] . *J Neuropathol Exp Neurol*，1997，56 (1)：58 - 69.

Niida S，Kaku M，Amano H，et al. Vascular endothelial growth factor can substitute for macrophage colony-stimulating factor in the support of osteoclastic bone resorption [J] . *J Exp Med*, 1999, 190: 293-298.

O'Connell N A, Kumar A, Chatzipanteli K, et al. Interleukin-1 regulates corticosterone secretion from the rat adrenal gland through a catecholamine-dependent and prostaglandin E2-independent mechanism [J] . *Endocrinology*, 1994, 135: 460-467.

Parrish Novak J, Dillon S R, Nelson A, et al. Inteleukin-21 and its receptor are involved in NK cellexpansion and regulation of lymphocyte function [J] . *Nature*, 2000, 408: 57-63.

Perry V H. Macrophages and the nervous system. Molecular Biology Intelligence Unit [M] . Texas: R. G. Landes Company, 1994.

Ponderato N, Lagutina I, Crotti G, et al. Bovine oocytes treated prior to in vitro maturation with a combination of butyrolactone I and roscovitine at low doses maintain a normal developmental capacity [J] . *Molecular reproduction and development*, 2001, 60 (4): 579-585.

Rauh M J, Ho V, Pereira C, et al. SHIP represses the generation of alternatively activated macrophages [J] . *Immunity*, 2005, 23 (4): 361-374.

Richardson B C, Lalwani N D, Johnson K J, et al. Fas ligation triggers apoptosis in macrophages but not endothelial cells [J] . *Eur J Immunol*, 1994, 24 (11): 2 640-2 645.

Rogler G, Hausmann M, Vogl D, et al. Isolation and phenotypic characterization of colonic macrophages [J] . *Clin Exp Immunol*, 1998, 112: 205-215.

Saeki K, Hoshi M, Leibffied-Ruledge M L, et al. In vitro fertilization and development of bovine oocytes matured in serum-free medium [J] . *Biol Reprod*, 1991, 44: 256-260.

Singhal P C, Reddy K, Ding G, et al. Ethanol-induced macrophage apoptosis: the role of TGF-beta [J] . *J Immunol*, 1999, 162 (5): 3 031-3 036.

Schebesch C, Kodelja V, Muller C, et al. Alternatively activated macrophages actively inhibit proliferation of peripheral blood lymphocytes and $CD4^+$ T cells in vitro [J] . *Immunology*, 1997, 92 (4): 478-486.

Stijlemans B, Guilliams M, Raes G, et al. African trypanosomosis: from immune escape and immunopathology to immune intervention [J] . *Vet Parasitol*, 2007, 148 (1): 3-13.

Shevach E M, McHugh R S, Piccirillo C A, et al. Control of T-cell activation by $CD4^+CD25^+$ suppressor T cells [J] . *Immunol Rev*, 2001, 182: 58-67.

Shi J M, Tian X Z, Zhou G B, et al. Melatonin exists in porcine follicular fluid and improves in vitro maturation and parthenogenetic development of porcine oocytes [J] . *Journal of pineal research*, 2009, 47 (4): 318-323.

Stanley E R, Berg K L, Einstein D B, et al. Biology and action of colony-stimulating factor-1 [J] . *Mol Reprod Dev*, 1997, 46: 4-10.

Smith W, Feldmann M, Londei M. Human macrophages induced in vitro by macrophage colony-stimulating factor are deficient in IL-12 production [J] . *Eur J Immunol*, 1998, 28 (8): 2 498-2 507.

Tauber A I，Chernyak L. Metchnikoff and the origins of immunology：from metaphor to theory. Monographs on the history and philosophy of biology [M] . New York：Oxford University Press，1991.

Tagoh H，Himes R，Clarke D，et al. Transcription factor complex formation and chromatin fine structure alterations at the murine c-fms (CSF-1 receptor) locus during maturation of myeloid precursor cells [J] . *Genes Dev*，2002，16：1 721 - 1 737.

Tesch G H，Schwarting A，Kinoshita K，et al. Monocyte chemoattractant protein-1 promotes macrophage-mediated tubular injury，but not glomerular injury，in nephrotoxic serum nephritis [J] . *J Clin Invest*，1999，103：73 - 80.

Trounson A，Anderiesz C，Jones G . Maturation of human oocytes in vitro and their developmental competence [J] . *Reproduction*，2001，121：51 - 75.

Unanue E R，Allen P M. Biochemistry and biology of antigen presentation by macrophages [J] . *Cell Immunol*，1986，99：3 - 6.

Unanue E R. Studies in listeriosis show the strong symbiosis between the innate cellular system and the T-cell response [J] . *Immunol Rev*，1997，158：11 - 25.

Van Furth R，Cohn Z，Hirsh J，et al. The mononuclear phagocyte system：a new classification of macrophages，monocytes and their precursor cells [J]. *Bull*，*World Health Orqam*，1972，46：845 - 852.

Van Furth R. Production and migration of monocytes and kinetics of macrophages. In：van Furth R，ed. Mononuclear phagocytes：Biology of monocytes and macrophages [J] . *Netherlands*：*Kluwer Academic Publisher*，1992：3 - 12.

Van Oosten M，van Amersfoort E S，van Berkel T J，et al. Scavenger receptor-like receptors for the binding of lipopolysaccharide and lipoteichoic acid to liver endothelial and Kupffer cells [J] . *J Endotoxin Res*，2001，7：381 - 384.

Verreck F A，de Boer T，Langenberg DM，et al. Human IL-23-producing type 1 macrophages promote but IL-10-producing type 2 macrophages subvert immunity to (myco) bacteria [J] . *Proc Natl Acad Sci USA*，2004，101 (13)：4 560 - 4 565.

Waring P，Eichner R D，Müllbacher A，et al. Gliotoxin induces apoptosis in macrophages unrelated to its antiphagocytic properties [J] . *Journal of Biological Chemistry*，1988，263 (34)：18 493 - 18 499.

Wiktor Jedrzejczak W，Bartocci A，Ferrante AW Jr，et al. Total absence of colony-stimulating factor 1 in the macrophage-deficient osteopetrotic (op/op) mouse [J] . *Proc Natl Acad Sci USA*，1990，87：4 828 - 4 832.

Weigert A，Tzieply N，von Knethen A，et al. Tumor cell apoptosis polarizes macrophages role of sphingosine-1-phosphate [J] . *Mol Biol Cell*，2007，18 (10)：3 810 - 3 819.

Younis A I，Zuelke K A，Harper K M，et al. In vitro fertilization of goat oocytes [J] . *Biol Reprod*，1991，44 (6)：1 177 - 1 182.

Zhang M, Tang H, Guo Z, et al. Splenic stroma drives mature dendritic cells to differentiate into regulatory dendritic cells [J]. *Nat Immunol*, 2004, 5: 1 124 - 1 133.

陈明，朱云干，卞桂华．磷酸二酯酶抑制剂对水牛卵母细胞体外成熟的影响［J］．安徽农业科学，2012，40（5）：2 724 - 2 724.

陈慰峰．医学免疫学［M］．北京：人民卫生出版社，2004.

胡艳明，祖晶，孙焕林，等．FSH 和 LH 对延边黄牛卵母细胞体外成熟及重组胚发育的影响［J］．中国畜牧杂志，2009（11）：18 - 22.

李龙，马海霞，沈红，等．巨噬细胞抑制性受体及其免疫调节作用［J］．现代免疫学，2007，27（6）：441 - 444.

卢晟盛，卢克焕．促性腺激素对猪卵母细胞体外成熟的影响［J］．西南农业大学学报（自然科学版），2004，26（6）：769 - 772.

计慧琴，王丙云，陈志胜，等．T 细胞的发育分化及胸腺激素的作用［J］．动物医学进展，2005，26（4）：47 - 50.

潘瑞．山羊卵母细胞核质成熟同步化研究［D］．西北农林科技大学，2011.

宋芳，王建军，李俊平．T 细胞在胸腺内的发育分化［J］．包头医学院学报，2001（1）：75 - 77.

王丽娟，李武祖，文蕾．牛卵母细胞体外成熟的研究进展［J］．内蒙古畜牧科学，2003（1）：30 - 31.

张修武，朱喜林，郭兆贵．雌二醇诱导小鼠胸腺细胞程序性死亡［J］．免疫学杂志，1997，13（1）：14 - 16.

张嘉保，田见晖．动物繁殖理论与生物技术［M］．北京：中国农业出版社，2010：78 - 81.

邹雄．淋巴细胞表面 MHC-I 在机体免疫中的作用探讨［J］．诊断学理论与实践，2005，4（3）：185 - 187.

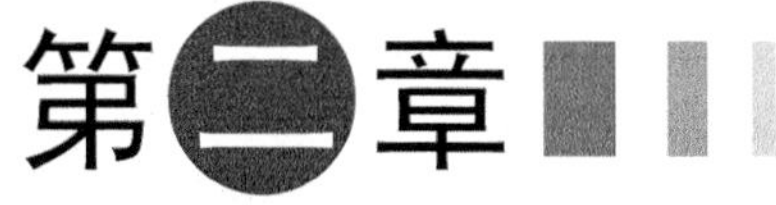

第二章 免疫调节药和生殖激素药的研究进展

第一节 雷帕霉素免疫抑制药的研究进展

雷帕霉素（Rapamycin，rapa，通用名为西罗莫司）是 20 世纪 70 年代初由加拿大 Ayer 研究所从放线菌培养液中分离出的大环内酯类抗生素，其分子式为 $C_{51}H_{79}NO_{13}$，相对分子质量为 914.2，为白色固体结晶，熔点为 183～185℃，亲脂性，可溶解于甲醇、乙醇、丙酮和氯仿等有机溶剂，极微溶于水，几乎不溶于乙醚，其结构式见图 2－1（Abraham，2001）。它最初作为肾移植后抗排斥药物于 1999 年 9 月被美国批准应用于临床，由于其有极好的抑制移植物血管新生内膜和血管平滑肌细胞过度增殖的效应，近年来受到心脏病学界的极大关注。雷帕霉素是 20 世纪开发的新型免疫抑制剂在国外已经被广泛应用于器官移植临床，在近年来兴起的减少或撤除的免疫抑制方案中发挥着重要作用（Li 等，2011）。

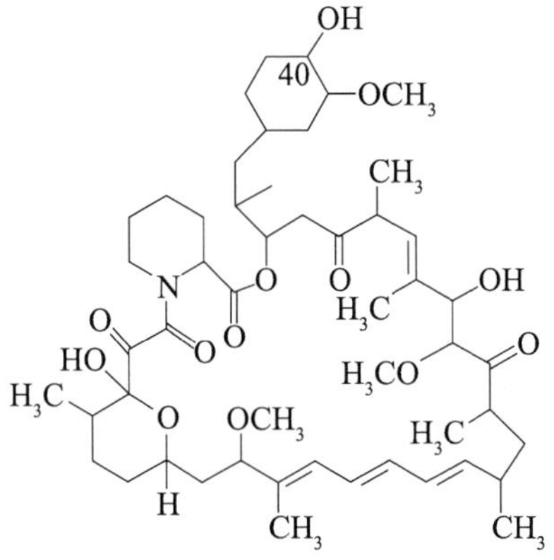

图 2－1　雷帕霉素的结构式

一、雷帕霉素靶蛋白（TOR）的结构

雷帕霉素的多种有效生物活性依赖于其特殊的作用分子靶位——雷帕霉素靶蛋白（Target of rapamycin，TOR）（Vignot 等，2005）。TOR 存在于酵母、蠕虫、植物和哺乳类动物体内，哺乳类动物雷帕霉素靶蛋白简称 mTOR。TOR 是 3－磷脂酸肌醇激酶—相关激酶家族（Phosphatidy linositol kinase-correlate kinase，PIKKs）一员，分子重量为 289kD，因其 FRB 域能与 FK506 结合蛋白$_{12}$（FK Binding protein 12，FKBP$_{12}$）—雷帕霉素复合物结合而使其功能受抑制，又称之为 FKBP$_{12}$—雷帕霉素相关蛋白（FRAP），或雷帕霉素和 FKBP12 靶蛋白（RAFT）或雷帕霉素靶蛋白（RAPT）。mTOR 与不同的小分子蛋白结合形成复合物的形式，呈现其不同的功能，主要包括：mTORC1 复合物（包含 mTOR、Raptor 和 mLST8）和 mTORC2 复合物（包含 mTOR、Rictor、GβL 和 mSinl）（Garcia 等，2008）。mTOR 蛋白由 2 500 多个氨基酸组成，对其序列研究近 C—端结构域表明与酯激酶、磷脂酰肌醇 3－激酶（PI3－激酶）有序列同源性，与其他几个参与 DNA 损伤的蛋白也有同源性，mTOR 的结构域突变表明蛋白功能性地灭活，mTOR 功能可被免疫抑制药物雷帕霉素所抑制（Abraham，2001）。

二、mTOR 信号的细胞内靶点

mTOR 信号的靶点剔除，以及通过其他方法干扰或提高它们功能的研究已揭示 mTOR 信号对于细胞和组织生长、细胞周期、细胞增殖、细胞代谢、以及基因转录和转录调节是重要的。Laplante 等研究发现 mTOR 信号通路参与了肿瘤的形成、血管新生、胰岛素抵抗、T 淋巴细胞激活等过程（Laplante 等，2009）。mTOR 信号最早靶点是参与 mRNA 转录和调控的蛋白，即核糖体蛋白 S6 激酶和转录抑制蛋白 4E-BP1，这两类蛋白是由多点部位的磷酸化作用而调节，而且被雷帕霉素所抑制（Meyuhas 等，2000）。雷帕霉素可以阻挡 TOP mRNA 转录增加以及由血清诱导的 S6 激酶的激活。4E—结合蛋白（4E-BPs）结合到真核生物起始因子（eIF4E）上，防止起始因子与正常的、帽依赖的 mRNA 转录需要的其他伴侣蛋白结合形成复合物，特别是 4E-BPs 闭合在 eIF4E 位点上（Gingras 等，2001）。多种实验证据表明 eIF4E 对细胞增殖和凋亡起关键作用，eIF4E 的过度表达能转变或改变哺乳动物细胞生长（Dostie 等，2000），这种情况可被 4E-BP1 或 4E-BP2 所反转。一些癌症患者表现 eIF4E 高水平表达的特点，这与 eIF4E 对引起细胞转变作用的观点是一致的。而且那些缺乏肿瘤表达基因 PTEN（编码脂磷酸酶）复制功能的细胞的能改变的表型可被雷帕霉素反转。因此，mTOR 信号（也许通过 4E-BP1/eIF4E）能引起细胞增殖或转变。

雷帕霉素对细胞周期作用可能与雷帕霉素调节环素依赖激酶能力的抑制物p21和p27有关，其他数据表明eIF4E过度表达能保护细胞对抗一些前凋亡效果（Tan等，2000），而且那些阻止凋亡功能的肽诱导细胞死亡。mTOR在凋亡中的作用还不清楚，有些情况下雷帕霉素能诱导凋亡，另一些情况下mTOR可提高对其他刺激的前凋亡作用，但是mTOR对细胞死亡的作用还不是很清楚。已有报道大量蛋白是mTOR信号靶点，包括转录的辅助调节、真核生物延长因子2（eFE2）激酶（Tan等，2000）、参与HIF1α、STAT3和Rb转录调控的蛋白以及信号通路的组成蛋白（Browne等，2002）。虽然mTOR信号已表现可被对DNA损伤剂（诱导凋亡）灭活，雷帕霉素确实诱导凋亡变化，这可能依赖于p53细胞状态，随着雷帕霉素处理p53剔除的细胞能发生凋亡（Harris等，2003；Huang等，2001）。对于血清饥饿的横纹肌肉瘤细胞，雷帕霉素诱导大量凋亡和胰岛素样生长因子保护细胞对抗凋亡，雷帕霉素阻止血清条件下培养的细胞生长，在一些细胞系出现类似反应，但在另一些细胞系没有表现类似反应，这些细胞缺乏功能性的p53，功能性p53表达可保护对抗雷帕霉素诱导的凋亡。以后Houghton及其同事提出对于雷帕霉素耐受的选择：耐受克隆表现c-Myc表达的水平提高和4E-BP1水平减少，同样，随着雷帕霉素处理eIF4E结合到4E-BP1比父系细胞少，这表明eIF4E对可转变的表型起着重要作用，这与其他研究一致，如eIF4E的过度表达已表现在转变细胞，这种作用即可被4E-BP1所逆转（Metcalfe等，1997）。因此，eIF4E/4E-BP1对细胞增殖和转变起着关键作用，这些数据表明4E-BP1和eIF4E对于肿瘤治疗可能是有价值靶点，一些雷帕霉素衍生物近来作为抗肿瘤剂正在评价中（Brenneisen等，2000）。因此，mTOR/mTOR信号对于肿瘤治疗作为靶点成为热点。

三、雷帕霉素的作用

雷帕霉素的免疫抑制作用主要表现为抑制T细胞、单核细胞和T细胞依赖性B细胞对移植物抗原抗体的反应。雷帕霉素不能直接阻断转录、翻译和细胞激活早期阶段的基因产物的分泌，也不能通过干扰核苷酸的生物合成来抑制淋巴细胞增生，但雷帕霉素可抑制对CsA和FK506不敏感的其他免疫激活途径，它可以阻断非Ca^{2+}依赖性T细胞的激活，使激活的T细胞进入S期过程。T细胞活化需要3个信号，第一信号：抗原与T细胞受体的结合；第二信号：抗原递呈细胞（APC）上的协同刺激分子与T细胞表面的相应受体结合，T细胞在G_1早期产生IL-2及其他细胞生长因子；第三信号：细胞因子与细胞因子受体的相互作用，G_1晚期/S期阶段，细胞分裂、增殖。雷帕霉素作用于第三信号，它不阻断细胞生长因子的生成，而是阻断这些因子提供的增生信号，抑制多种刺激引起的T和B淋巴细胞增生，使细胞停留在细胞周期 G_1 期的晚期，阻止这些细胞进入S期（Kikuchi等，2005）。2009年Nature上报道雷帕霉素在延长小鼠等哺乳类动物的生命周期上具有一定潜在的作用（Harrison等，2009），该发现被Science评为2009年度十大科学发现之一。雷帕霉素的作用机制不同于Calcineurin抑制剂（如CsA和FK506），但雷帕霉素与FK506具有相似的分子结构，能与FKBP12结合，rapa-FKBP12复合物与mTOR结合，阻断IL-2受体后信号传递，发挥强有力免疫抑制作用。细胞因子IL-2、IL-15和共刺激途径激活mTOR，rapa-FKBP12复合物与mTOR结合，发挥免疫抑制作用（Meyuhas等，2000；Gingras等，2001）。

第二节　环孢霉素A免疫抑制药的研究进展

环孢霉素A（Cyclosporin A，CsA）是20世纪70年代发现并用于临床的一种的免疫抑制剂，CsA具有选择性地抑制免疫功能作用、预防器官移植后的排斥反应作用和治疗自身免疫性疾病及抗寄生虫感染的作用，CsA的出现对器官移植的发展起了巨大的推动作用，如今被称为“器官移植的环孢霉素”，为目前公认的抗器官移植排斥反应最为有效的药物（Zhang等，2011）。

一、环孢霉素A药物特点

环孢霉素A是1970年瑞士Sandoz实验室首次从真菌中提取，并报告有免疫抑制作用，1978年成功地试用于临床肾脏移植和骨髓移植（Ceceka等，1999）。它是一种亲脂性的含11个氨基酸的环状多肽，分子量为1202.61，分子式为 $C_{62}H_{111}N_{11}O_{12}$，分子结构式如图2－2所示。环孢霉素A目前主要有山地明、新山地明、赛斯平、强盛、田可丽珠环明等品种，随着临床器官移植手术的不断提高和广泛应用，环孢霉素A的应用也越来越广，如角膜移植手术，预防角膜移植后的排异反应等。

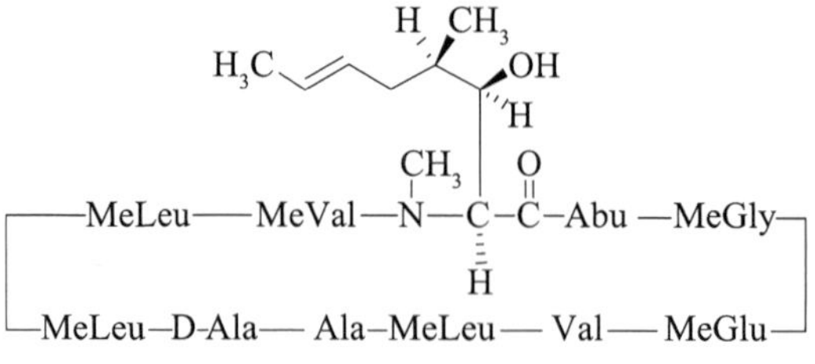

H　CH_3
H_3C　OH
H
CH_3　O
MeLeu—MeVal—N—C—C—Abu—MeGly
H
MeLeu—D-Ala—Ala—MeLeu—Val—MeGlu

图2－2　环孢霉素A结构式

二、环孢霉素 A 应用

CsA 是 20 世纪 70 年代首次发现并于 20 世纪 80 年代第一次被美国 FDA 批准用于肾肝和心脏移植的一种强效免疫抑制剂，它的应用使得转移存活率从传统治疗［泼尼松（强的松），硫唑嘌呤］的 50%提高到了 80%（Ceceka 等，1999）。CsA 可抑制细胞介导的反应发生，能特异而可逆地作用于淋巴细胞，而不影响造血及吞噬细胞的功能。适用于实体器官移植、骨髓移植、类风湿性关节炎、内源性葡萄膜炎、自身免疫性疾病以及银屑病等治疗。CsA 目前是临床上最常用的一种免疫抑制药（张晓莉等，2011）。

CsA 可通过阻断白介素－2（IL-2）等细胞因子的基因转录来抑制辅助 T 细胞的增殖和活性（Minguillon 等，2005），同时还可以抑制肥大细胞脱颗粒及 IL-3、IL-6 等细胞因子的转录合成，减少白三烯的合成（Keown，1999）。CsA 抑制 T 淋巴细胞的活化主要是通过作用于细胞内一种钙调神经蛋白的受体靶分子（Cyclophillins 受体家族），受体完全抑制钙调磷酸酶，二级信号去磷酸化和活化 NF-AT，而 NF-AT 作为影响 IL-2 转录的调节蛋白从而阻断 IL-2 的产生（Erlanger 等，1992）。涉及 T 淋巴细胞的胞外信号传导途径主要分为两大类：①单独 IL-12 或者 IL-12 联合 IL-18 或联合 CD28 介导的信号传导途径；②胞内信号传导的途径（由 TCR/CD3 介导）。其中前者对于 CsA 是耐药的，后者对于 CsA 则是敏感的（Kusaba 等，2005；Yang 等，1999）。CsA 影响骨髓诱导分化的巨噬细胞的功能（Hong S 等，2009）。此外，CsA 还可以影响树突状细胞（DC）的抗原递呈能力（Hackstein 等，2004）。

三、环孢霉素 A 的毒副作用

CsA 在肝脏被细胞色素酶 P450 分解代谢，因为许多药物都是通过这个途径代谢，所以其他药物的代谢会直接或者间接地影响 CsA 的代谢，药物和药物之间的反应可能使免疫抑制增强，或者免疫抑制减弱，并且可能出现毒副作用。虽然 CsA 主要通过胆汁系统代谢，但是，还有一部分是通过肾脏代谢的。在过去的 20 年间，CsA 的应用使抑制患者的存活时间和存活质量都有了大幅的提高，但是，一些副作用在移植和非移植（自身免疫失调）暴露出来（Hirsch 等，2002），如毒性（肾毒性，肝毒性，神经毒性）、高血压、血脂异常、牙龈增生（Ciavarella 等，2007）、多毛症、增加心脏血管疾病的发生，甚至可增加恶性肿瘤的发病率（Rama 等，2010）。临床最主要的副作用是肾毒性，有 6%的肾移植患者因为这一因素而得肾病。CsA 的慢性肾毒性主要是引起肾功能紊乱、肾小管间质纤维化和增加肾内免疫原性。这种作用的机制还不完全清楚，可能有多种原因引起。但是，由于CsA在临床用药中有急性和慢性肾脏毒性，所以，被限制使用。活化肾内肾素—血管紧张素系统、增加内皮素释放、一氧化氮和一氧化氮合酶失调、上调TGF-β1、凋亡紊乱、刺激炎症因子和免疫反应增强，都被认为是CsA慢性肾脏毒性的影响因素。降低使用剂量或者停止使用CsA并且和保护肾脏的药物（霉酚酸酯、氯沙坦、普伐他汀）配合使用可以改善由于CsA引起的慢性肾脏毒性（Olyaei等，2001；Mattos等，2000）。

研究证明CsA能明显增加肾内肾素和II型血管紧张素的免疫活性，这些说明肾素—血管紧张素系统（RAS）在CsA引起的慢性肾毒性发病机制中起重要作用。RAS是潜在的血管活性因子，通过增加血管阻力导致轻度的局部缺血。另一方面，RAS也能通过刺激肾小管间质炎症、TGF-β1、血管内皮生长因子、增加肾细胞凋亡等非血流动力学途径引发肾损伤。用血管紧张素转换酶抑制剂或者血管紧张素II受体，I型颉颃剂缓和剂等肾保护剂都能减缓CsA引起的慢性肾毒性（Myers等，1988；Young等，1995；Young，Alpers等，1995）。

骨桥蛋白（OPN）是一个强酸性磷酸蛋白，参与细胞的黏附和迁移，有一些细胞本身就能表达，有的细胞需在诱导条件下产生，上皮细胞、巨噬细胞、T细胞、平滑肌细胞和肿瘤细胞都能诱导产生（Butler，1995）。OPN通过结合巨噬细胞和粒细胞配体诱导αVβ3整合素、CD44、I型胶原和纤连蛋白。OPN的另一个功能是吸引巨噬细胞，给大鼠皮下注射OPN能发现大量的巨噬细胞聚集，注射OPN抗体能抑制这种现象。在一些肾脏疾病中巨噬细胞浸润能上调OPN的表达，Young等（1995）和Pichler等（1995）报道，使用CsA能上调OPN基因表达，这和间质巨噬细胞浸润和纤维化相关。用CsA处理过的肾脏肾小管上皮细胞和肾小球囊细胞表达OPN mRNA和蛋白都明显提高，皮质部表现最明显。在巨噬细胞聚集和肾小管间质纤维化严重的地方OPN表达最强，这些发现提示OPN在CsA引起的肾脏损伤中起着至关重要的作用。

肾小管间质损伤是CsA慢性肾脏毒性的主要特征，并且在长期使用CsA治疗的患者样本中发现在纤维化的区域有过多的细胞凋亡。凋亡是细胞清除的活化机制在组织稳定、发展中起着重要的作用，对肾脏来说凋亡可能是有益的，但是大量的驻留细胞丢失就是有害的。CsA不仅能使T细胞凋亡，同时能使一些肾细胞凋亡，研究表明CsA诱导的细胞凋亡和多基因家族如Bcl-2蛋白、Fas和Fas配体、p53、caspases、AngII、NO和TGF-β1和表皮生长因子（EGF）相关（Yang等，2001）。转录因子如NFκB和活化蛋白-1（AP-1）调节多种细胞因子，趋化蛋白，黏附分子和基质蛋白，参与炎症、免疫反应，细胞分化和控制生长。

最近研究表明 NFκB 和 AP-1 的活化参与单核细胞趋化蛋白 1 和 TGF-β1 在肾脏中的转录，在大鼠中 CsA 能刺激 NFκB 和 AP-1 的 DNA 结合活性，并且这种活性能被 ACE 抑制剂贝那普利抑制，结果表明，NFκB 和 AP-1 参与 CsA 慢性肾脏毒性的发病过程（Guijarro 等，2001）。研究证明，CsA 能增强皮质和髓质热休克蛋白-70（HSP-70）产生，能增加肾间质远端小管和单核细胞 MHC-II 的免疫活性，上调 TLR-2 和 TLR-4 mRNA 的表达。HSP-70 是 TLR 和先天免疫系统的活化剂，TLR 被认为是启动先天免疫系统的感应器，但还需进一步研究确定它们之间的关系。

第三节　紫杉醇免疫抑制药的研究进展

紫杉醇（Paclitaxel，PA）是从北美短叶红豆杉树皮中分离得到的双萜酰胺类化合物，紫杉醇相对分子质量为 853.9，熔点 213～216℃，具有高度亲脂性，不溶于水，1992 年 FDA 正式批准紫杉醇作为治疗晚期卵巢癌的抗肿瘤新药（Wani 等，1971）。大量研究表明，紫杉醇抗癌作用有三：一是诱导和促进肿瘤细胞微管蛋白聚合而不发生解聚，从而抑制纺锤体的形成，最终阻止有丝分裂的完成，从而抑制肿瘤细胞生长（Chuang 等，1994）；二是紫杉醇能够调节多种凋亡相关的基因或蛋白的表达，诱导细胞凋亡（Shi 等，2005）；三是紫杉醇有激活巨噬细胞产生 NO、IL、TNF-α 等杀灭肿瘤细胞的作用（Kim 等，2005）。此外，研究表明，紫杉醇也能抑制 T 细胞和 NK 细胞活性，抑制风湿性关节炎、多发性硬化、银屑病等自身免疫性疾病的发生（Ehrlich 等，2004；Kurose 等，2001）。目前，由于其具有独特的抗癌活性和独特的抗癌机理而成为当今抗癌药物研究的热点。

一、紫杉醇的发现

早在 1958 年美国国立癌症研究所为了寻找安全有效的抗肿瘤新药，制定了一项从植物中筛选抗癌活性物质的计划，计划历时 20 余年从 3.5 万多种植物提取物中筛选有效的抗癌活性物质。1963 年 Wall 和 Wani 从太平洋红豆杉的树皮中提取了紫杉醇类物质，1964 年通过细胞毒性实验确定了这一提取物的生物活性，1969 年确定紫杉醇为其中的活性成分。此后，美、日、法、德等国的药理学家和药物化学家进行了大量研究，1971 年通过 X 射线分析确定了该活性成分的化学结构（图 2－3），命名为紫杉醇（Taxol）（Wani 等，1971）；1978 年确定了紫杉醇的剂型，为临床实验及应用奠定了基础。

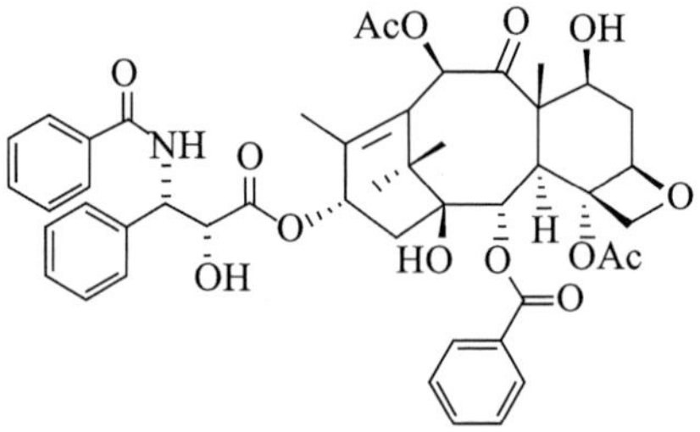

图 2－3　紫杉醇的化学结构

Horwitz 等（1979）研究发现紫杉醇独特的抗肿瘤作用机理，1980—1990 年期间完成其 I-III 期临床试验，1992 年美国 FDA 批准紫杉醇用于治疗晚期卵巢癌与非小细胞肺癌（Schiff 等，1979）。此后又陆续发现了紫杉醇的其他用途：与抗艾滋病药物合用治疗卡波济氏肉瘤，以及治疗食管癌、头颈癌、结肠癌、直肠癌、膀胱癌和乳癌等肿瘤疾病（Altmann 等，2007）。目前，在国际上紫杉醇已成为临床上广泛使用的首选抗癌药物。

二、紫杉醇的作用机理

紫杉醇作为广谱抗癌药，对普通抗癌药物耐药的某些晚期肿瘤有良好的疗效，对于多种临床恶性肿瘤疗效亦显著。研究表明，紫杉醇具有其独特的抗肿瘤机理，主要通过调控微管动力学稳定机制、诱导细胞凋亡机制、调控免疫机制起作用。

（一）调控微管动力学稳定机制

一般认为紫杉醇作用的主要靶点是微管蛋白/微管系统，它能促进微管聚合，抑制微管降解，使细胞分裂阻滞在 G_2/M 期，引起细胞凋亡，其引起细胞凋亡被认为主要是细胞毒作用。有研究认为，细胞毒作用与药物浓度、癌细胞系的类型和细胞接触药物持续的时间等有密切关系；在对由 14 株非小细胞肺癌细胞系和 14 株小细胞肺癌细胞系组成的体外实验研究发现，当细胞系接触于药物的持续时间分别为 3h、24h 和 120h，紫杉醇的细胞毒作用随时间延长而增加（曹东旭等，2005）。不同浓度的紫杉烷类药物引起不同形式的细胞毒性，药物在低浓度时（＜10nmol/L）时，通过诱导多极纺锤体的形成，从而引发畸形有丝分裂，但不能诱导 G_2/M 期阻滞；中等浓度（10～100nmol/L）时，抑制微管动力学，诱导 G_2/M 期阻滞或有丝分裂；高浓度（＜200nmol/L）时，诱导微管蛋白聚合，促使大量微管束形成（Zhu 等，2005）。

（二）诱导细胞凋亡机制

凋亡是正常细胞在有关基因控制下的程序性死亡，研究发现紫杉醇可激活或调节多种与凋亡相关基因或蛋白，如 Bcl 家族、P53、P21、Fas/Fas 配体及半胱天冬酶（Caspase）家族等，诱导细胞出现典型的凋亡形态学改变（Alliot 等，1999）。Raf-1/Bcl-2 磷酸化是抗微管药物诱导细胞凋亡的一个独特信号传导通路，紫杉醇能诱导前列腺癌细胞的 Bcl-2 磷酸化及细胞凋亡，但不能诱导 Bcl-2 缺陷株细胞的凋亡，这说明紫杉醇诱导的凋亡和 Bcl-2 相关（Bergstralh 等，2006）。有研究表明，Raf-1 是紫杉醇诱导细胞凋亡的重要介质，紫杉醇激活 Raf-1，提示紫杉醇可能激活 Ras/Raf 信号传导途径，诱导 Raf-1 的级联反应（Fang 等，1998）。

(三) 免疫调节机制

紫杉醇可通过免疫学调节功能抑制肿瘤，紫杉醇通过作用于巨噬细胞，导致癌坏死因子 TNF-a 受体的减少以及 TNF-a 的释放，还可促进白细胞介素 IL-1、干扰素 IFN-a、IFN-8 等释放，对癌细胞起杀伤或抑制作用（Kim 等，2005）。紫杉醇具有明显的细胞周期非依赖性作用，有研究认为紫杉醇可激活鼠巨噬细胞，杀灭肿瘤细胞提供“第二”信号（唐朝晖等，2006）。巨噬细胞需要双重信号诱发才具有抗肿瘤作用，一是原发信号，主要由干扰素促发产生，巨噬细胞由静息态转为激活态；二是触发信号，激活态巨噬细胞获得杀灭癌细胞的作用（Huang 等，2002）。紫杉醇与 INF 或 LPS 与 INF 合用均将协同激活巨噬细胞以溶解肿瘤细胞，但紫杉醇不能诱导经 IFN 处理过的 LPS 低反应性巨噬细胞杀灭肿瘤细胞，表明紫杉醇对巨噬细胞的激活需要一个完整的 LPS 通道，或者说二者存在同一信号通道。紫杉醇也能抑制 T 细胞和 NK 细胞活性，降低受者产生抗供者的细胞毒性抗体，降低细胞毒性 T 细胞活性和 IL-2 的产生，降低排斥反应，延长受者的存活时间。紫杉醇除了对 T 细胞的免疫作用外，还能明显抑制抗宿主的体液免疫反应，有实验表明紫杉醇能够抑制 B 细胞增殖、诱导 B 细胞凋亡，这可能与下调 JNK/SAPK 和 p38MAPK 相关（Amato 等，1998）。研究发现，紫杉醇能影响骨髓前体细胞分化的巨噬细胞表型和功能（沈红等，2011）。

三、紫杉醇的临床应用

紫杉醇药用价值研究与开发始于 20 世纪 50 年代末期，历时 30 余年，1992 年美国 FDA 正式批准其作为治疗晚期卵巢癌新药 Paclitaxael 上市。由于杉醇具有独特的抗癌机理和神奇的抗癌功效，已成为当前世界上最热门、最畅销、最紧缺、最昂贵以及临床上广泛使用的广谱抗癌药物，同时紫杉醇作为一种广谱、高效、毒副作用小的抗癌药物，已在 40 多个国家应用，并在临床上广泛运用于治疗卵巢癌、子宫颈癌、乳腺癌、小细胞肺癌、胃癌、肝癌、食道癌、膀胱癌等恶性肿瘤（Altmann 等，2007）。

（一）紫杉醇对肿瘤的治疗

卵巢癌是女性生殖器官常见的肿瘤之一，紫杉醇对治疗卵巢癌尤其是耐药卵巢癌疗效显著，抗癌活性高。Ishikawa 等（2010）采用单药紫杉醇治疗复发晚期卵巢癌 21 例，结果有效率为 35.3%。赵丽波等采用紫杉醇与顺铂联合化疗治疗 36 例晚期卵巢上皮癌的病人，结果 III 期有效率为 71.4%，IV 期有效率为 50.0%。侯宝青等报道以紫杉醇为主联合化疗治疗复发卵巢上皮癌，有效率为 42.86%，证实紫杉醇是治疗复发卵巢上皮癌的首选药物（侯宝青等，2006）。Andreas 用紫杉醇联合顺铂治疗卵巢癌 44 例，有效率达 75%（Du Bois A 等，1997）。陈丽等比较了紫杉醇+顺铂、紫杉醇+卡铂、泰索蒂+顺铂、泰索蒂+卡铂治疗晚期卵巢癌的疗效和毒副反应，泰素（紫杉醇）+卡铂治疗晚期卵巢癌的有效率不低于泰素（紫杉醇）+顺铂，但毒性反应明显减轻，更有利于临床应用（陈丽等，2007）。上述研究表明，紫杉醇对初治及复发的晚期卵巢癌均有较好的疗效，是治疗卵巢癌的一种理想药物。乳腺癌是严重危害女性健康的恶性肿瘤之一，1994 年美国 FDA 批准紫杉醇用于治疗复发转移性乳腺癌，并作为第一线用药，研究表明此药治疗乳腺癌效果好，治疗复发转移性乳腺癌的有效率 32%～60%。宁廷禄等用紫杉醇治疗 52 例乳腺癌患者，结果有效率 73.08%，紫杉醇和 HereePtin 合用，治疗复发转移乳腺癌，有效率 60.2%（Esmaeli 等，2002）。熊海林等采用紫杉醇联合顺铂治疗蒽环类耐药的晚期乳腺癌患者 45 例，结果总有效率为 51.1%，疾病控制率为 73.3%（熊海林等，2006）。以上研究表明，用紫杉醇治疗乳腺癌可单药治疗，也可与其他化疗药物联合治疗，其疗效均较好。

（二）紫杉醇在器官移植中的应用

移植排斥反应是造成移植失败的重要原因，也是当前移植技术中的难题。2002 年 Tange 的实验室用大鼠的异位心脏移植模型做了紫杉醇是否能够延长移植存活时间的实验，结果紫杉醇能有效地减少肿瘤发生和移植排斥的发生（Tange 等，2002）。随后 Tange 等给予心脏移植后五天的受者紫杉醇或同时给予紫杉醇和环孢素 A，结果紫杉醇能够降低免疫排斥的发生，这可能主要阻碍受者产生抗供者体液免疫的启动相关（Tange 等，2003）。另有报道在大鼠肝脏移植后单独给予紫杉醇，结果紫杉醇单独给药能够明显延长动物的存活时间，同时体外实验紫杉醇在 33ng/mL 浓度时就能够明显抑制 McA-RH7777 肝癌细胞系的增殖，且有浓度依赖性（Iesalnieks 等，2002）。肝动脉血栓形成（HAT）是肝脏原位移植后常见的并发症，是肝脏移植后病人最大的威胁，用气囊血管形成术和紫杉醇包被的支架治疗早期的 HAT，病人移植的肝脏功能正常并且存活时间明显延长（Reyes-Corona 等，2007）。研究表明，紫杉醇能在器官移植过程中降低移植排斥反应的发生，在器官移植中具有免疫抑制作用，同时还具有广泛的抗肿瘤活性，预期未来其可能成为肿瘤患者移植时需要的首选药物。

第四节　中药连翘酯苷的研究进展

连翘是木樨科连翘属植物连翘的干燥果实，味苦，性微寒，具有清热解毒、消肿散结作用，主要用于痈疽、瘰疬、乳痈、丹毒、风热感冒、温病初起、温热入营、高热烦渴、神昏发斑、热淋尿闭等症（中华人民共和国药典委员会，2010），是双黄连粉针剂及口服液、银翘解毒冲剂、清热解毒口服液等中药制剂的主要原料。连翘中主要含苯乙醇苷类、萜类、黄酮类、木脂体及其苷类、挥发油及其他成分（刘金，2006），其中，以连翘酯苷（Forsythoside，FS）含量最高（王曙宾等，2010），具有抗菌、抗病毒、免疫调节、抗氧化、利胆、抑制弹性蛋白酶活力、松弛血管、改善神经系统等作用（秦宇等，2013）。

一、连翘酯苷的理化性质

连翘酯苷单体为淡黄色粉末，属苯乙醇苷类，其分子式为 $C_{29}H_{8}O_{10}$，结构组成为 3，4-二羟基-β-苯乙基-O-α-L-鼠李糖基-（1-6）-4-O-咖啡酰基-β-D-吡喃（型）葡萄糖苷，结构式见图 2－4（刘文博等，2011）。

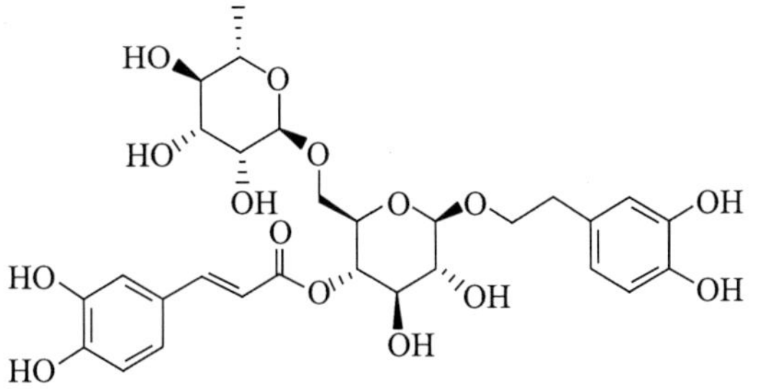

图 2－4　连翘酯苷的结构式

二、连翘酯苷的体内代谢

李雪等研究发现连翘酯苷在胃肠道内有一定程度的吸收，其在大鼠胃、十二指肠、空肠、回肠及结肠中的每小时吸收率分别为 6.36%、8.38%、8.19%、9.10%、6.91%，不同浓度连翘酯苷在大鼠胃肠道中的吸收程度与速度并无显著性差异，而且无特异性吸收部位的存在，这说明连翘酯苷在胃肠道内的吸收具有线性动力学特征（李雪等，2009）。王进东等（2008）研究表明，大鼠体内的连翘酯苷以代谢方式消除为主，血药浓度回归方程为 $Y=20\ 598\ 727X-20\ 590$（$r=0.999\ 9$），在 1.95～2.50μg/mL 范围内线性关系良好，最低检测浓度 0.8 μg/mL。王庚南研究发现大鼠经口服连翘酯苷后，药物达峰时间短，血药浓度低，在体内消除快，生物利用率很低（王庚南，2010）；连翘酯苷在 Caco-2 细胞模型中通过被动运输形式进行转运；其在酸性条件下比较稳定，在碱性条件下易分解，在胃、血浆和大肠中，环境 pH 值是引起连翘酯苷稳定性降低的主要因素，而在小肠中酶或肠道菌群可能是导致连翘酯苷稳定性降低的主要因素；大鼠静脉注射连翘酯苷后，从胆汁中快速排泄，从胆汁（1.36%）和尿液（12.7%）排泄的原型药物约占给药量的 15%，而其余 85%的药物则可能以代谢物形式排除；静脉给药后在大鼠的胆汁中找到了连翘酯苷原型及 10 种代谢物，在尿样中除发现连翘酯苷原型药物外，还发现了葡萄糖醛酸化和甲基化代谢产物，而在血样中未发现任何代谢物。

三、连翘的药理作用

近年来，有许多对连翘药理学作用的研究报道，表明连翘具有抗菌、抗病毒、免疫调节、抗氧化、利胆、抑制弹性蛋白酶活力、松弛血管、改善神经系统等作用。

（一）抗菌作用

研究表明，连翘酯苷在体内和体外实验中对链球菌和金黄色葡萄球菌都有较好地抑制作用（王宏军等，2005）。冯淑怡等研究发现，连翘酯苷在 0.25g/kg、0.5 g/kg、1.0g/kg 这 3 个浓度组均能较强的抑制绿脓杆菌、大肠杆菌及金黄色葡萄球菌，而且同剂量下对大鼠酵母发热模型以及家兔内毒素发热模型均有良好的解热作用（冯淑怡等，2006）。连翘酯苷可较好地对抗大肠杆菌、绿脓杆菌等革兰阴性菌导致的感染，这可能与连翘酯苷的抗内毒素作用有关（董梅娟等，2009；李好好等，2010；高颖等，2008）。高淑娟等研究发现，在体外实验中连翘可以有效摧毁细菌内毒素（高淑娟，1992）。内毒素可直接或间接地损伤机体，具有复杂的生物活性，连翘对内毒素的颉颃作用是通过直接摧毁内毒素来发挥，而非短暂地抑制其活性。

（二）抗病毒作用

α 干扰素（IFN-α）是一类具有抗病毒、免疫调节以及抗细胞增殖作用的蛋白质，IFN-α 与细胞的表面受体结合后，激活细胞内的抗病毒蛋白，诱导细胞蛋白激酶的产生来降解病毒 mRNA，干扰其翻译过程，从而抑制病毒增殖（胡克杰等，2004；林红等，2009；张羽璐等，2011）。毛东有等（2009）研究发现，连翘酯苷可诱导小鼠产生 IFN-α，且在 48 h 时达到最高。胡克杰等研究发现连翘酯苷可体外抑制柯萨奇病毒 B 组 3 型与 7 型、腺病毒 3 型与 7 型以及合胞病毒，并能使人外周血白细胞生成 IFN-α，从而达到多种免疫调节作用（胡克杰等，2004；林红等，2009；张羽璐等，2011；毛东有等，2009；胡克杰等，2001）。马元元等（2010）将不同浓度的连翘酯苷作用于感染了 PCV2 的小鼠，研究其对 IFN-α 和抗病毒蛋白 Mx1 表达的影响，结果表明，连翘酯苷能够显著上调 IFN-α 和 Mx1 的表达，并在给予高剂量药物 12 h 后发挥显著的抗病毒作用。李华伟等研究发现连翘酯苷可诱导 CEK 细胞表达 IFN-α 并上调其表达量，且能正向调节 JAK-STAT 信号通路（李华伟等，2011）。

（三）免疫调节作用

Liu 等（1998）研究发现连翘酯苷对 Con A 诱导的淋巴细胞转化具有显著促进作用，即可调节免疫增强。高海等（2009）研究发现中药复方连翘制剂可显著提高雏鸡外周血细胞的吞噬能力、提高 T 淋巴细胞的百分率及转化率、增加法氏囊和脾脏重量，对感染鸡传染性法氏囊炎病毒的病鸡免疫器官法氏囊和脾脏均有显著的改善和恢复作用，提高外周血和脾淋巴细胞中 $CD3^+$、$CD4^+$ 和 $CD8^+$ T 细胞百分率，改变 $CD4^+/CD8^+$ 的比值，发挥对机体免疫系统的调控作用。尹乐乐等研究发现连翘苷可促进小鼠腹腔巨噬细胞的体外吞噬作用，抑制 LPS 诱导的小鼠腹腔巨噬细胞释放 NO；降低 ConA 诱导的 T 细胞 CD69、CD25 和 CD71 的表达量，抑制 ConA 诱导的 T 细胞早期、中期、后期活化和体外增殖（尹乐乐等，2008；尹乐乐、黄秀艳等，2008）。芦山等研究表明，连翘酯苷影响不同组织巨噬细胞和 RAW264.7 细胞增殖和分泌功能（沈红等，2012；芦山等，2012；张永红等，2013）。

（四）其他药理作用

研究表明连翘酯苷具有较强的清除活性氧（·OH、H_2O_2 和 O_2^-）的能力，是一种有效的天然抗氧化剂，并能抑制脂质过氧化产物丙二醛（MDA）的生成，对肝微粒体的脂质过氧化具有一定的抑制作用（朴香淑等，2008；康旭珍，2005；张立伟等，2003）。刘金等研究发现连翘酯苷可抑制由·OH 引发的 DNA 损伤（刘金等，2006）。杨美兰等采用胆管引流法，研究连翘酯苷对正常麻醉大鼠胆汁流量的影响，并分别测定胆汁中主要成分，结果显示，连翘酯苷可显著增加麻醉大鼠的胆汁流量，并呈较明显的量效关系，但是，对胆汁成分影响不明显，表明连翘酯苷有明显的利胆作用（杨美兰等，2011）。

弹性蛋白酶是一种水解酶，具有降解胶原蛋白、弹性蛋白等能力，主要存在于人体的中性粒细胞及肺泡巨噬细胞，过量的弹性蛋白酶或可导致肺气肿的发生。张立伟等研究发现连翘酯苷可抑制弹性蛋白酶，并且这种抑制作用随着连翘酯苷浓度的增加而增强（张立伟等，2002）。贺玉琢（2005）研究发现，连翘酯苷具有松弛血管的作用，并且随着连翘酯苷浓度的增加，其对血管的松弛作用增强；对血浆中性粒细胞弹性蛋白酶（NE）所致血管收缩的抑制作用在一定程度上与阻滞受体激活钙通道（ROC）有关。

王忆杭（2011）将连翘酯苷作用于复合式老年痴呆（AD）小鼠模型，观察连翘酯苷对其学习及记忆障碍的改善作用，结果显示连翘酯苷可以显著改善小鼠的学习记忆能力，这种作用可能与抑制脑内的炎症反应、调节胆碱能系统以及抗氧化作用等有关。

第五节　中药绿原酸的研究进展

绿原酸（Chlorogenic acid，CHA）是自然界中广泛存在的一种苯丙素类物质，在植物的有氧呼吸过程中形成，在杜仲、金银花、咖啡豆、越橘、苹果以及含酚酸类物质的马铃薯中含量较高（Olthof 等，2001）。研究表明，绿原酸具有抗菌、抗病毒、抗氧化、抗肿瘤、降血脂、降血压、增高白细胞、兴奋中枢神经系统及保肝利胆等多种药理作用（Shamanthaka 等，1990）。绿原酸为许多中药的有效成分，是药品、食品、化妆品等工业的重要原材料。

一、绿原酸的理化性质

CHA 是由咖啡酸（caffeic acid，CA）与奎尼酸（1-羟基六氢没食子酸，Quinic acid，QA）形成的缩酚酸，系统名 1,3,4,5-四羟基环己烷羧酸-3-（3,4-二羟基肉桂酸酯），异名咖啡鞣酸，化学名 3-O -咖啡酰奎尼（3-O -caffeoylquinic acid）。它的分子式是 $C_{16}H_{18}O_9$，相对分子质量为 354.3，熔点为 208℃。绿原酸为淡黄色固体，极性较强，易溶于乙醇、丙酮等极性溶剂，可溶于水，微溶于乙酸乙酯，难溶于乙醚、氯仿、苯等弱极性溶剂，其结构式如图 2－5（王辉等，2009）。

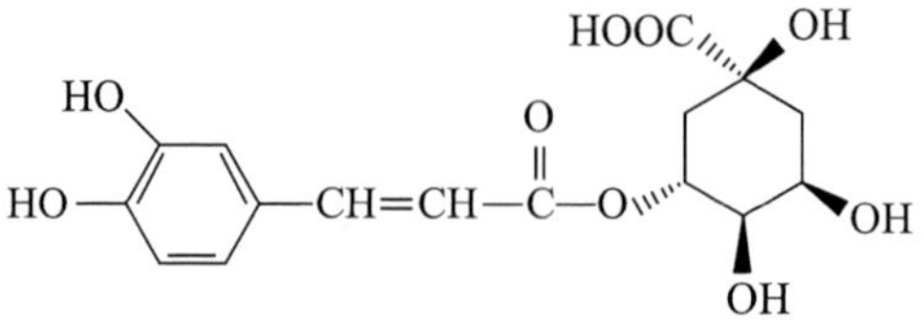

图 2－5　绿原酸的结构式

二、绿原酸的体内代谢

研究表明绿原酸经口服吸收较差，小部分在小肠以原型被吸收，大部分进入结肠后经微生物代谢转化为肉桂酸、苯丙酸和安息香酸（苯甲酸）等再被吸收，因此口服绿原酸在血液中主要以代谢产物形式存在。抗生素可以影响绿原酸及其肠道代谢产物在血液中的浓度，这主要是通过影响结肠正常菌群而实现的（Olthof 等，2001；Gonthier 等，2003）。在体外实验中发现绿原酸可与人血清白蛋白（HAS）结合（Kann 等，2004），并且不同浓度时结合方式不同，低浓度时只有一个结合位点，高浓度时即存在多个结合位点。抗生素可影响胃肠道内的绿原酸吸收，有报道显示同时静脉注射双黄连与抗生素，双黄连有效成分之一的绿原酸与抗生素排泄减少，这种现象可能与竞争排泄通道有关（Cai 等，1999）。绿原酸对食物性非血红素铁和铁离子的吸收具有抑制作用（Hurrell 等，1999），对铝离子的吸收具有促进作用（Deng 等，2000）。有报道显示，在体外实验中绿原酸对大鼠肝脏中细胞色素 P4502B1 的活性有抑制作用，并可通过这种作用影响其底物 7-乙氧-4-二氟甲基-香豆素的代谢（Deng 等，2000）。

目前绿原酸的体内代谢尚未完全阐明，Olthof 等研究发现绿原酸被吸收后可代谢为 3-甲氧基-4-羟基苯甲酸、3,4-二羟基苯甲酸、3,4-二羟基肉桂酸等物质，结肠中的代谢产物进入血浆后可以进一步转化为马尿酸（Olthof 等，2003），P450 酶有可能参与了这一过程（Moridani 等，2001）。肾脏是血浆中的绿原酸及其代谢产物的主要排泄途径，而口服给药则主要以代谢产物的形式随尿排出，其中，以马尿酸所占的比例最高，约占 CHA 及其代谢产物总量的一半（Kann 等，2004；Olthof 等，2003），静脉注射绿原酸后，大鼠体内半衰期 $t_{1/2}$ 约为 0.20h（何心等，1999）。

三、绿原酸的药理作用

目前，包括绿原酸在内的多酚类物质被称作“第七类营养素”，广泛用于保健行业。含绿原酸的药品、保健品具有清热解毒、解除烟酒过多、养颜润肤等特点。植物提取的绿原酸纯品可作为二类新药开发，此外绿原酸作为一种重要的化学试剂，在化学工业和生化分析中都应用广泛，因此开发医用及其他纯品绿原酸十分具有社会和经济意义。

（一）抗菌作用

有文献报道，绿原酸及异绿原酸可较强抑制和杀灭多种致病菌，对皮肤病与急性咽喉炎症具有明显疗效。王宏军等（2005）通过研究发现，绿原酸对无乳链球菌、停乳链球菌、金黄色葡萄球菌的最小抑菌浓度分别为 2.5mg/mL、2.5mg/mL、1.25mg/mL，最小杀菌浓度分别为 5.0mg/mL、5.0mg/mL、2.5mg/mL。绿原酸的抗菌作用机制可能与抑制金黄色葡萄球菌、宋内志贺菌、大肠埃希杆菌、军团菌、藤黄微球菌和枯草杆菌的生长以及对细菌体内的芳基胺乙酰转移酶（NAT）的非竞争性抑制作用有关（Lo 等，1999；Tsou 等，2000；林学政等，2004；Donasaki 等，2002）。叶星沈等（2005）研究发现，绿原酸可保护内毒素作用下的肠黏膜微血管内皮细胞，明显抑制肠黏膜微血管内皮细胞内皮素（ET-1）与一氧化氮的（NO）分泌。除此之外，绿原酸对葡萄球菌外毒素引起的趋化因子和细胞因子的生成具有抑制作用（Krakauer，2002）。

（二）抗病毒作用

胡克杰等（2001）采用体外细胞培养及抗病毒中和实验研究绿原酸的抗病毒作用，发现绿原酸可明显抑制常见的呼吸道病毒，当其浓度为 0.05mg/mL、0.1mg/mL、0.4mg/mL、0.8mg/mL 时，分别对合胞病毒、柯萨奇 B3 病毒、腺病毒 3 型、腺病毒 7 型及柯萨奇 B5 型病毒有抑制作用；研究还发现，随着绿原酸浓度的降低，其体外诱生人白细胞中 α-干扰素（IFN-α）的作用及对单纯疱疹病毒导致的人喉癌细胞（Hep-2）凋亡的保护作用减弱（胡克杰等，2004）。李丽静等研究发现，绿原酸能抑制感染犬肾传代细胞的流感病毒中的神经氨酸酶活性，且对感染新城疫病毒（NDV）的人全血细胞干扰素的分泌具有促进作用（李丽静等，2004）。最近还有研究发现绿原酸能够通过激活神经钙蛋白而增强巨噬细胞功能（Wu 等，2004）。

（三）免疫调节作用

白细胞具有参与细胞免疫吞噬、产生抗体、传递免疫信息等多种功能，是机体抵御病原微生物入侵的主要防线。王宏军等（2005）通过测定小鼠脏器指数研究绿原酸的免疫调节作用，发现绿原酸能促进胸腺免疫细胞增殖，升高白细胞水平。体外研究发现，绿原酸能显著增强流感病毒抗原引起的 T 细胞增殖以及脾脏淋巴细胞增殖，并且诱导人外周血白细胞和淋巴细胞生成 IFN-α 和 IFN-γ（胡克杰等，2004；Boon 等，2002；Chiang 等，2003；官佳懿等，2013），还能提高大鼠体内 IgE、IgG 及 IL-7 的水平（Gong 等，2004）。张建华等通过二硝基氯苯致小鼠耳肿胀的迟发超敏反应（DTH）、小鼠脏器巨噬细胞清除异物实验、对 5%鸡红细胞的吞噬功能的影响以及对环磷酰胺致小鼠溶血素低下的影响试验，研究绿原酸对机体细胞免疫和体液免疫的影响，结果表明绿原酸可明显增强 DTH 的耳肿胀度，增强巨噬细胞吞噬功能，提高机体血清溶血素的含量，说明绿原酸可明显增强机体细胞免疫和体液免疫的功能（张建华等，2009）。

（四）其他药理作用

有报道称，绿原酸及其衍生物对自由基的消除作用比抗坏血酸、咖啡酸和生育酚更强（Ohrishi 等，1994），可有效清除超氧阴离子自由基、羟基自由基和 DPPH 自由基，并对低密度脂蛋白的氧化具有抑制作用。绿原酸清除体内自由基可帮助机体细胞维持正常的结构与功能，有效防止或延缓衰老、突变及肿瘤等现象的发生。国内外研究表明，绿原酸是一种酚型抗氧化剂，其抗氧化能力和丁基羟基甲苯的抗氧化能力相当，且胜于对羟苯酸、咖啡酸、丁香酸和阿魏酸，以及常见的抗氧化剂（如生育酚和丁基羟基茴香醚）（陈少洲等，2002）。

绿原酸具有较强的抑制突变能力，可有效抑制亚硝化反应所致突变和黄曲霉毒素 B 所致的突变，降低放射线所导致的骨髓红细胞突变；除此以外，绿原酸还可以使致癌物利用率下降，显著抑制喉癌、肝癌和大肠癌，被认为是癌症的有效防护剂（陈少洲等，2002）。娄红祥等（1996）将金银花水溶性部分乙酰化得绿原酸四乙酰化物，实验表明其能有效地保护小鼠肝脏，抑制四氯化碳引起的小鼠肝损伤，为阐明金银花保肝利胆的功效提供了理论依据。此外，绿原酸对血小板血栓素的合成及过氧化物诱导的内皮素细胞损伤具有明显的抑制作用（刘军海等，2003）。绿原酸对胃溃疡有显著的抑制作用，并能有效抑制 H_2O_2引起的大鼠红细胞溶血（Boon 等，2002）。有研究发现，绿原酸对成纤维细胞引起的成纤维细胞胶原收缩具有抑制作用（Phan 等，2003），并对应激反应所致促肾上腺皮质激素的升高具有抑制作用。

第六节　促性腺激素的作用和应用

生殖激素是与动物性器官、性细胞、性行为等的发生和发育以及发情、排卵、妊娠、分娩和泌乳等生殖活动有直接关系的激素，如促性腺激素释放激素、促性腺激素、雄激素、雌激素和孕激素等。

促卵泡素（FSH）是垂体前叶分泌的一种糖蛋白激素，主要作用是促进卵泡发育和成熟。FSH 的分泌受到下丘脑 GnRH、卵泡抑制素、激动素等的直接调节，同时也受到卵泡分泌的雌激素的反馈调节。研究表明，FSH 有利于腔前卵泡体外生长发育和存活（Eppig 等，1998；Spearsn 等，1998），并发现 FSH 促卵泡发育作用与雌二醇的分泌有关（王海滨等，2001）。低剂量的雌激素对 FSH 的分泌具有正反馈调节作用，可促进 FSH 的分泌，而大剂量的雌激素则抑制

FSH 的分泌。在体内外高浓度的 FSH 能降低小鼠卵母细胞的发育潜能，影响受精胚胎率（Li 等，2013）。生理条件下 FSH 与促黄体酮素有协同作用，如给去垂体动物单独注射 FSH，卵泡不能达到正常大小，也不分泌雌激素。FSH 对雄性动物的主要作用是促进生精上皮发育和精子形成，对雌性动物的作用主要表现在刺激卵泡生长和发育上，能够提高卵泡壁细胞的摄氧量，增加蛋白质合成量，并对卵泡内膜细胞分化、颗粒细胞增生和卵泡液的分泌具有促进作用。此外，FSH 还能诱导颗粒细胞合成芳构化酶，催化睾酮转化为雌二醇，进而刺激子宫发育。Chemineau 等（1982）报道，山羊血液中 FSH 的浓度存在明显的季节性变化，发情期时显著增高，而乏情期浓度较低。研究报道，常年发情的小尾寒羊 4 个季节和全年血浆中 FSH 浓度均极显著高于季节性发情的细毛羊；在春分、夏至和秋分时小尾寒羊血液中 FSH 浓度最高，同羊和滩羊较低，春分和夏至时小尾寒羊 FSH 浓度极显著高于同羊和滩羊，秋分时小尾寒羊 FSH 含量极显著高于滩羊；滩羊处于秋冬季节发情时 FSH 浓度显著高于处于春夏季节乏情时 FSH 的浓度，在春夏季节发情时的小尾寒羊 FSH 浓度显著高于处于相同季节乏情时滩羊的 FSH 浓度（张英杰等，2001）。研究提示，FSH 可能与发情有关，高浓度的 FSH 可以开启绵羊的发情或维持其发情状态。但也有研究报道，母羊 FSH 含量在繁殖季节与非繁殖季节差异不显著（张小辉等，2004）。

促黄体酮素（LH）是由垂体前叶分泌的一种糖蛋白质激素，其分子结构与 FSH 类似，垂体中 LH 的分泌主要受下丘脑 GnRH 和内源性阿片肽的调节。LH 促进睾丸间质细胞产生并分泌雄激素，对副性腺发育和精子成熟具有重要作用；还能选择性诱导排卵前的卵泡生长发育并促发排卵，促进黄体酮形成并分泌黄体酮。同时，LH 还会刺激卵泡膜细胞分泌雄激素，扩散到卵泡液中被颗粒细胞摄取而芳构化为雌二醇，引起排卵并生成黄体酮。此外，由性腺分泌的类固醇激素对垂体 LH 的分泌有反馈调节作用。研究表明，季节性乏情的母羊下丘脑激活神经元和其他细胞，引起 GnRH 或 LH 的分泌增加（DE Bond 等，2013）。研究认为，LH 发挥作用有二：一是引起卵丘发生一系列结构性变化，便于精子通过卵丘细胞间隙到达透明带；二是增强卵母细胞的存活力，减少异常卵母细胞的数量，提高具有受精能力的卵母细胞的比例。但也有学者认为 LH 对卵母细胞主要是间接发挥作用的，一是通过调节营养环境，引起卵丘细胞代谢发生变化，通过放射冠与卵母细胞间的间隙连接传送到卵质膜、改善卵丘细胞线粒体葡萄糖的氧化；二是通过除去成熟分裂抑制因子对卵母细胞发挥作用。

促黄体酮素（LH）与 FSH 协同作用，可促进卵泡的生长、成熟，进一步引起排卵、黄体酮形成，维持黄体酮存在和分泌孕激素，维持黄体酮功能和妊娠生理状态。黄体酮是哺乳动物排卵后由卵泡的壁颗粒细胞和内膜细胞所形成的一个暂时性内分泌器官，主要生理功能是分泌黄体酮（景明来等，2007）。人类绒毛膜促性腺激素（hCG），生理作用与 LH 相似，其商品制剂是 LH 的廉价代用品。FSH 能诱导颗粒细胞芳香化作用，合成各种肽类获得 LH 受体，在调节颗粒细胞分化中起着重要作用。体外试验结果表明，LH 对颗粒细胞分泌雌二醇（E2）和黄酮体有促进作用，但 LH 的生物学功能需要与其特异的受体——黄体酮生成素受体（LHR）结合完成，而 FSH 能促进 LHR 的增多（孙明亮等，2008）。有研究认为，生理浓度范围内 FSH 浓度越高，对颗粒细胞增生作用的刺激越强（高庆华等，2004），但高浓度的 FSH 会产生异相作用，增加黄体酮的产生，导致颗粒细胞黄体酮化（Shores 等，2000；杨世华，2002）。在牛、鼠、猪及人的窦前卵泡期，FSH 可促进颗粒细胞增生，抑制卵泡闭锁，诱导 LHR 的合成及类固醇激素的生成（Silva 等，2006），催化胆固醇在线粒体内膜中转化为孕烯醇酮，合成黄体酮（Yivgi Ohana 等，2009）。对于雌性哺乳动物，LH 的主要作用是与 FSH 协同促进卵泡生长成熟，参与内膜细胞合成雌激素，并诱发排卵，促进黄体酮生成。

P4 是一种由黄体酮和胎盘产生的类固醇类激素，协同雌激素促使母畜表现出性欲，对垂体促性腺激素具有负反馈作用。研究表明，黄体酮对母羊的发情具有“启动”作用，可以促使卵巢从相对静止状态转变为活跃状态，从而恢复母羊的正常发情和排卵，其作用可能是通过黄体酮受体介导完成。Suttie 等报道，短日照可以促进 P4 分泌，而长日照则具有明显的抑制 P4 分泌作用（Suttie 等，1985）。高云芳等（2005）报道，雌性川金丝猴尿液中的黄体酮水平在繁殖季节与非繁殖季节差异显著。Baby TE 等（2011）研究发现黄体酮是个重要的内分泌信号，它控制着 FSH 分泌峰的周期性和母羊新生卵泡数量。Sogorescu E 等报道，喀而巴阡山羊在繁殖季节开始时，黄体酮浓度开始增加，在繁殖旺盛期达到最大值。处于繁殖季节的滩羊 P4 浓度显著高于乏情季节时的浓度，在春夏季节时小尾寒羊 P4 浓度显著高于滩羊，这提示维持一定浓度的 P4 可能与常年发情有关（Sogorescu E 等，2012）。

参考文献

Abraham R T. Cell cycle checkpoint signaling through the ATM and ATR kinases [J]. *Genes Dev*, 2001, 15: 2 177 - 2 196.

Altmann K H, Gertsch J. Anticancer drugs from nature-natural products as a unique source of new microtubule-stabilizing agents [J]. *Nat Prod Rep*, 2007, 24 (2): 327 - 357.

Alliot F, Godin L, Pessac B. Microglia derive from progenitors, originating from the yolk sac, and which proliferate in the brain [J] . *Brain Res Dev Brain Res*, 1999, 117: 145 - 152.

Amato S F, Swart J M, Berg M, et al. Transient stimulation of the c-Jun-NH2-terminal kinase/activator protein 1 pathway and inhibition of extracellular signal-regulated kinase are early effects in paclitaxel-mediated apoptosis in human B lymphoblasts [J] . *Cancer Res*, 1998, 58 (2): 241 - 247.

Arbuck S G, Canetta R, Onetto N, et al. Current dosage and schedule issues in the development of paclitaxel (Taxol) [J] . *Semin Oncol*, 1993, 20 (4 Suppl. 3): 31 - 39.

Baby T E, Bartlew P M. Circulating concentra-tions of ovarian steroids and follicle-stimulating hormone (FSH) in eweswith 3 or 4 wavesofantral follicle emergence perestrous cycle [J] . *Reprod Biol*, 2011, 11 (1): 19 - 36.

Bergstralh D T, Ting J P. Microtubule stabilizing agents: their molecular signaling consequences and the potential for enhancement by drug combination [J] . *Cancer Treat Rev*, 2006, 32 (3): 166 - 179.

Boon A C, Vos A P, Graus Y M, et al. In vitro effect of bioactive compounds on influenza virus specific B-and T-cell responses [J] . *Scand J Immunol*, 2002, 55: 24 - 32.

Brenneisen P, Wenk J, Wlaschek M, et al. Activation of p70 ribosomal protein S6 kinase is an essential step in the DNA damage-dependent signaling pathway responsible for the ultraviolet B-mediated increase in interstitial collagenase (MMP-1) and stromelysin-1 (MMP-3) protein levels in human dermal fibroblasts [J] . *J Biol Chem*, 2000, 275 : 4 336 - 4 344.

Browne G J, Proud C G. Regulation of peptide-chain elongation in mammalian cells [J] . *Eur J Biochem*, 2002, 269: 5 360 - 5 368.

Butler WT. structural and functional domains of osteopontin [J] . *Ann N Y Acad SCI*, 1995, 760: 6 - 11.

Cai Q, Yuan R H, Meng J. Interaction of ampicillin and chioronenic acid in urine phaimacokinetics inchildren [J] . *Chinese Journal of clinical pharmacology and therapeutics*, 1999, 4: 214 - 216.

Ceceka J M, Terasaki P I. The UNOS Scientific Renal *Transplant* Registry-1991 [J] . *Clin Transpl*, 1991 (2): 1 - 11.

Chiang L C, Ng L T, Chiang W, et al. Immunomodulatory activities of flavonoids, monoterpenoids, triterpenoids, iridoid glycoside and phenolic compounds of Plantano species [J] . *Planta Med*, 2003, 69: 600 - 604.

Chuang L T, Lotzova E, Heath J, et al. Alteration of lymphocyte microtubule assembly, cytotoxicity, and activation by the anticancer drug taxol [J] . *Cancer Res*, 1994, 54 (5): 1 286 - 1 291.

Ciavarella D, Guiglia R, Campisi G, et al. Update on gingival overgrowth by cyclosporine A in renal transplants [J] . *Med Oral Patol Oral Cir Bucal*, 2007, 12: 19-25.

Craparo A, O'N eill J J, Gustafson T A. Non-shc domain within insulin receptor substrate and SHC mediate their phsphotyro sine dependent interaction with the NPEX motif of insulin-like growth factor receptor [J] . *J Biol Chem*, 1995, 270 (26): 15 639-15 643.

Chemineau P, Gauther D, Poirier J C, et a1. Plasma 1evels of LH, FSH, prolactin, oestradiol-17β and progesterone during nature andinduced oestrus in thedairy goat [J] . *Theriogenology*, 1982, 17: 313-323.

De Bond, J A, Li Q, Mitllar R P, et al. Kisspeptin Signaling is Required for the Luteinizing Hormone Response in Anestrous Ewes following the Introduction of Males [J] . *PLoS one*, 2013, 8 (2): 57-72.

Deng Z, Coudray C, Gouzoux L, et al. Effects of acute and chronic coinnestion of AIC13 with citrate or polyphenolic acids on tissue retention and distribution of aluminum in rats [J] . *Biol Trace Elem Res*, 2000, 76: 245-256.

Donasaki C, Shindo T, Furuhata K, et al. Indentification of chemical structure of antibacterial components anainst Lenionel-la pneurnphila in a coffee beverage [J] . *Ynacugaku Znsshi*, 2002, 122: 487-494.

Dostie J, Ferraiuolo M, Pause A, et al. A novel shuttling protein, 4E-T, mediates the nuclear import of the mRNA 5 _ cap-binding protein, eIF4E [J] . *EMBO J*, 2000, 19 : 3 142-3 156.

Du Bois A, Luck H J, Meier W, et al. Carboplatin plus paclitaxel as first-line chemotherapy in previously untreated advanced ovarian cancer. German AGO Study Group Ovarian Cancer. Arbeitsgemeinschaft Gynakologische Onkologie [J] . *Semin Oncol*, 1997, 24 (Suppl 11): S11-28-S11-33.

Eppig J J, Obrienm J, Pendoia F L, et al. Factors affecting the developmental competence of mouse oocytes grown in vitro: follicle stimulating hormone and insulin [J] . *Biol Repred*, 1998, 59 (6): 1 445-1 453.

EhrlichA, Booher S, Becerra Y, et al. Micellar paclitaxel improves severe psoriasis in a prospective phase II pilot study [J] . *J Am Acad Dermatol*, 2004, 50 (4): 533-540.

Endo K, Hikino H. Structures ofrengyol, rengyoxide, and rengyolone, new cyclohezylethane cerivatives from forsythia suspense fruits [J] . *Can J Chem*, 1984, 62: 2 011-2 014.

Erlanger B F. Do we know the site of action of cyclosporine? [J] . *Immunol Today*, 1992, 13: 487-490.

Esmaeli B, Hortobagyi G N, Esteva F J, et al. Canalicular stenosis secondary to weekly versus every-3-weeks docetaxel in patients with metastatic breast cancer [J] . *Ophthalmology*, 2002, 109 (6): 1 188-1 191.

Fang G, Chang B S, Kim C N, et al. "Loop" domain is necessary for taxol-induced mobility shift and phosphorylation of Bcl-2 as well as for inhibiting taxol-induced cytosolic accumulation of cytochrome c and apoptosis [J]. *Cancer Res*, 1998, 58 (15): 3 202-3 208.

Garcia J A, Danielpour D. Mammalian target of rapamycin inhibition as a therapeutic strategy in the management of urologic malignancies [J]. *Mol Cancer Ther*, 2008, 7: 1 347-1 354.

Gingras A C, Raught B, Sonenberg N, Regulation of translation initiation by FRAP/mTOR [J]. *Genes Dev*, 2001, 15: 807-826.

Gong J, Liu F T, Chen S S. Polyphenolic antioxidants enhance IgE production [J]. *Irnrnumological Investigations*, 2004, 33: 295-307.

Gonthier M P, Verny M A, Besson C, et al. Chlorogenic acid bioavailability lagely depends on its metabolism by the nut mi-croflora in rats [J]. *I Nmr*, 2003, 133: 1 853-1 859.

Guijarro C, Egido J Kidney. International Transcription factor- [kappa] B (NF- [kappa] B) and renal disease [J]. *Kideny Int*, 2001, 59: 415-424.

Hurrell R F, Reddv M, Cook J D. Inhibition of non-haem iron absorption in man by polyphenolic-ontaining beverage [J]. *Br J Nutr*, 1999, 81: 289-295.

Hackstein H, Thomson A W. Dendritic cells: emerging pharmacological targets of immunosuppressive drugs [J]. *Nat Rev Immunol*, 2004, 4: 24-34.

Harris T E, Lawrence J C. TOR signaling [J]. *Science STKE*, 2003, 212: 15.

Harrison D E, Strong R, Sharp Z D, et al. Rapamycin fed late in life extends lifespan in genetically heterogeneous mice [J]. *Nature*, 2009, 460: 392-395.

Hirsch H H, Knowles W, Dickenmann M, et al. Prospective study of polyomavirus type BK replication and nephropathy in renal-transplant recipients [J]. N *Engl J Med*, 2002, 347: 488-496.

Hong Shen, Yong Zhao, Guojuan Wu. Effects of Cyclosporin A on the development of macrophages from BMPCs *in vitro* [J]. *Journal of Pharmacological Sciences*, 2009, 109 (Supl): 239.

Huang S, Liu L N, Hosoi H, et al. p53/p21CIP1 cooperate in enforcing rapamycin-induced G1 arrest and determine the cellular response to rapamycin [J]. *Cancer Res*, 2001, 61: 3 373-3 381.

Huang Y, Fang Y, Dziadyk J M, et al. The possible correlation between activation of NF-kappaB/IkappaB pathway and the susceptibility of tumor cells to paclitaxel-induced apoptosis [J]. *Oncol Res*, 2002, 13 (2): 113-122.

Iesalnieks I, Tange S, Scherer M N, et al. Paclitaxel promotes liver graft survival in rats and inhibits hepatocellular carcinoma growth in vitro and is a potentially useful drug for transplant patients with liver cancer [J]. *Transplant Proc*, 2002, 34 (6), 2 316-2 317.

Ishikawa H, Nakanishi T, Nawa A, et al. 3-hour infusion of single-agent paclitaxel for recurrent ovarian cancer [J] . *Int J Clin Oncol*, 2001, 6 (3): 128 - 131.

Kann J, Liu I, Xie MX, et al. Interctions of human serum al-bumin with Chlorogenic acid and ferulic acid [J] . *Biocham Biphys Acta*, 2004, 1674: 205 - 214.

Katsuya E, KazuhiroT, ToyokoA, et al. Structure offoraythoside B, an antibacterial principle of forsythia koreana stems [J] . *Heterocycles*, 1982, 19 (2): 261 - 264.

Keown PA. Therapeutic strategies for optimal use of novel immunosuppressants [J] . *Transplant Proc*, 1999, 31: 1 790 - 1 792.

KimY M, Paik S G. Induction of expression of inducible nitric oxide synthase by Taxol in murine macrophage cells [J] . *Biochem Biophys Res Commun*, 2005, 326 (2): 410 - 416.

Kikuchi Y, Imakiire T, Yamada M, et al. Mizoribine reduces renal injury and macrophage infiltration in non-insulin-dependent diabetic rats [J] . *Nephrol Dial Transplant*, 2005, 20: 1 573 - 1 581.

Krakauer T. The polyphenol chlorogenic acid inhibits staphylococcal exotoxin-induced inflammatory cytokines and chemokines [J] . *Immunopharmacology and immunotoxicology*, 2002, 24: 113 - 119.

Kurose A, Yoshida W, Yoshida M, et al. Effects of paclitaxel on cultured synovial cells from patients with rheumatoid arthritis [J] . *Cytometry*, 2001, 44 (4): 349 - 354.

Kusaba H, Ghosh P, Derin R, et al. Interleukin-12-induced interferon-gamma production by human peripheral blood T cells is regulated by mammalian target of RAPAmycin (mTOR) [J] . *J Biol Chem*, 2005, 280: 1 037 - 1 043.

Laplante M, Sabatini D M. mTOR signaling at a glance [J] . *J Cell Sci*, 2009, 122: 3 589 -3 594.

Li M, Zhao Y, Zhao C H, et al. FSH decreases the developmental potential of mouse oocytes and resulting fertilized embryos, but not influence off spring physiology and behavior in vitro or in vivo [J] . *Hum Reprod*, 2013, 28 (5): 1 309 - 1 323.

Li H, Pauza C D. Rapamycin increase the yield and effector function of human γδT cells stimulated in vitro [J] . *Cancer Immunol Immunother*, 2011, 60: 361 - 370.

Liu D L, Zhang Y, Xu S X, et al. Phenylethanoid glycosides from forsythia suspensa vahl [J] . *Journal of Chinese Pharmaceutical Sciences*, 1998, 7 (2): 103 - 105.

Lo H H, Chunn J G. The effects of plant phenolics, caffeic aid Chlorogenic acid and ferulic acid on arvlamine N-acetvl-trans-ferase activities in human gastrointestinal microflora [J] . *Anticancer Res*, 1999. 19: 133 - 139.

Mattos A M, Olyaer A J, Bennett W M. Nephrotoxicity of immunosuppressive drugs: long-term consequences and challenges for the future [J] . *Am J Kidney Dis*, 2000, 35: 333 - 346.

Metcalfe S M, Canman C E, Milner J, et al. Rapamycin and p53 act on different pathways to induce G_1 arrest in mammalian cells [J] . Oncogene, 1997, 15: 1 635 - 1 642.

Meyuhas O, Hornstein E. Translational control of TOP mRNAs, in: N. Sonenberg,

J. W. B. Hershey, M. B. Mathews (Eds.), Translational control of gene expression [M]. Cold Spring Harbor, NY: Cold Spring Harbor Laboratory Press, 2000, 671-693.

Minguillon J, Morancho B, Kim S J, et al. Concentrations of cyclosporin A and FK506 that inhibit IL-12 induction in human T cells do not affect TGF-betal biosynthesis, whereas higher doses of cyclosporin A trigger apoptosis and release of preformed TGF-betal [J]. *J Leukoc Biol*, 2005, 77: 748-758.

Moridani M I, Scobie H, Jamshidzadeh A, et al. Caffeic Acid, Chlorogenic acid, and dihydrocaffeic and metabolism: glu-tathione conjunate formation [J]. *Drug Metab Dispos*, 2001, 29: 1 432-1 439.

Myers B D, Sibley R, Newton L, et al. The long-term course of cyclosporine-associated chronic nephropathy [J]. *Kidney int*, 1988, 33: 590-600.

Nishibe S, Okabe K, Tsukamoto H, et al. Thestructure of forsythiaside isolated from forsythia suspense [J]. *Chem Pharm Bull*, 1982, 30 (3): 1 048-1 050.

Nishibe S, Okabe K, Tsukamoto H, et al. Studies on the Chinesecrude drug "forsythiae fructus" II [J]. *Chem Pharm Bull*, 1982, 30 (12): 4 548-4 553.

Ohrishi M, et al. Inhibitory effects of chlorogenic acdis on linoleicacid pero-xideation and haemolysis [J]. *Phytochemistry*, 1994, 36 (3): 576-583.

Olthof MR, Hollman PC and Katan MB. Chlorogenic acid and caffeic acid are absorbed in humans [J]. *J Nutr*, 2001. 131 (1): 66-71.

Olthof M R, Hollman P C, Buijsman M N, et al. Chlorogenic acid quercetin-3-rutinoside and black tea phenols are extensively metabklized in humans [J]. *J Nutr*, 2003, 133: 1 806-1 814.

Olyaei A J, de Mattos A M, Bennett W M. Nephrotoxicity of immunosuppressive drugs: new insight and preventive strategies [J]. *Curr Opin Crit Care*, 2001, 7: 384-389.

Pearson G S, Robinson F, Beers G T, et al. Mitogen-activated protein (MAP) kinase pathways: regulation and physiological functions [J]. *Endocr Rev*, 2001, 22: 153-183.

Phan T T, Sun L, Hay B H, et al. Dietary compounds inhibit proliferation and contraction of keloid and hypertrophic scar derived fibroblasts in vitro: therapeutic implication for excessive scarring [J]. *J Trauma*, 2003, 54: 1 212-1 224.

Pichler R H, Franceschini N, Young B A, et al. Pathogenesis of cyclosporine nephropathy: roles of angiotensin II and osteopontin [J]. *J Am Soc Nephrology*, 1995, 6: 1 186-1 196.

Pi X, Yan C, Berk B C. Big mitogen-activated protein kinase (BMK1) /ERK5 protects endothelial cells from apoptosis [J]. *Cire Res*, 2004, 94 (3): 362-369.

Rama I, Grinyo J M. Malignancy after renal transplantation: the role of immunosuppression [J]. *Nat Rev Nephrol*, 2010, 6: 511-519.

Reyes Corona J, Gonzalez Huezo MS, Zea Medina MV, et al. Paclitaxel coated-stent for early-onset thrombosis after liver transplantation [J] . *Ann Hepatol*, 2007, 6 (4), 272－275.

Roussel E, Belanger M M, Couet J. G_2/M blockade by paclitaxel induces caveolin-1 expression in A549 lung cancer cells: caveolin-1 as a marker of cytotoxicity [J] . *Anticancer Drugs*, 2004, 15 (10): 961－967.

Schiff P B, Fant J, Horwitz S B. Promotion of microtubule assembly in vitro by taxol [J] . *Nature*, 1979, 277 (5 698): 665－667.

Shamanthaka Sastry M C, Narasinga M S. Binding of chlorogenic acid by the isolated polyphenol-Free 11s protein of sunflower seed [J] . *Agri Food Chem*, 1990, 138 (12): 2 103－2 110.

Sogorescue, Zamfirescus, Angchel A H, et al. Seasonal variations of progesterone level and haracteristics of breeding season andanoestrus period on Carpathiangoats [J] . *J AnitaVetAdv*, 2012, 11 (9): 1 472－1 477.

Suttie J M, Gluckman P D, Butler J H, et al. Insulin-like growth factor 1 (IGF-1) antler-stimu-lating hormone [J] . *Endocrinology*, 1985, 116 (2): 846－848.

Shores E M, Picton H M, Hunter M G, et al. Differential regulation of pig theca cell steroidogenesis by LH, insulim-like growth factor land granulose cells in serum-free [J] . *J Reprod Fertil*, 2000, 118 (2): 211－219.

Sliva J M, Hamel M, Sahmi M, et al. Control of oestradiol secretion and of cytochrome P450 aromatase messenger ribonucleic acid accumulation by FSH involves different intracellular pathways in oestrogenic bovine granulose cells in vitro [J] . *Reproduction*, 2006, 132 (6): 909－917.

Spearsn, Murray A A , Allisony, et al. Roleof gonadotmphins and ovarian steroids in the development of mousefollicles in vitro [J] . *Reprod Fertil*, 1998, 113 (1): 19－26.

Shi Y, Liu X, Han E K, et al. Optimal classes of chemotherapeutic agents sensitized by specific small-molecule inhibitors of akt in vitro and in vivo [J] . *Neoplasia*, 2005, 7 (11), 992－1 000.

Suthanthiran M, Morris R E, Strom T B. Immunosuppressants: cellular and molecular mechanisms of action [J] . *Am J Kidney Dis*, 1996, 28: 159－172.

Tan A, Bitterman P, Sonenberg N, et al. Inhibition of Myc-dependent apoptosis by eukaryotic translation initiation factor 4E requires cyclin D1 [J] . *Oncogene*, 2000, 19: 1 437－1 447.

Tange S, Scherer M N, Graeb C, et al. The antineoplastic drug Paclitaxel has immunosuppressive properties that can effectively promote allograft survival in a rat heart transplant model [J] . *Transplantation*, 2002, 73 (2): 216－223.

Tange S, Scherer M N, Graeb C, et al. Paclitaxel saves rat heart allografts from rejection by inhibition of the primed anti-donor humoral and cellular immune response: implications for transplant patients with cancer [J]. *Transpl Int*, 2003, 16 (7): 471-475.

Tsou M F, Hung C F, Lu H F, et al. Chlorogenic acid ferulicacid on Growth and arylamine N-acetvltransferase activities in Shigella sonne (igroup D) [J]. *Microbios*, 2000, 101: 37-46.

Vignot S, Faivre S, Aguirre D, et al. mTOR-targeted therapy of cancer with rapamycin derivatives [J]. *Annals of Oncology*, 2005, 16: 525-537.

Wani M C, Taylor H L, Wall M E, et al. Plant antitumor agents. VI. The isolation and structure of taxol, a novel antileukemic and antitumor agent from Taxus brevifolia [J]. *J Am Chem Soc*, 1971, 93 (9): 2 325-2 327.

Wu H Z, Luo J, Yin Y X, et al. Effects of chlorogenic acid, an active compound activating calcineurin, purified from flos Lonicerae on macrophane [J]. *Acta Pharmacologica Sinica*, 2004, 25: 1 685-1 989.

Yang C W, Ahn H J, Kim W Y, et al. Influence of the renin-angiotensin system on epidermal growth factor expression in normal and cyclosporine-treated rat didney [J]. *Kidney Int*, 2001, 60: 847-857.

Yivgi Ohana N, Sher N, Melamed Book N, et al. Transcription of steroidogenic acule regulatory protein in the rodent ovary and placenta : alternative modes of cyclic adenosine 3'5'-mono-phosphate dependent and independent regulation [J]. *Endocrinology*, 2009, 150 (2): 977-989.

Yang J, Murphy T L, Ouyang W, et al. Induction of interferon-gamma production in Th1 $CD4^+$ T cells: evidence for two distinct pathways for promoter activation [J]. *Eur J Immunol*, 1999, 29: 548-555.

Yao Z, Seger R. The molecular mePAnism of MAPK/ERK in activation [J]. *Curr Genomics*, 2004, 5: 385-393.

Young B A, Burdmann E N, Johnson R J, et al. Cyclosporine A induced arteriolopathy in a rat model of chronic cyclosporine nephropathy [J]. *Kidney Int*, 1995, 48: 431-438.

Zhang X L, Xu Y, Li Y. Application of immunosuppressants in graft rejective reaction [J]. *Journal of Clinical Rehabilitative Tissue Engineering Research*, 2011, 15: 10 023-10 026.

Zhang W, Liu H T. MAPK signal pathways in the regulation of cell proliferation in mammalian cells [J]. *Cell Res*, 2002, 12: 9-18.

Zhu J, Beattie E C, Yang Y, et al. Centrosome impairments and consequent cytokinesis defects are possible mechanisms of taxane drugs [J]. *Anticancer Res*, 2005, 25 (3B): 1 919-1 925.

曹东旭，乔斌，葛志，等. 多烯紫杉醇诱导细胞周期阻断与凋亡过程的模型 [J]. 化工学报，2005，56 (5)：904-910.

陈丽，宋磊，李秀丽. 紫杉醇类联合铂类化疗在晚期卵巢癌治疗中的作用 [J]. 中国临床医学杂志，2007，8（4）：10－14.
陈少洲，吕飞杰，台建祥．葵粕中绿原酸的研究进展与应用前景［J］．食品与发酵工业，2002，28（11）：51－55.
董梅娟，倪艳．连翘药理活性及其物质基础的研究概况［J］．山西中医，2009，25（4）：56－57.
冯淑怡，李先荣，孙建宁．连翘酯苷抗感染、解热作用研究［J］．现代生物医学进展，2006，6（10）：73－75.
高海，刘开永，李秀岚，等．中药复方连翘对感染法氏囊病毒雏鸡免疫功能的影响［J］．畜牧兽医学报，2009，40（1）：109－116.
官佳懿，张永红，崔德凤，等．绿原酸对小鼠脾脏淋巴细胞体外增殖和分泌功能的影响［J］．中国农学通报，2013，29（29）：27－31.
高庆华，蒋超祥，韩春梅，等．FSH和胰岛素对牛卵泡颗粒细胞长期培养的影响［J］．中国草食动物，2004，24（4）：16－18.
高云芳，高更更，白绪祥，等．雌性川金丝猴尿液中雌二醇与黄体酮水平的季节性变化［J］．西北大学学报（自然科学版），2005，35（5）：592－596.
高学敏，王栋，金鑫，等．正交试验优选——大孔树脂分离连翘酯苷的工艺［J］．中华医学实践杂志，2007，6（1）：6－8.
高颖，胡冬华．贯叶连翘提取物的药理活性及化学研究［J］．长春中医药大学学报，2008，24（6）：667－668.
高淑娟．几种清热解毒中药抗内毒性作用的比较实验［J］．天津中医．1992，（3）：42.
顾勤兰，王泽．杜仲叶绿原酸的微波提取工艺研究［J］．现代中药研究与实践，2006，20（5）：46－48.
侯宝青，冉立，郭红芸．紫杉醇治疗复发卵巢上皮癌31例临床疗效观察［J］．现代肿瘤医学，2006，14（7）：875－877.
胡晨旭，魏峰，郭治昕，等．大孔吸附树脂分离纯化连翘酯苷A的工艺研究［J］．中草药，2010，41（5）：732－735.
胡克杰，曲福君，孙考祥，等．连翘酯苷体外诱生人外周血白细胞中α干扰素的实验研究［J］．中国中医药科技，2004，11（6）：355－356.
胡克杰，徐凯建，王跃红，等．连翘酯苷体外抗病毒作用的实验研究［J］．中国中医药科技，2001，8（2）：89.
胡克杰，孙孝祥，王璟璐，等．绿原酸体外抗病毒作用研究［J］．哈尔滨医科大学学报，2001，12，35（6）：430－432.
胡克杰，曲福君，王子良，等．绿原酸体外诱生人外周血白细胞中α干扰素实验［J］．哈尔滨医科大学学报，2004，38（2）：120－122.
何心，赵铁敏，郡修德，等．绿原酸的药代动力学研究［J］．中成药，1999，21（4）：161－162.

景明来，张晓金．黄体酮分泌黄体酮的分子调控机制［J］．现代中西医结合杂志，2007，16（7）：1 005－1 008.

康旭珍．连翘酯苷抗氧化活性研究［J］．中华综合临床医学杂志，2005，7（9）：710－711.

李华伟，张羽璐，吴国娟等．连翘酯苷对鸡 IFN-α 和 JAK-STAT 信号通路相关因子的影响［J］．中国农业科学，2011，44（18）：3 903－3 908.

李好好，马琳．中药抑菌作用的研究［J］．长春中医药大学学报，2010，26（1）：136－137.

李丽静，王继彦，王本祥，等．返魂草提取物及其有效成分抗病毒机制的研究［J］．陕西中医学院学报，2004，27（6）：65－66.

李雪，蒋学华，李芸霞，等．连翘酯苷在大鼠胃肠的吸收动力学研究［J］．华西药学杂志，2009，24（4）：369－371.

贺玉琢．连翘中 forsythiaside 的血管平滑肌松弛作用［J］．国外医学（中医中药分册），2005（5）：306－307.

林学政，柳春燕，陈靠山，等．不同地域牛蒡叶绿原酸的含量比较及其抑菌试验［J］．天然产物研究与开发，2004，16（4）：328－330.

林红，胡格，伊鹏霏，等．黄芩苷、连翘酯苷对肺微血管内皮细胞分泌 IFN-α、IFN-γ 的影响［J］．中国畜牧兽医，2009（6）：30－34.

刘金．连翘酯苷的提取分离及活性研究［D］．山西：山西大学，2006.

刘金，张立伟．连翘酯苷对•OH 引发的 DNA 损伤的防护作用［J］．山西中医学院学报，2006，7（1）：23－24.

刘文博，李德朋，张桂林，等．连翘酯苷药理活性研究进展［J］．中国畜牧兽医，2011，38（7）：236－238.

刘军海，裘爱泳．绿原酸及其提取纯化和应用前景［J］．粮食与油脂，2003，（9）：44－46.

娄红祥，郎伟君，吕木坚．金银花中水溶性化合物的分离与结构鉴定［J］．中草药，1996，27（4）：195－199.

马元元，张中文，李华伟，等．连翘酯苷对 IFN-α 和 Mx1 表达的影响［J］．中国农业科学，2010，43（15）：3 237－3 243.

毛东有，张中文，杨明，等．连翘酯苷对小鼠的急性毒性及体内诱生 IFN-α 的研究［J］．动物医学进展，2009，30（6）：15－17.

朴香淑，朴香兰，洪承权，等．中药连翘体外抗氧化作用的研究［J］．中央民族大学学报（自然科学版），2008，41（1）：77－80.

秦宇，张文丽，林媛媛，等．连翘化学成分与抗氧化活性研究［J］．中国实验方剂学杂志，2013，19：127－130.

沈红，李龙，赵勇．免疫抑制药对体外骨髓前体细胞向巨噬细胞分化的影响［J］．解剖学报，2010，41（4）：538－544.

沈红，李龙，赵勇．三种免疫抑制药对诱导分化的巨噬细胞表型和功能的影响［J］．解剖学报，2011，42（3）：346－349.

沈红，芦山，陈舒楠，等．连翘酯苷对小鼠脾脏淋巴细胞体外增殖与分泌功能的影响［J］．中国实验动物学报，2012，20（4）：66－70.

芦山，陈舒楠，官佳懿，等．连翘酯苷对内毒素作用下RAW264.7细胞功能的影响［J］．中国农学通报，2012，28（20）：58－62.

张永红，芦山，陈舒楠，等．连翘酯苷对小鼠不同组织巨噬细胞功能的影响［J］．中国农学通报，2013，29（17）：32－36.

唐朝晖，钟德玠．紫杉醇抗肿瘤的分子机制［J］．中国临床康复，2006，10（27）：125－127.

孙明亮，马金成．FSHR和LHR的研究进展［J］．黑龙江动物繁殖，2008，4（16）：13.

王进东，赵志君，辛俊仆．D101型大孔树脂分离纯化连翘酯苷的工艺研究［J］．山西中医学院学报，2008，9（3）：45－46.

王海滨，夏国良，李美玲，等．表皮生长因子对卵泡刺激素促进的小鼠胚胎卵巢卵泡发育和雌二醇分泌的影响［J］．农业生物技术学报，2001，9（1）：37－40.

王进东，柴秋彦，张立伟．连翘酯苷在大鼠体内的药代动力学研究［J］．世界科学技术—中医药现代化，2008，10（4）：53－56.

王庚南．连翘酯苷的吸收及代谢研究［D］．北京：中国协和医科大学，2010.

王宏军，蒋红，吴国娟．连翘酯苷在体外与体内的抑菌效果研究［J］．中国饲料，2005，（10）：26－27.

王忆杭，肖培根，刘新民．连翘酯苷对拟AD复合动物模型小鼠学习记忆的改善作用及其机制研究［J］．中国实验动物学报，2011，19（5）：423－445.

王曙宾，郑亚杰．连翘提取物和连翘酯苷A原料中连翘酯苷A的稳定性研究［J］．中草药，2010，461：909－911.

王宏军，吴国娟，孙健，等．绿原酸的药效学研究［J］．中兽医学杂志，2005，（5）：7－11.

王霖娇，盛茂银．青翘和黄翘中连翘酯甙含量的比较及其提取工艺研究［J］．种子，2006，25（10）：29－31.

王辉，田呈瑞，马守磊，等．绿原酸的研究进展［J］．食品工业科技，2009，4：341－345.

吴昭晖，谭晓梅，罗佳波，等．高效液相色谱法制备连翘酯苷对照品［J］．第一军医大学学报，2005，25（11）：1 395－1 400.

熊海林，姜慧芳．多西紫杉醇联合顺铂治疗蒽类耐药的晚期乳腺癌［J］．临床肿瘤学杂志，2006，11（7）：535－538.

向昌国，李文芳，聂琴，等．甘薯茎叶中绿原酸提取方法的研究及含量测定［J］．食品科学，2007，28（1）：126－130.

杨世华．几种生殖激素对体外培养的牦牛卵泡颗粒细胞凋亡的影响［D］．兰州：甘肃农业大学，2002.

杨明，张中文，沈红，等．D101大孔树脂分离连翘酯苷条件的优化及检测［J］．中国药学杂志，2009，44（22）：1 685－1 688.

杨美兰，王光建，吴永丰．连翘酯苷对大鼠胆汁流量和主要成分的影响［J］．河南中医，

2011，31（05）：478－479.

尹乐乐，曾耀英，侯会娜．连翘提取物对小鼠腹腔巨噬细胞体外吞噬和 NO 释放的影响［J］．细胞与分子免疫学杂志，2008，24（6）：557－560.

叶星沈，王自力，穆祥，等．绿原酸对肠黏膜微血管内皮细胞分泌 NO 和 ET－1 的影响［J］．解剖与临床，2005，10（2）：101－103.

尹乐乐，曾耀英，黄秀艳，等．连翘提取物对小鼠 T 淋巴细胞体外活化与增殖的影响［J］．细胞与分子免疫学杂志，2008，24（1）：10－12.

张晓莉，徐莹，李勇．免疫抑制药物在抗移植排斥反应过程中的应用［J］．中国组织工程研究与临床康复，2011，15：10 023－10 026.

张羽璐，李华伟，庄英华，等．连翘酯苷对人工感染传染性支气管炎病毒雏鸡肺组织 JAK/STAT 信号通路的调节作用［J］．北京农学院学报，2011（2）：21－23.

张立伟，赵春贵，杨频．连翘酯苷抗氧化活性及构效关系研究［J］．中国药学杂志，2003，38（5）：14－16.

张立伟，赵春贵，王进东，等．连翘酯苷分离提取及抑制弹性蛋白酶活性研究［J］．化学研究与应用，2002，14（2）：219－221.

张建华，姚素波，刘洁，等．绿原酸对小鼠免疫功能的影响［J］．华西药学杂志，2009，24（4）：343－344.

张小辉．MLT、LH 和 FSH 对绵羊季节性发情的调控作用研究［D］．杨凌：西北农林科技大学，2004.

张英杰，刘月琴，储明星．小尾寒羊高繁殖力和常年发情内分泌机理研究［J］．畜牧兽医学报，2001，32（6）：510－516.

赵丽波，王立波，冯立艳．紫杉醇与顺铂联合化疗治疗晚期卵巢上皮癌的临床观察等．中国妇幼保健，2006，21（14）：1 947－1 948

中华人民共和国药典委员会．中华人民共和国药典［M］．北京：中国医药科技出版社，2010，159－160.

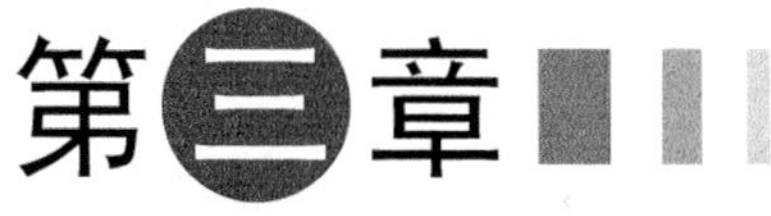

第三章 几种药物对细胞体外分化和成熟的影响

第一节 雷帕霉素对骨髓前期细胞向巨噬细胞分化的影响

一、研究的背景与意义

组织中的巨噬细胞（Mφ）是由血液中单核细胞分化的，游离于血液中的单核细胞及存在于体腔和各种组织中的巨噬细胞均来源于骨髓干细胞，它们具有很强的吞噬能力，在特异性免疫应答的诱导与调节中起着关键的作用，其分化与更新受细胞和化学因子复杂网络的调控，巨噬细胞集落刺激因子刺激骨髓中的髓样干细胞分化发育为单核细胞，随血流至全身各组织发育成熟为Mφ，而在组织周围环境因素刺激作用下，巨噬细胞激活分化表现不同调节功能型Mφ。巨噬细胞亚型表示不同调节功能的Mφ，Mφ亚型出现可能是由于不同疾病环境造成的。人们已清楚慢性感染导致具有明显功能特点的Mφ堆积，引起Th1或Th2免疫反应（Gordon S，2003）。血吸虫感染和线虫感染导致表现一些替代激活特性的Mφ浸润，引起显著的Th2反应（Loke等，2000）。相反弓形虫和分枝杆菌引起Th1反应，表现经典型炎症和细胞毒性活性的Mφ堆积（Gordon S，2003；Loke等，2000；Hamerman等，2001）。因此，炎症反应过程中巨噬细胞群表现一些功能模式，而这些功能模式取决于组织微环境中Mφ调节配体出现，此外Mφ在固有和获得性免疫系统之间的交流起着关键作用。Th1细胞因子（IFN-γ和TNF-α）促进Mφ炎症和细胞毒性活性，相反Th2细胞因子（IL-4、IL-10）促进抗炎症或组织再生功能（Gordon S，2003；Mills等，2000；Mosser，2003；Munder等，1999）。巨噬细胞受到刺激能产生大量细胞因子、化学因子与酶等，使Mφ明显增强或抑制获得性免疫反应（Unanue，1997；Haynes等，2004）。巨噬细胞在骨髓中起源于共同的祖先，但存在明显的异质性，这种异质性是由于Mφ发生过程中的精细的正向和负向调节，以及分化中微环境的条件不同而造成的。已观察到培养体系中细胞和化学因子不同，单核细胞可分化成 Mφ 或 DCs，分化获得的某一细胞型在抗原递呈细胞（APC）功能上存在很大差异。一些研究表明，通过连续改变体外细胞和化学因子环境，多数巨噬细胞群能连续转换，从一种功能表型到第二个功能表型到第三个功能表型转换（McGrath 等，1999）。Akagawa K S 研究结果表明 GM-CSF 和 M-CSF 对单核细胞分化 Mφ 在形态、细胞表面抗原表达和功能上明显不同（Akagawa 等，2006）。有研究证明 IFN-γ 处理的 Mφ 明显地上调炎症细胞因子以及由 LPS 刺激产生的细胞毒性效应反应（Adams 等，1984；Collart 等，1986）。许多研究文献证明 Mφ 的独特功能表型，如 IFN-γ、IL-4 和 FcRγR 结合，选择性地改变由 LPS 刺激 Mφ 诱导的反应模式。此外，不同 TLR 的结合显著导致基因表达的不同模式，TLR 之间的交互进一步调节了信号级联反应，如多个 MLR 结合可能明显地引起基因表达模式（Zhang 等，2004）。当 TLR 结合而不是 TLR4 结合时，IL-4 或 IFN-γ 是否促进相同的替代和经典 Mφ 功能表型，这些问题有待研究。

人们虽已认识巨噬细胞是高度异质性群体，不同器官巨噬细胞及同一器官 Mφ 不同状态，其功能不尽相同。巨噬细胞表现出这种异质性是由于 Mφ 发生过程中的精细的调节，以及分化中微环境的条件不同而造成的，但缺乏系统地从巨噬细胞分化发育过程中形态学、生物化学、分泌产物、功能及表面表型等方面联系起来分析。雷帕霉素（rapa）是从放线菌中分离出的大环内醋类抗生素，最初作为肾移植后抗排斥药物应用于临床，雷帕霉素的免疫抑制作用主要表现为抑制 T 细胞、单核细胞和 T 细胞依赖性 B 细胞对移植物抗原抗体的反应（Abraham，2001）。本章通过试验在培养体系中加入不同浓度雷帕霉素，探讨改变细胞培养微环境化学因子对诱导分化的巨噬细胞在形态、表面抗原表达、细胞因子和化学因子分泌、吞噬和抗原递呈等功能影响，阐明免疫抑制药雷帕霉素与巨噬细胞发育分化的关系，研究结果将为雷帕霉素作为免疫调节剂应用提供实验依据，同时将会极大丰富基础细胞生物学知识。

二、材料与方法

（一）主要试剂与抗体

PE-or FITC-HAM F4/80 mAb，FITC-RAM CD11b mAb，FITC-RAM CD11c mAb，FITC-HAM CD80 mAb，FITC-RAM CD86 mAb，FITC-RAM CD54 mAb，FITC-RAM CD40 mAb，FITC-RAM H-2D^{b} mAb，PE-RAM I-A^{d} mAb，PE-or FITC-RatIgG2b 都购自 BD Biosciences PharMingen。抗 FcR mAb、0.83%红细胞裂解液及 FACS 缓冲液均由笔者实验室制备。巨噬细胞集落刺激因

子（M-CSF）、雷帕霉素（rapa）、明胶都购自 Sigma 公司。R/MINI1640 培养基和胎牛血清（FBS）购自美国 HyClone 公司。台盼蓝购自北京中杉金桥生物技术有限公司。二甲基亚砜 DMSO 购自美国 Amresco 公司。羟基荧光素二醋酸盐琥珀酰亚胺脂（CFSE）购自北京化工厂。牛血清白蛋白（BSA）购自大连生物试剂厂。

（二）主要仪器和耗材

六孔细胞培养板（Costar，Cambridge，Mass.），二氧化碳培养箱（日本 Sanyo 公司），XSZ-D2 倒置生物显微镜（重庆光学仪器厂），BP211D Sartorius 电子分析天平（German BP121S 型），台式冷冻离心机（德国 Heraeus 公司），普通台式天平（Sartorius BL150），－70℃ 超低温冰箱（日本 Sanyo 公司），FASCalibur 型流式细胞仪（美国 Becton Dickinson 公司），光学显微镜（日本 Olypus 公司）和 XG-1 型照相机（日本 Minlta 公司）。

（三）实验动物

C57BL/6 小鼠和 BALB/c 小鼠，雌性，6～8 周龄，SPF 级，购自军事医学科学院实验动物中心。

（四）方法

1. 小鼠骨髓细胞的制备

取 6～8 周 C57BL/6 小鼠，颈椎脱臼致死。70%乙醇浸泡 3～5min，置于超净工作台，仰卧，四肢展开，在腹股沟区剪一横切口，撕开皮肤，暴露双侧下肢；剥取胫骨、股骨、髂骨，剔去肌肉组织，剪去两端的骨骺。吸取 5mL R/MINI1640 培养基的注射器从骨髓腔一端插入，反复冲洗骨髓腔得到骨髓细胞，置于 50mL 的离心管中，1 600r/min，离心 5min，弃去上清，加入 1mL 红细胞裂解液，消化红细胞 1min 左右，用 R/MINI1640 培养基终止反应；然后 1 600r/min，离心 5min，弃去上清，加入 R/MINI1640 培养基，反复洗 3 次；最后，用 R/MINI1640 培养基重悬细胞，显微镜下观察和细胞计数（Cunnick 等，2006；Liao 等，2007）。

2. 骨髓源前期细胞的制备

将分离收集的骨髓细胞加入 90mm 细胞培养皿，置于 5% CO_2 培养箱中 37℃ 培养 2～4h。取出细胞培养皿，吸取未贴壁的骨髓源前期细胞，1 600r/min，离心 5min，弃去上清，加入 R/MINI1640 培养基洗，反复洗 3 次，最后用含 100ng/mL M-CSF 的 R/MINI1640 完全培养液 1mL，重悬细胞，细胞计数，调整骨髓前期细胞浓度为 1×10^6 个/mL（Siegemund 等，2007；Sturge 等，2007；

Lee 等，2005）。

3. 骨髓源前期细胞诱导分化巨噬细胞培养

将细胞浓度为 1×10^6 个/mL 的骨髓源前期细胞，加入预先铺有明胶的六孔细胞培养板，5% CO_2 培养箱内 37℃培养，培养 3d 进行半量换液，以后每天半量换液，一直培养 8d，最后收集的为诱导分化的巨噬细胞。每天显微镜下观察细胞生长状态，同时对体外培养 0d、2d、4d、6d、8d 诱导分化的细胞进行拍照（Siegemund 等，2007；Sturge 等，2007；Lee 等，2005）。

4. 流式细胞仪检测诱导分化的巨噬细胞表型

取出细胞培养箱内已培养 8d 诱导分化的各组细胞培养板，弃去培养液，加入预冷的 PBS 漂洗 2 次，然后加入预冷的 PBS，用移液器轻轻吹打贴壁的细胞，收集于离心管内，1 600r/min，离心 5min，弃去上清，分别加入 FACS 缓冲液于离心管内，将细胞浓度调为 4×10^6 个/mL。取各组 100μL 细胞悬液，加入流式管中，每管加 10μL 2.4G2，封闭细胞表面 Fc 受体，降低非特异性染色，将流式管置于冰箱内，4℃ 放置 10min。取出流式管，各加入不同荧光标记抗体，10μL/管，混匀，4℃ 孵育 30min。取出流式管，加入 FACS 缓冲液，4℃ 温度下 1 600r/min离心 5min，弃去上清，用 PBS 洗去游离未结合的荧光抗体，重复洗 2 次，最后在流式管内加入 FACS 缓冲液 200μL，轻轻混匀悬浮细胞，上机检测，流式细胞仪分析软件分析测定的结果（Liu 等，2007；Liu 等，2006）。

5. 巨噬细胞吞噬功能的测定

（1）CFSE 标记鸡红细胞

鸡翅静脉采血，制备新鲜鸡红细胞（cRBC），加入 PBS 稀释，1 600r/min 离心 5min，弃上清，PBS 重复洗 2 次，用 R/MINI1640 培养液将细胞浓度调整为 4×10^7/mL。加入 10mmol/L 的 CFSE 使其终浓度为 5μmol/L，培养箱内 37℃恒温孵育 15min，取出 PBS 洗 2 次，用无血清的 R/MINI1640 调整 CFSE 标记的 cRBC 细胞浓度为 2×10^6 个/mL 以备用（Ma 等，2008；Ide 等，2005）。

（2）CFSE 标记小鼠脾脏 T 细胞

取 Balb/c 小鼠颈椎脱臼致死，70%乙醇浸泡 3～5min，置于超净工作台，仰卧，四肢展开，在腹部剪一切口，撕开皮肤暴露腹壁，剪开腹壁取出脾脏，置于加有细胞培养液的培养皿内，用注射器柄将其磨碎，收集于 50mL 离心管中，1 600r/min离心 5min，弃上清，加入 1mL 红细胞裂解液，消化红细胞 1min 左右，后用 R/MINI1640 培养基终止反应，然后 1 600r/min 离心 5min，弃去上清，加入 R/MINI1640 培养液反复洗 3 次，最后用 R/MINI1640 培养液重悬细胞，显微镜下细胞计数，然后用 RPMI1640 培养液调整细胞浓度为 4×10^7 个/mL。加入

10mmol/L 的 CFSE 使其终浓度为 5μmol，培养箱 37℃恒温孵育 15min，取出 PBS 洗 2 次，用无血清的 R/MINI1640 调整 CFSE 标记的小鼠 T 浓度为 2×10^6 个/mL，以备用。

(3) CFSE 标记的鸡红细胞和巨噬细胞共孵育

收集体外培养 8d 诱导分化的巨噬细胞，置于 24 孔细胞培养板，于 37℃、5% CO_2培养箱内，细胞贴壁培养 2h，取出将其上清液轻轻吸弃，加入 37℃预温的无菌 PBS，轻轻冲洗 2 次，吸弃 PBS，向细胞培养板分别加入细胞浓度为 2×10^6个/mL CFSE-cRBC 和 CFSE-T cells 的细胞液，1mL/孔，置于 37℃ 5% CO_2 培养箱内，共同孵育 2～4h（Swan 等，2007）。

(4) 流式细胞仪检测巨噬细胞的吞噬能力

取出共同孵育 2～4h 的细胞培养板，弃上清液，用冷 PBS 冲洗 3 次，洗弃巨噬细胞未吞噬的 CFSE-cRBC 和 CFSE-T cells 悬浮的细胞，然后加入预冷 PBS 液，用移液器轻轻吹打贴壁的巨噬细胞，使其悬浮，收集巨噬细胞于离心管内，1 600r/min，离心 5min，弃上清。PBS 重复洗 2 次，加入 FACS 缓冲液重悬细胞，将细胞浓度调整为 4×106^6个/mL。分别取各组 100μL 细胞液于流式测定管，加入 2.4G2 抗体 10μL 阻断非特异染色，然后再在各管加入 PE-F4/80 单克隆抗体 10μL，4℃冰箱孵育 30 min。取出流式测定管，加入预冷 FACS 缓冲液洗 2 次，最后上流式细胞仪检测（Vander 等，2006）。

6. 混合淋巴细胞反应（MLR）

①制备反应细胞和刺激细胞：取 Balb/c 小鼠脾细胞和 C57 小鼠骨髓前期细胞体外诱导分化的巨噬细胞，分别作为反应细胞和刺激细胞，悬于 1～2mL 的 RPMI 1640 培养液中，计数；②刺激细胞丝裂霉素处理：1mL 约 1×10^7～5×10^7个/mL 细胞悬液，30μg（1mg/mL）丝裂霉素 37℃，避光处理 30min；③RPMI1640 培养液洗 3 次，1 500r/min 离心 6min；④最后悬于 1mL 培养液中，计数；⑤反应细胞和刺激细胞均用完全培养液调整细胞浓度为 2×10^6个/mL；⑥平底 96 孔细胞培养板：反应细胞 100μL，2×10^5个/孔；刺激细胞 100μL，2×10^5个/孔；⑦二氧化碳培养箱中 37℃培养 4～6d；⑧培养终止前16～18h加^{3}H，0.5Ci/（50μL·孔）；⑨培养终止，用细胞收集器将细胞收集于滤纸上，晾干；⑩将带有细胞的滤纸片用镊子取下，放入闪烁瓶中，加 4mL 闪烁液；⑪闪烁仪检测。

(五) 实验分组

实验分为对照组 M-CSF（100ng/mL）、药物组 M-CSF ＋ 雷帕霉素（50

nmol/mL、100 nmol/mL、200 nmol/mL)，在细胞培养开始的第 0d 分别加入 M-CSF 和不同浓度的雷帕霉素，体外细胞培养 8d。每组设 4 重复，实验重复 3 次。

(六) 统计分析

实验数据以平均数±标准差表示，采用 t 检验分析比较各组数据，方差不齐时用 t′检验，$*P<0.05$ 为差异显著，$**P<0.01$ 为差异极显著。

三、结果

(一) 雷帕霉素对骨髓前期细胞发育分化巨噬细胞的影响

1. 体外诱导分化的细胞形态的观察

通过倒置显微镜对体外培养不同时间点的骨髓源前期细胞分化巨噬细胞观察和照相，0d、2d、4d、6d、8d 诱导分化的细胞形态变化结果见图 3－1。由图 3－1可见，收集的骨髓源前期细胞在 M-CSF 和或雷帕霉素培养下诱导分化成巨噬细胞，细胞体外培养 2d 时，骨髓细胞诱导分化成巨噬细胞的形态不明显，细胞培养 4d 时开始有些分化的细胞出现巨噬细胞突起，但对照组分化的巨噬细胞与雷帕霉素药物组比较，药物组诱导分化巨噬细胞的数量较少，细胞形态也小，细胞培养 6 d 时，多数分化形成的细胞明显出现巨噬细胞的形态特征，细胞培养 8 d 时，骨髓源单核细胞几乎都诱导分化成的巨噬细胞，但与对照组比较，药物组诱导分化的巨噬细胞数量明显减少。

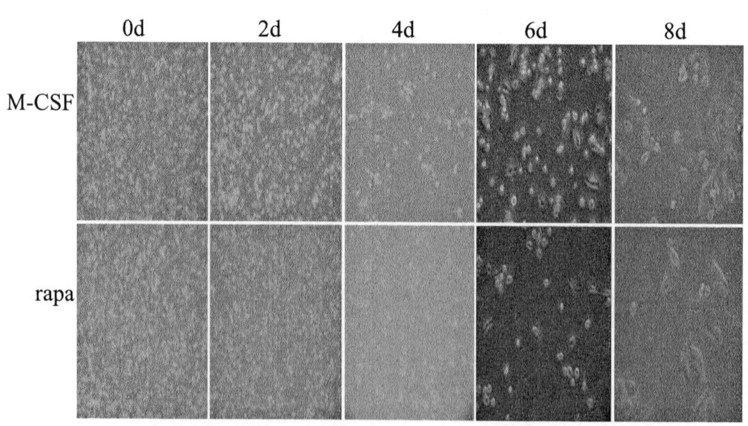

图 3－1　雷帕霉素处理后不同培养时间巨噬细胞形态和数量的变化

图 3－2 显示雷帕霉素对骨髓前期细胞分化巨噬细胞的形态的影响，由图可以看出对照组骨髓前期细胞比雷帕霉素组诱导分化巨噬细胞胞体大、突起明显，诱导分化的细胞数多。

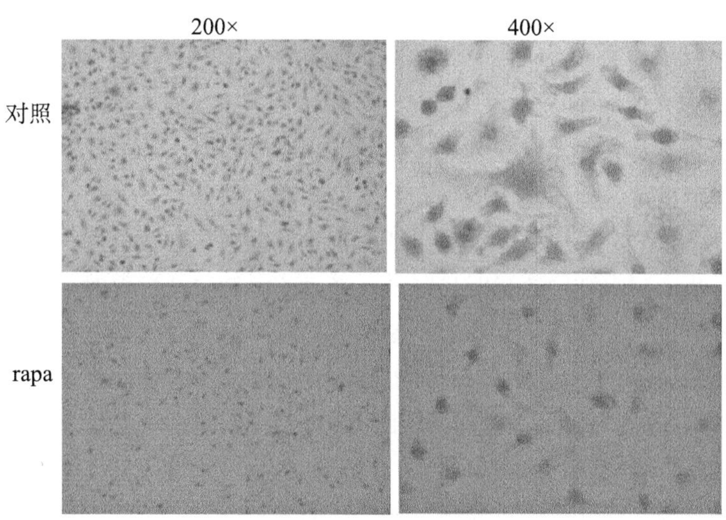

图 3-2　雷帕霉素处理的骨髓前期细胞分化巨噬细胞的形态图

2. 体外诱导分化的细胞数量和活力的测定

收集体外培养 8d 骨髓源前期细胞诱导分化的巨噬细胞，采用台盼蓝染色检测细胞活力，细胞计数，结果见图 3-3。由图 3-3（A）可知，对照组和雷帕霉素药物处理组诱导分化的巨噬细胞活力均在 95%以上，且两组之间比较，细胞活力没有明显差异。由图 3-3（B）可以看出，药物处理组诱导分化的巨噬细胞数量减少，统计分析不同浓度雷帕霉素药物处理组诱导分化的细胞数量之间没有明显差异，但与对照组比较，药物处理组诱导分化的巨噬细胞数量明显减少。

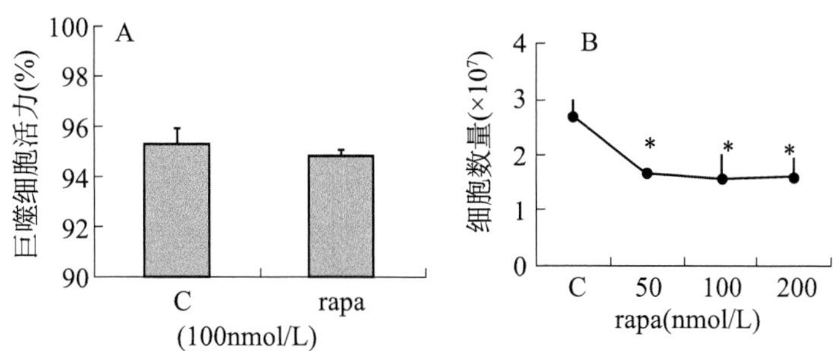

图 3-3　雷帕霉素对分化的巨噬细胞活力（A）和巨噬细胞数量（B）的影响

3. 体外诱导分化的巨噬细胞典型标志物的分析

采用流式细胞分析仪对体外培养骨髓源单核细胞诱导分化的细胞进行 F4/80、CD11b、CD11c 分析，结果见图 3-4 至图 3-6。由图 3-4 可见骨髓源单核细胞诱导分化的细胞 $F4/80^+$ 和 $CD11b^+$ 表达在 95%以上，分化的细胞几乎不表达 CD11c，结果表明 M-CSF 诱导骨髓源单核细胞分化成典型的巨噬细胞，而不是树突状细胞。图 3－5 表示骨髓源单核细胞诱导分化的细胞 F4/80 表达的阳性细胞数和表达的细胞荧光强度，由图 3－5 知，通过统计分析，与对照组比较，药物处理组诱导骨髓源单核细胞分化的细胞表面表达 F4/80 的巨噬细胞数量增加，但差异不显著，但不同剂量雷帕霉素处理组之间比较，诱导分化的巨噬细胞数量差异显著，低剂量组和中剂量组诱导分化的巨噬细胞数量明显增加，而高剂量组诱导分化的巨噬细胞数量明显减少。通过流式细胞分析仪对诱导分化的巨噬细胞荧光强度进行分析，结果药物雷帕霉素处理组分化的细胞荧光强度都明显高于对照组。图 3－6 表示骨髓源单核细胞诱导分化的细胞 Mac-1 表达的阳性细胞数和表达的细胞荧光强度，统计分析结果，药物雷帕霉素处理组与对照组比较骨髓源单核细胞诱导分化的细胞表面表达 Mac-1 的巨噬细胞数量明显增加，但药物处理组之间比较，巨噬细胞荧光强度差异不明显。

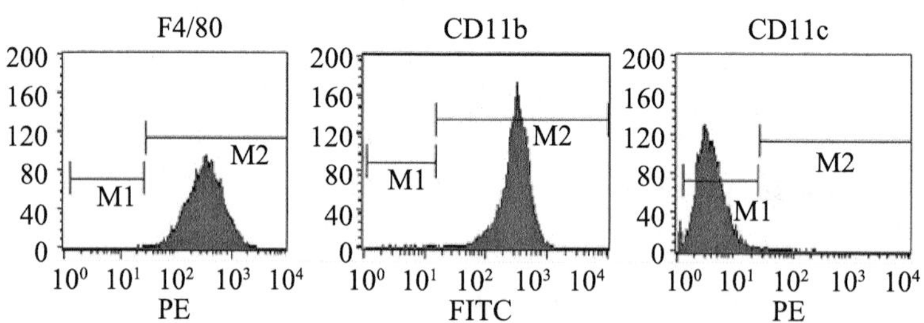

图 3－4　M-CSF 诱导分化的巨噬细胞典型标志物的表达

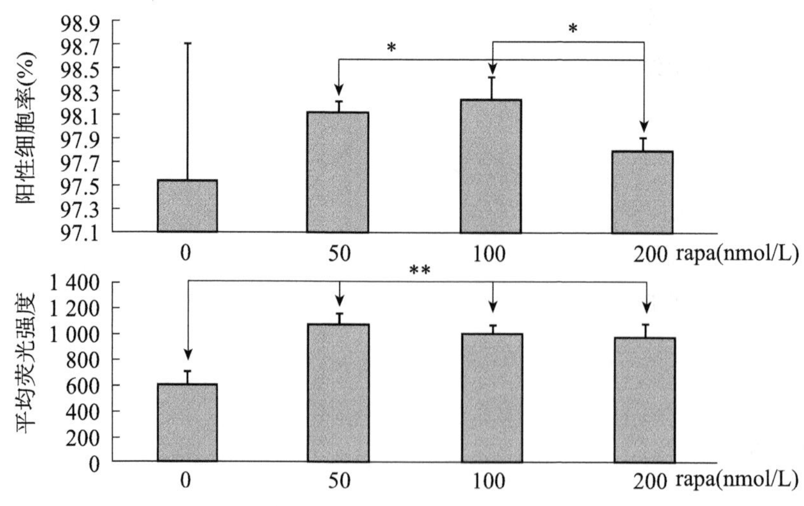

图 3－5　雷帕霉素对诱导分化的巨噬细胞 F4/80 表达的影响

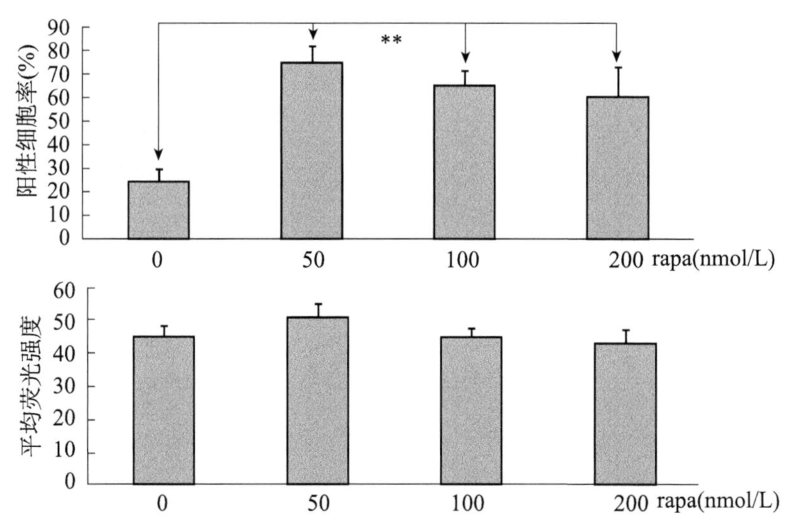

图 3－6　雷帕霉素对诱导分化的巨噬细胞 Mac-1 表达的影响

（二）雷帕霉素对体外诱导分化的巨噬细胞表型和功能的影响

1. 体外诱导分化的巨噬细胞表型的分析

巨噬细胞表面能够表达一系列的表面分子，主要包括 MHC-II 类分子、共刺激分子及黏附分子等，这些分子的表达和巨噬细胞功能发挥密切相关。采用流式细胞分析仪对诱导分化的巨噬细胞进行 CD80、CD86、CD54、CD40、I-A^b等表面分子测定，测定结果见图 3－7 至图 3－11。由图 3－7 可见，雷帕霉素药物处理组诱导分化的巨噬细胞表达 CD80 比对照组明显降低，但对照组巨噬细胞荧光强度值明显高于高剂量药物处理组。雷帕霉素药物处理组诱导分化的巨噬细胞表达 CD86 比对照组降低，低剂量组降低明显，但雷帕霉素药物处理组巨噬细胞的荧光强度都明显高于对照组（图 3－8）。图 3－9 显示对照组巨噬细胞表达 CD54 的细胞数量及荧光强度都明显高于雷帕霉素药物处理组。对照组巨噬细胞表达 CD40 的细胞数量及荧光强度都明显低于药物处理组（图 3－10）。图 3－11 显示的对照组巨噬细胞表达 I－A^b的细胞数量及荧光强度低于雷帕霉素药物处理组但差异不显著。

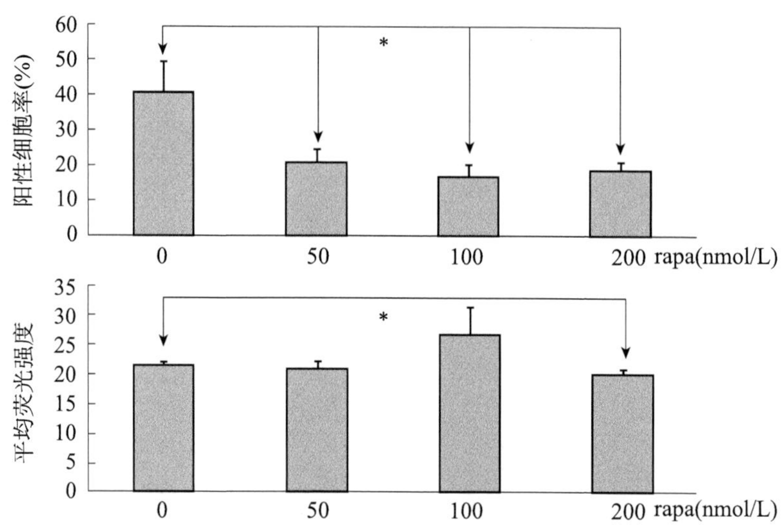

图 3-7　雷帕霉素对诱导分化的巨噬细胞 CD80 表达的影响

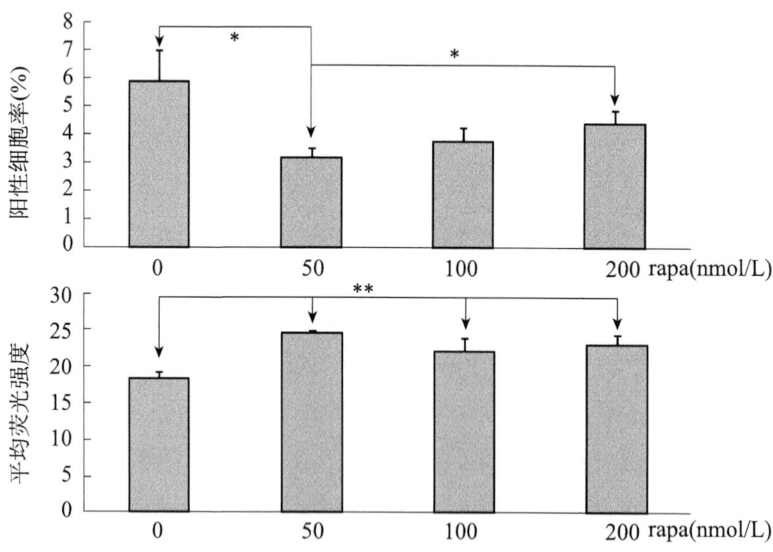

图 3-8　雷帕霉素对诱导分化的巨噬细胞 CD86 表达的影响

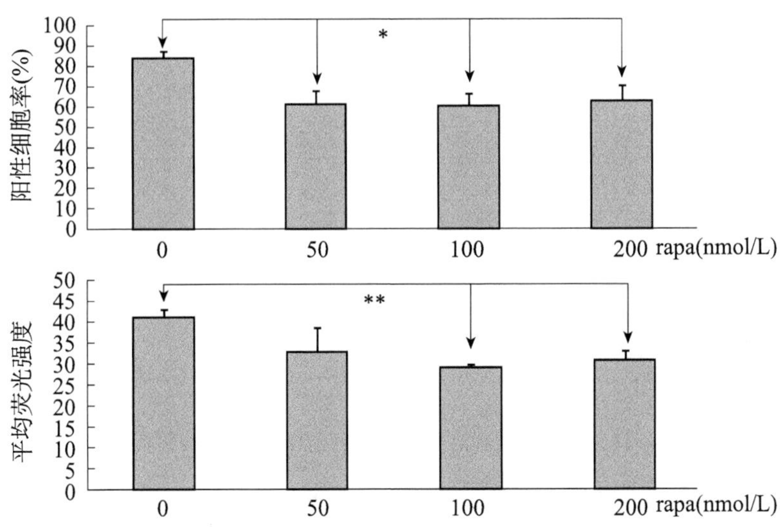

图 3-9　雷帕霉素对诱导分化的巨噬细胞 CD54 表达的影响

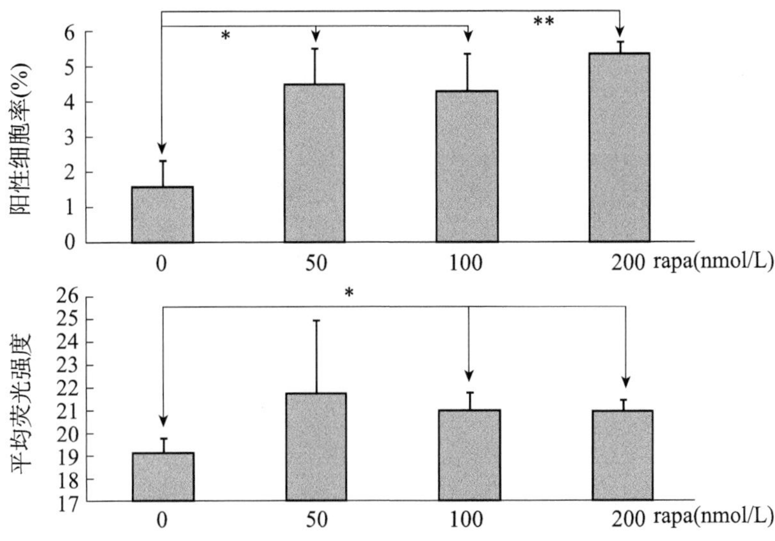

图 3-10　雷帕霉素对诱导分化的巨噬细胞 CD40 表达的影响

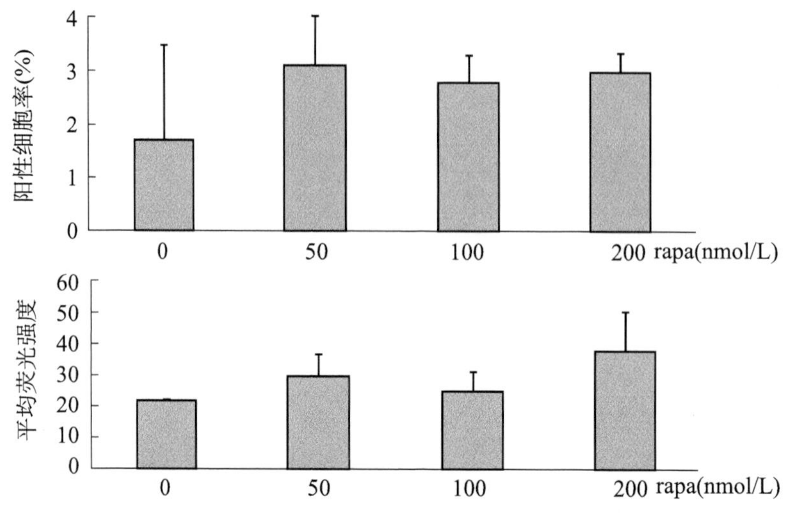

图 3-11　雷帕霉素对诱导分化的巨噬细胞 I-A^b 表达的影响

2. 体外诱导分化的巨噬细胞吞噬能力的分析

收集体外培养 8d 骨髓源前期细胞在 M-CSF 诱导下分化巨噬细胞，通过 CFSE 标记鸡红细胞和 T 细胞，诱导分化的巨噬细胞与荧光标记的细胞共孵育，PE-F4/80 染色，采用流式细胞仪测定巨噬细胞的吞噬功能，结果见图 3-12 至图 3-13。由图 3-12 知，与对照组比较，雷帕霉素处理组的巨噬细胞吞噬 CFSE-T 细胞的能力极明显地降低。由图 3-13 知，雷帕霉素处理的巨噬细胞吞噬 CFSE-cRBCs 细胞的能力极显著比对照组降低。

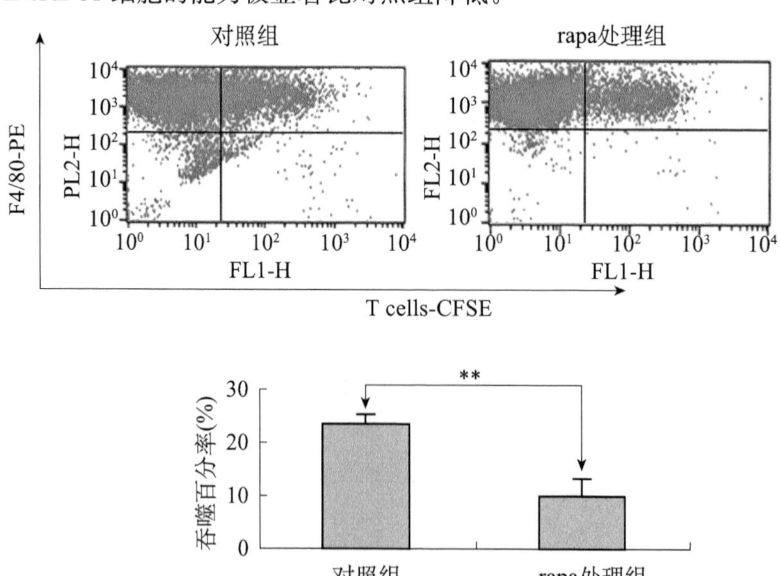

图 3-12　雷帕霉素对诱导分化的巨噬细胞吞噬 T 细胞能力的影响

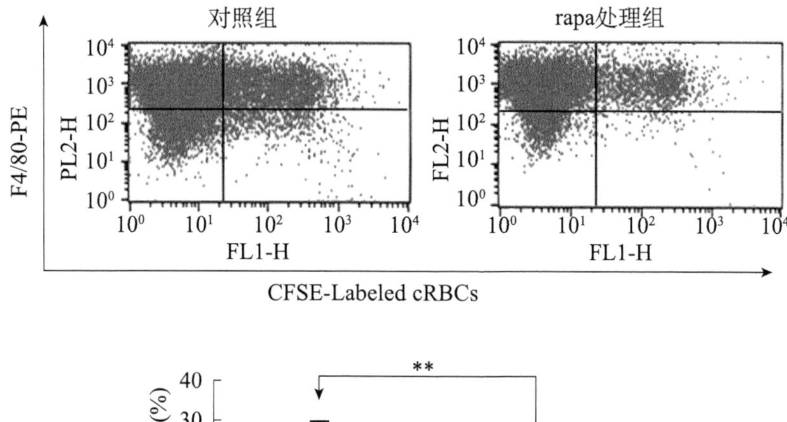

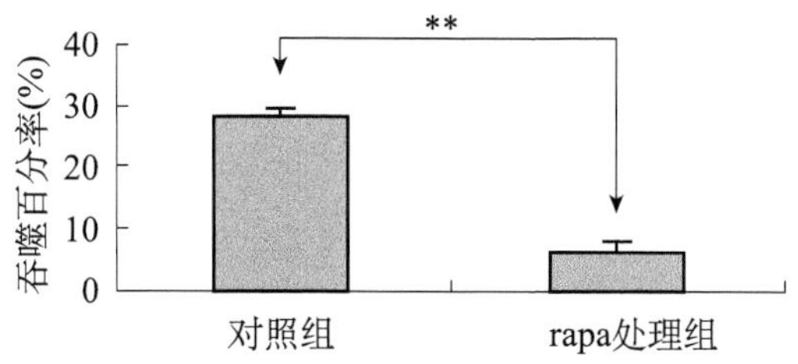

图 3－13　雷帕霉素对诱导分化的巨噬细胞吞噬 cRBCs 细胞能力的影响

3. 体外诱导分化的巨噬细胞抗原递呈功能的分析

通过混合淋巴细胞反应测定诱导分化的巨噬细胞递呈抗原能力，结果见图 3－14。由图 3－14 知，药物处理组与阳性对照组比较，雷帕霉素处理组诱导分化的巨噬细胞刺激淋巴细胞增殖的能力明显减低。

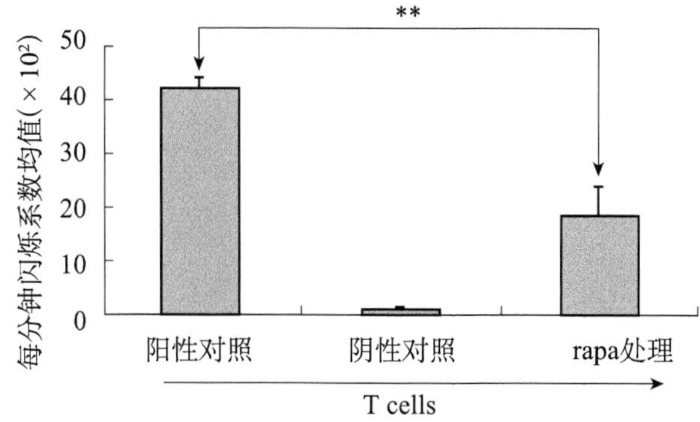

图 3－14　分化的巨噬细胞刺激淋巴细胞增殖能力的分析

四、讨论

(一) 雷帕霉素对骨髓前期细胞发育分化巨噬细胞的影响

大量文献报道骨髓前期细胞在 M-CSF 诱导下可发育分化高纯度的巨噬细胞

(Lin 等，2001；Fleetwood 等，2007)。因此，利用 M-CSF 在体外诱导骨髓前期细胞发育分化成巨噬细胞，是研究巨噬细胞的主要手段之一。雷帕霉素是免疫抑制药物，具有重要的免疫抑制功效，但是，雷帕霉素具有通常化疗药物共有的副作用，即细胞毒性、骨髓抑制等，临床将雷帕霉素作为免疫抑制药物应用于器官移植时应考虑雷帕霉素对骨髓细胞的毒性作用（Weiss 等，1990；Morita 等，2007；Safran 等，2008)。巨噬细胞起源于骨髓前期细胞，本实验用骨髓源前期细胞作为体外诱导分化巨噬细胞为研究对象，观察雷帕霉素对巨噬细胞发育分化的影响。实验观察骨髓源前期细胞体外培养 8d，培养开始在细胞培养液中添加不同浓度的雷帕霉素，发现骨髓源前期细胞体外诱导培养 6d，诱导分化的细胞就具有了巨噬细胞的一些形态特征，出现小突起、形状不规则、细胞形体较大等特征，有文献报道，骨髓细胞在诱导 5d 后就能得到巨噬细胞（Yamada 等，2005)。本试验进一步通过流式细胞仪染色的方法对诱导分化的细胞表型进行分析，结果发现诱导分化的细胞表面标志物 F4/80 的阳性率达到 95%，药物添加剂量的增加对骨髓前期细胞分化巨噬细胞没有明显影响，但是，影响分化巨噬细胞的数量。从试验结果看，随着在细胞培养液中添加雷帕霉素剂量增加，骨髓源前期细胞体外培养诱导分化巨噬细胞数量的减少，这可能为雷帕霉素对细胞的毒性作用，直接抑制骨髓前期细胞分化巨噬细胞（沈红等，2010；Hong S 等 2009)。

(二) 雷帕霉素对诱导分化的巨噬细胞表型和功能的影响

1. 雷帕霉素对诱导分化的巨噬细胞表型的影响

通过流式细胞仪对骨髓源前期细胞诱导分化的巨噬细胞表面分子表达 MHC-II 类分子和共刺激分子以及黏附分子进行分析，结果与对照组相比，雷帕霉素处理组诱导分化的巨噬细胞表面分子 CD80、CD86 和 CD54 表达显著降低；CD40 表达显著升高；MHC-II 类分子表达上调，但没有统计学意义，结果说明经过雷帕霉素处理得到的巨噬细胞已经被活化，巨噬细胞倾向于替代活化巨噬细胞的表型（Gordon，2003；Mosser，2003；沈红等，2011)，需进一步对细胞功能分析。

2. 雷帕霉素对诱导分化的巨噬细胞吞噬功能的影响

巨噬细胞是固有免疫系统的重要成员，具有吞噬、清除异物及呈递抗原的生物学功能，是维持机体的正常生理状态所必需的，其与许多重大疾病的发生和发展密切相关（Shao 等，2005)，在抗病原微生物感染和宿主防御功能中发挥重要作用（Vonarbourg 等，2006)。吞噬作用是巨噬细胞的重要免疫调节功能之一，是评价巨噬细胞生物学功能的重要指标之一。鸡红细胞常被作为经典的吞噬检测物，通过检查巨噬细胞对鸡红细胞的吞噬能力反映巨噬细胞吞噬的功能。本试验通过流式细胞仪检测诱导分化的巨噬细胞吞噬 CFSE 标记的鸡红细胞和 CFSE 标记的同源异种 T 细胞的能力，结果雷帕霉素处理的巨噬细胞吞噬其他细胞的能力明显减弱，表明雷帕霉素有影响巨噬细胞的免疫功能（沈红等，2011；Hong S 等，2009）。

3. 雷帕霉素对诱导分化的巨噬细胞抗原递呈功能的影响

巨噬细胞作为最重要的抗原提呈细胞，通过与其周围的 T 细胞相互接触将抗原提呈给 T 细胞，引起机体获得性免疫。抗原提呈细胞上表达的共刺激分子是连接先天免疫与获得性免疫的重要分子（Delneste 等，2007），混合淋巴细胞反应是常用的检测巨噬细胞免疫原性的试验手段，本试验通过混合淋巴细胞反应测定巨噬细胞的抗原递呈能力，结果雷帕霉素处理的诱导分化的巨噬细胞刺激淋巴细胞增殖的能力明显弱于对照组，研究表明雷帕霉素可使巨噬细胞抗原递呈功能降低（沈红等，2011）。

第二节　环孢霉素 A 对骨髓前期细胞向巨噬细胞分化的影响

一、研究的背景与意义

环孢霉素 A（CsA）是具有重要的免疫抑制功能的药物，在 20 世纪 80 年代被美国食品药品监督管理局（FDA）批准用于肾肝和心脏移植，使转移存活率提高了 30%（Ceceka 等，1991）。虽然它的作用机制还不是很清楚，但是 CsA 和细胞内的钙调磷酸酶相互作用，降低 IL-2 分泌可能是其作用的主要通路（Erlanger，1992）。CsA 抑制 IL-2 能抑制辅助 T 细胞核细胞毒 T 细胞增殖和活性（Suthanthiran 等，1996）。CsA 在肝脏被细胞色素酶 P450 分解代谢，其他药物的代谢会直接或者间接地影响 CsA 的代谢，药物和药物之间的反应可能使免疫抑制增强，或者免疫抑制减弱，并且可能出现毒副作用，但是环孢素 A 作为免疫抑制药物用于器官移植时必须注意环孢素 A 对骨髓细胞的毒性作用。CsA 的慢性肾毒性主要是引起肾功能紊乱、肾小管间质纤维化和增加肾内免疫原性，这种作用可能由多用原因引起。凋亡是细胞清除的活化机制在组织稳定、发展中起着的重要作用，CsA 能使 T 细胞凋亡，同时也能使一些肾细胞凋亡，研究表明 CsA 诱导的细胞凋亡和多基因家族相关（Yang 等，2001）。

巨噬细胞是固有免疫系统一部分，能识别、吞噬和破坏许多潜在的病原包括细菌、致病性的原虫、真菌等，也能识别同源的肿瘤细胞和一些病毒感染的细胞以及发生程序化死亡的正常细胞（Auger 等，1992；Van Furth 等，1972）。此外，巨噬细胞作为调节子和效应细胞在体液和细胞介导的免疫中发挥作用（Morrissette 等，1999）。巨噬细胞功能的多样性将固有免疫与获得免疫以及引起宿主防御反应的生理学变化联系起来。相反，紊乱的巨噬细胞生物学引起许多病理感染、发炎和肿瘤疾病。单核—巨噬细胞包括骨髓中的前单核细胞、外周血中的单核细胞及组织内的巨噬细胞。巨噬细胞来源于血液中的单核细胞，而单核细胞又来源于骨髓中的前期细胞，其合适的增殖和分化需要多肽生长因子的共同存在（Metcalf，1997），其中，M-CSF 是体内巨噬细胞分化和增殖所需要的唯一多肽生长因子，此外，在体外 M-CSF 作为唯一添加因子指导骨髓前期细胞分化形成巨噬细胞（Stanley 等，1997）。已观察到不同处理条件巨噬细胞功能出现异质性，其异质性表现在形态学、生物化学、分泌产物、功能及表面表型等方面，这种异质性是由于 Mφ 发生过程中精细的正向和负向调节，以及分化中微环境的条件不同而造成的。环孢素 A 能够提高移植器官病人的存活率并且在治疗自身免疫性疾病方便又良好的作用而被广泛应用，但是，环孢素 A 具有通常化疗药物共有的副作用细胞毒性，所以，在利用环孢素 A 作为免疫抑制药物用于器官移植时必须注意环孢素 A 对骨髓细胞的毒性作用。环孢霉素 A 在发挥免疫抑制作用的过程中对巨噬细胞发育分化有无影响未见报道。本研究利用骨髓前期细胞在 M-CSF 培养条件系诱导分化巨噬细胞模型，在体外培养体系中加入不同浓度环孢霉素 A，观察环孢霉素 A 对诱导分化的巨噬细胞发育分化及功能和表型的影响。

二、材料与方法

（一）主要试剂与抗体

环孢霉素 A 购自阿拉丁试剂（中国）有限公司；其他部分试剂和抗体同本章第一节。

（二）主要仪器和耗材

同本章第一节。

（三）实验动物

同本章第一节。

(四) 方法

1. 骨髓前期细胞诱导分化的巨噬细胞的制备

同本章第一节。

2. 流式细胞仪检测诱导分化的巨噬细胞表型

同本章第一节。

3. 诱导分化的巨噬细胞周期测定

收集诱导分化的巨噬细胞于离心管，4℃，1 600r/min，离心 5min，弃上清，用预冷的 PBS 重复洗两次，细胞培养液重悬细胞，显微镜下计数。取 $2\times10^5\sim1\times10^6$ 个细胞于离心管，加入 1mL 于-20℃预冷的 PBS，混匀，再加入-20℃预冷的无水乙醇 1mL，混匀。再重复加入-20℃预冷的无水乙醇 2mL，4℃固定，过夜。取出离心管，1 000r/min，离心 10min，然后用预冷的 PBS 洗 2 次，最后用 400μL 的 PBS 重悬细胞，加入 10μL 浓度为 10mg/mL 的 RNaseA。加入 20μL 浓度为 500μg/mL 的 PI，避光，37℃，水浴 30min。200 目滤网过滤，4℃保存，备用。流式细胞仪测定诱导分化的巨噬细胞周期（伍钢等，2007）。

4. 混合淋巴细胞反应

同本章第一节。

(五) 试验分组

试验分对照组为巨噬细胞集落刺激因子 M-CSF（100ng/mL）、药物组为 M-CSF＋环孢霉素 A（0.5μg/mL、1.0μg/mL、2.0μg/mL），分别在骨髓源前期细胞诱导开始的 0d 加入不同浓度的环孢霉素 A，细胞培养 8d。

(六) 统计分析

同本章第一节。

三、结果

(一) 体外诱导分化的细胞形态观察

收集小鼠的骨髓源前期细胞，体外培养 8d，在 M-CSF 和环孢霉素 A（CsA）的共同培养诱导分化成巨噬细胞，倒置显微镜下观察诱导分化的细胞形态变化，结果见图 3－15。由图 3－15 看出，诱导分化的细胞胞体大，有明显突起，对照组细胞稠密、而环孢霉素 A 处理组诱导分化的巨噬细胞稀疏。

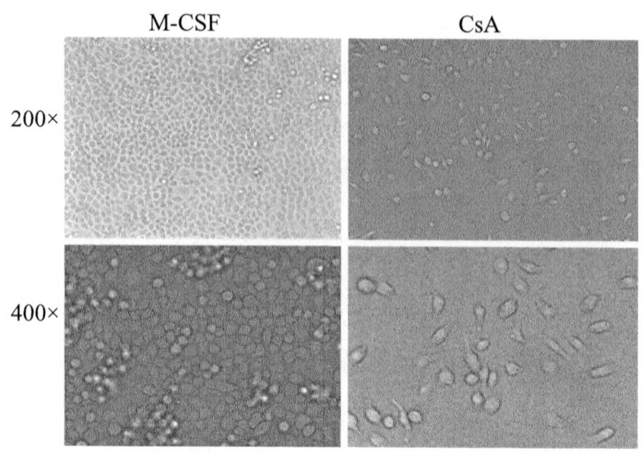

图 3-15　环孢霉素 A 处理骨髓源单核细胞诱导分化巨噬细胞的形态

（二）体外诱导分化的巨噬细胞数量和活力的分析

收集骨髓单核细胞体外诱导分化巨噬细胞，台盼蓝染色进行细胞数量计数和细胞活力测定，结果见图 3-16。由图 3-16（A）知，收集不同培养时间（2d、4d、6d、8d）点诱导分化的巨噬细胞分析，其细胞活力都在 94%以上，在诱导培养 2d 和 4d，环孢霉素 A 药物处理组分化的细胞活力低于对照组，但统计分析差异不显著，在诱导培养 6d 和 8d 时，各处理组诱导分化的细胞活力在 95%以上。图 3-16（B）显示，环孢霉素 A 药物处理组诱导分化的巨噬细胞数量都低于对照组，2.0μg/mL 环孢霉素 A 处理组诱导分化得到的巨噬细胞数量明显降低，而药物剂量 0.5μg/mL 和 1.0μg/mL 处理组诱导分化的巨噬细胞数量比对照组减少，但统计结果分析差异不显著。

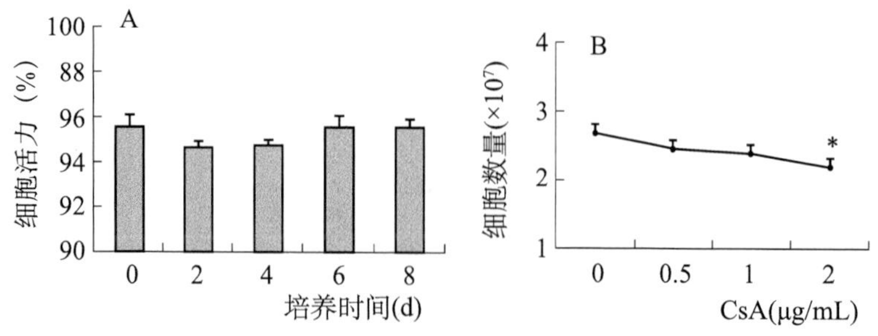

图 3-16　诱导分化的巨噬细胞活力（A）和细胞数量（B）的分析

（三）体外诱导分化的巨噬细胞特征标志物分析

收集诱导分化的巨噬细胞，通过流式细胞仪测定巨噬细胞特征标志物 F4/80 和 CD11b 的表达，结果见图 3－17 至图 3－18。由图 3－17 知，对照组和环孢霉素 A 药物处理组诱导分化的巨噬细胞表面分子表达 F4/80 和 CD11b 都很高。在不同培养时间点，培养 2d 和 4d 时，药物处理组诱导分化的细胞表达 F4/80 和 CD11b 细胞阳性率低于对照组，培养 6d 时，收集诱导分化的细胞表达 F4/80 和 CD11b 细胞阳性率接近对照组，都在 95％以上（图 3－18）。

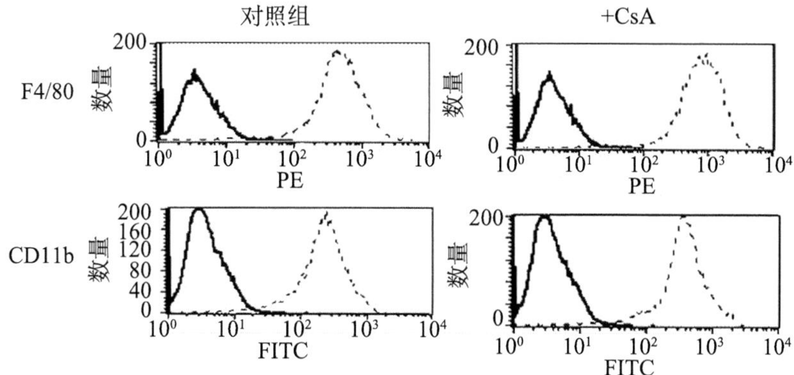

图 3－17　诱导分化的巨噬细胞 F4/80 和 CD11b 表达分析

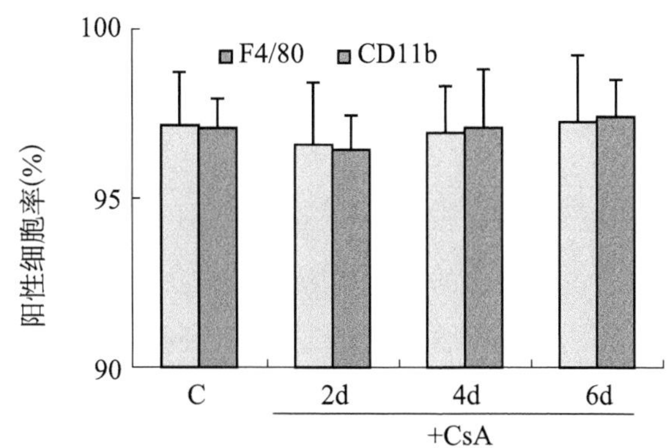

图 3－18　诱导分化的巨噬细胞 F4/80 表达和 CD11b 的细胞阳性率

（四）环孢霉素 A 对分化的巨噬细胞表型影响

巨噬细胞表面能够表达的一系列的表面分子，通过流式细胞仪测定巨噬细胞表面表达 I-A^{d}、CD80、CD86、CD40 分子，结果见图 3－19 和图 3－20。由图3－19可见，与对照相比，环孢霉素 A 药物处理组诱导分化的巨噬细胞表达的共刺激分子 CD80 明显降低，而 CD86 的表达明显升高。黏附分子（CD40）和 MHC－Ⅱ类分子（I－A^d）的表达都明显比对照组降低（图 3－20）。

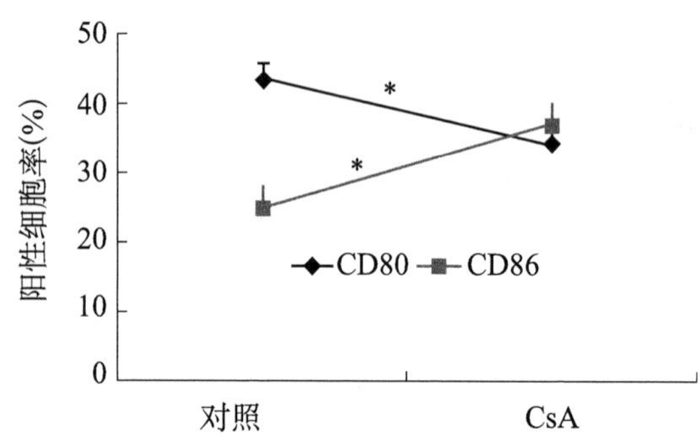

图 3－19 诱导分化的巨噬细胞表达 CD80 和 CD86 的细胞阳性率

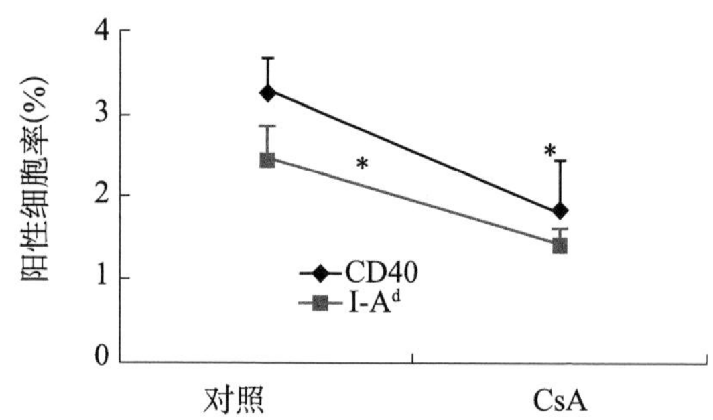

图 3－20 诱导分化的巨噬细胞表达 CD40 和 I-A^d的细胞阳性率

（五）环孢霉素 A 对分化的巨噬细胞周期影响

采用流式细胞仪对诱导分化的巨噬细胞周期进行检测，流式细胞仪测定结果如图 3－21 所示，细胞周期分析结果见图 3－22。环孢霉素 A 处理后得到的巨噬细胞 G_1、G_2和 S 期没有明显变化，统计学无明显差异，结果表明环孢霉素 A 对巨噬细胞周期影响不大。

（六）诱导分化的巨噬细胞吞噬能力的分析

收集体外培养 8d 骨髓源前期细胞在 M-CSF 诱导下分化巨噬细胞，通过 CFSE 标记鸡红细胞和 T 细胞，诱导分化的巨噬细胞与荧光标记的细胞共孵育，PE-F4/80 染色，采用流式细胞仪测定巨噬细胞的吞噬功能，结果见图 3－23 和图 3－24。由图 3－23 知，与对照组比较，环孢霉素 A 处理的巨噬细胞吞噬

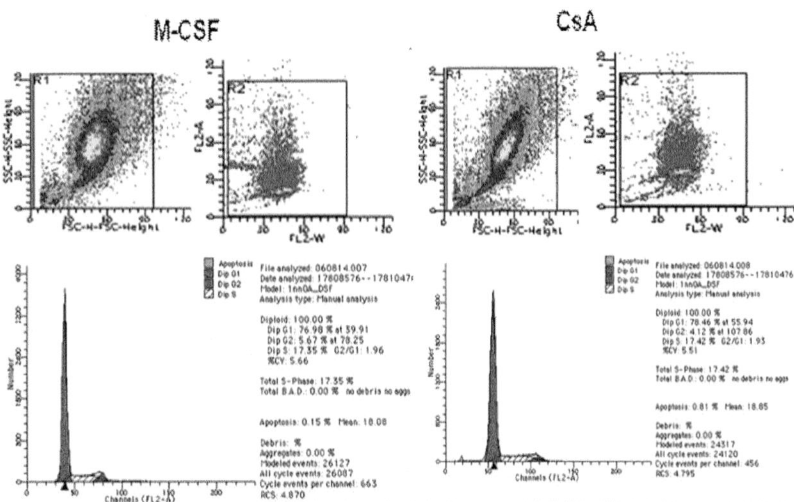

图 3－21　诱导分化的巨噬细胞周期流式细胞分析

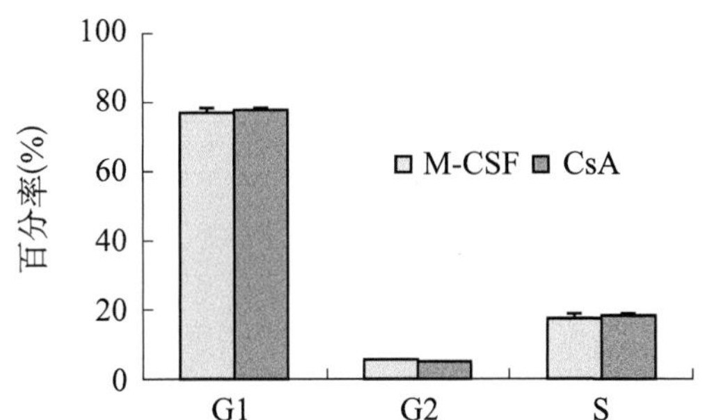

图 3－22　雷帕霉素对诱导分化的巨噬细胞周期的影响

CFSE-T 细胞的能力明显地降低，图 3－24 显示环孢霉素 A 处理的巨噬细胞吞噬 CFSE-cRBCs 细胞的能力也明显比对照组降低。

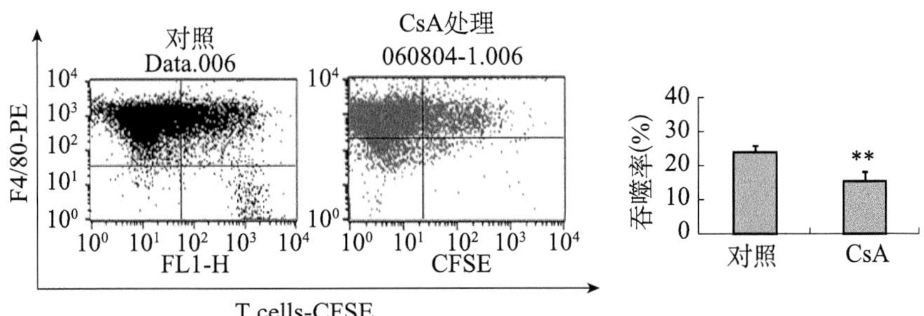

图 3－23　分化的巨噬细胞吞噬 T 细胞能力分析

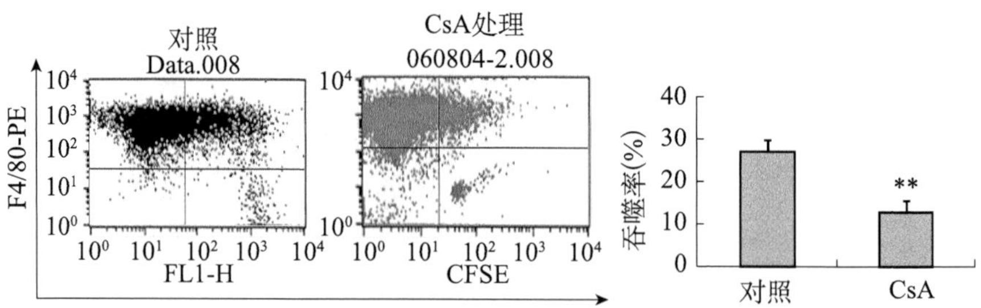

图 3-24 诱导分化的巨噬细胞吞噬鸡红细胞能力的分析

(七)诱导分化的巨噬细胞抗原递呈能力的分析

通过混合淋巴细胞反应测定诱导分化的巨噬细胞递呈抗原能力,结果见图 3-25。由图 3-25 知,药物组与阳性对照组比较,环孢霉素 A 处理诱导分化的巨噬细胞刺激淋巴细胞增殖的能力明显减低。

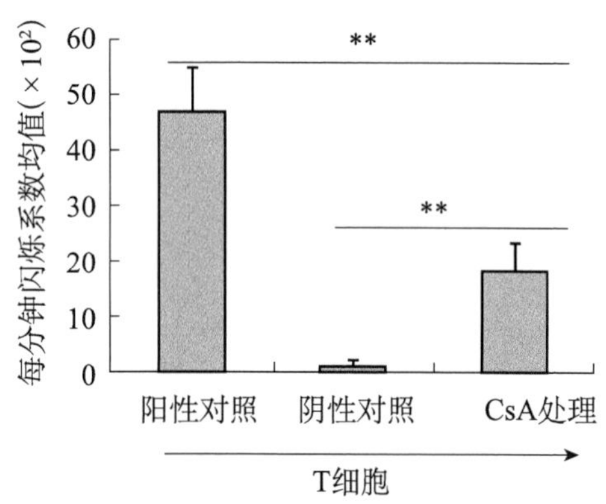

图 3-25 分化的巨噬细胞刺激淋巴细胞增殖的能力

四、讨论

(一)环孢霉素 A 对骨髓前期细胞发育分化巨噬细胞的影响

本试验利用骨髓源前期细胞体外诱导分化巨噬细胞为研究对象,观察环孢霉素 A 对巨噬细胞发育分化的影响。骨髓前期细胞体外培养开始在细胞培养液中添加不同浓度的环孢霉素 A,体外诱导培养 8d,诱导分化的细胞具有巨噬细胞突起、胞体大,形状不规则等特征,流式细胞仪分析细胞表型,结果诱导分化的巨噬细胞特征标志物 F4/80 和 CD11b 表达在 95%以上,但是药物组诱导分化的巨噬细胞的数量明显减少,环孢霉素 A 是免疫抑制药物,具有重要的免疫抑制功能，但也有一定细胞毒性等副作用，环孢霉素A处理组的诱导分化的巨噬细胞数量减少，可能与环孢霉素A对细胞的毒性影响相关（沈红等，2010）。

（二）环孢霉素A对诱导分化的巨噬细胞表型的影响

通过流式细胞仪对骨髓源前期细胞诱导分化的巨噬细胞表面分子表达MHC-II类分子和共刺激分子以及黏附分子进行分析，结果与对照组相比，环孢霉素A处理组诱导分化的巨噬细胞表面分子CD80、CD40和I-A^{d}表达显著升高，而CD86表达显著降低，结果说明环孢霉素A影响诱导分化的巨噬细胞表面分子表达，提示分化的巨噬细胞可能已被活化（沈红等，2011；Hong S等，2009）。

（三）环孢霉素A对诱导分化的巨噬细胞吞噬功能的影响

吞噬作用是巨噬细胞的重要免疫调节功能之一，在抗病原微生物感染和宿主防御功能中发挥重要作用（Vonarbourg等，2006）。鸡红细胞常被作为经典的吞噬检测物，通过检查巨噬细胞对鸡红细胞的吞噬能力反映巨噬细胞吞噬的功能。本试验通过流式细胞仪检测诱导分化的巨噬细胞吞噬CFSE标记的鸡红细胞和CFSE标记的同源异种T细胞的能力，结果环孢霉素A处理的巨噬细胞吞噬其他细胞的能力明显减弱，表明环孢霉素A影响诱导分化的巨噬细胞的免疫功能（沈红等，2011；Hong S等，2009）。

（四）环孢霉素A对诱导分化的巨噬细胞抗原递呈功能的影响

巨噬细胞能处理摄入的蛋白抗原和表达MHC-II类分子，还表达协同刺激分子如CD80（B7），以充分活化Th细胞（Auger等，1992），启动免疫应答反应，这种能力与其十分有效地摄取抗原并迁徙到淋巴结微环境的能力相关（Unanue等，1986）。抗原摄取加上细胞因子，特别是M-CSF，启动了Mφ的分化，随着Mφ的分化，与MHC分子构成复合物的抗原肽高密度地表达于细胞表面，黏附分子及包括CD80/CD86在内的共刺激分子的表达上调（Morrissette等，1995；Unanue等，1986）。采用混合淋巴细胞反应分析诱导分化的巨噬细胞递呈抗原能力，结果环孢霉素A处理诱导分化的巨噬细胞刺激T淋巴细胞增殖的能力比对照组明显降低，表明环孢霉素A在骨髓前期细胞体外培养环境对诱导分化的巨噬细胞起一定作用（沈红等，2011）。

（五）环孢霉素A对诱导分化的巨噬细胞周期的影响

细胞周期是指细胞从前一次分裂结束起到下一次分裂结束为止的活动过程。细胞周期分为2个时期，即细胞分裂期（M期）和细胞分裂间期，细胞分裂期的时间较短而分裂间期的时间较长，细胞分裂间期又分为 3 期，即 DNA 合成前期（G_1期）、DNA 合成期（S 期）与 DNA 合成后期（G_2期）。细胞通过一系列的细胞事件，细胞分别进行着 DNA 复制、蛋白质合成及细胞分裂等重要的生理活动，实现细胞分化或增殖的过程。G_1期长短因细胞而异，体内大部分细胞在完成上一次分裂后，分化并执行各自功能，此 G_1期的早期阶段特称 G_0期，在 G_1期的晚期阶段，细胞开始为下一次分裂合成 DNA 所需的前体物质、能量和酶类等。S 期是细胞周期的关键时刻，DNA 经过复制而含量增加一倍，使体细胞成为 4 倍体，每条染色质丝都转变为由着丝点相连接的 2 条染色质丝，与此同时，还合成组蛋白，进行中心粒复制，S 期一般需几个小时。G_2期为分裂期做最后准备，中心粒已复制完毕，形成 2 个中心体，还合成 RNA 和微管蛋白等，G_2期比较恒定，需用 1～1.5h。凋亡是细胞清除的活化机制，在组织稳定和发展中起着重要的作用，CsA 不仅能使 T 细胞凋亡，同时能使肾细胞凋亡，研究表明 CsA 诱导的细胞凋亡和多基因家族相关（Yang 等，2001）。本试验中环孢霉素 A 处理诱导分化的巨噬细胞 G_1、G_2和 S 期没有明显变化，表明环孢霉素 A 对巨噬细胞周期没有明显影响（沈红等，2011；Hong S 等，2009）。

第三节　紫杉醇对骨髓源前期细胞向巨噬细胞分化的影响

一、研究背景与意义

器官移植是许多终末期疾病的唯一治疗手段，随着医学科学的进步，器官移植的成功率已经明显升高，但是，术后的免疫排斥反应仍未得到完全解决。目前缓解和防止器官移植术后排斥反应常用方法主要使用免疫抑制剂，如环孢霉素 A、雷帕霉素、FK506 等，或一些单克隆抗体，如 CD3、CD4、CD8、CD25、CD52、CD54 等，使急性排斥反应发生率大大降低（Zhao 等，2001；Chatenoud，2006；Chatenoud，2006）。但是，长期使用免疫抑制剂对机体免疫系统的持续非特异性抑制又容易引起不良反应，临床发现当肿瘤患者接受器官移植时，使用传统的免疫抑制剂可能会引起肿瘤复发，或者引发新的肿瘤；如果在移植后停用或者减少传统的免疫抑制剂的用量虽然可以降低肿瘤的复发，但是，移植排斥的发生率大大提高。迄今为止，人们仍在试图寻找一种既能够阻止移植排斥的发生又能够防止肿瘤复发的药物，尤其在移植受者术后肿瘤发生或复发。紫杉醇（Paclitaxel，PA）于 1992 年被美国食品药品监督管理局（FDA）正式批准作为治疗晚期卵巢癌的抗肿瘤新药（Wani 等，1971），紫杉醇是当前治疗多种肿瘤的一线药物。有研究认为，紫杉醇可能会作为一种免疫抑制剂用在需要进行器官移植的肿瘤患者中，低剂量的紫杉醇还能够预防和治疗风湿性关节炎、多发性硬化等自身免疫疾病（Ehrlich 等，2004；Cao 等，2000；Kurose 等，2001）。目前，紫杉醇由于具有独特的抗癌活性和独特的抗癌机理而成为当今抗癌药物研究的热点，大量研究认为紫杉醇抗癌作用的机理，一是诱导和促进肿瘤细胞微管蛋白聚合而不发生解聚，从而抑制纺锤体的形成，最终阻止有丝分裂的完成，抑制肿瘤细胞生长（Chuang 等，1994）；二是紫杉醇能够调节多种凋亡相关的基因或蛋白的表达，诱导细胞凋亡（Shi 等，2005）；三是紫杉醇有激活巨噬细胞产生 NO、IL、TNF-α 等杀灭肿瘤细胞的作用（Kim 等，2005）。此外，紫杉醇还能够抑制细胞毒性 T 细胞的免疫活性，并且能够抑制抗供者的体液免疫反应的发生（Tange 等，2002；Iesalnieks 等，2002；Reyes-Corona 等，2007；Tange 等，2003；Hoves 等，2006），但是紫杉醇在发挥免疫抑制作用的过程中对巨噬细胞发育分化的影响未见报道。本试验在用 M-CSF 诱导体外骨髓前期细胞分化成巨噬细胞的过程中加入紫杉醇（Cunnick 等，2006），探讨紫杉醇对巨噬细胞发育分化及表型和功能的影响。

巨噬细胞在防御感染、自身稳定和免疫监视中都起着重要作用，可抵御细菌、病毒和真菌的入侵，并能吞噬自身凋亡细胞和突变细胞，在机体整个的防御系统中起着发动和调节免疫的作用（金伯泉，2001）。巨噬细胞是具有表型和功能都有高度的异质性细胞群，其功能的异质性与不同部位巨噬细胞所处的微环境有关，正是巨噬细胞高度异质性的存在赋予了先天、非特异性免疫系统更大的适应性，能抗御自然界多种多样的病原体感染，对多种炎症刺激剂发生应答。近年来，人们发现巨噬细胞的活化也存在异质性，即巨噬细胞在不同的刺激环境下有不同的活化状态，由 INF-γ、TNF 和 LPS 引起的巨噬细胞活化称为经典活化的巨噬细胞，起促进炎症的作用，而由 IL-4、IL-10 和 IL-13 引起的巨噬细胞活化称为替代活化的巨噬细胞，起抗炎症的作用（Gordon，2003；Stumpo 等，1999；Ogawa 等，2006）。替代激活的巨噬细胞能够抑制淋巴细胞增殖而发挥免疫抑制作用，并且能够诱导具有免疫抑制功能的调节性 T 细胞（Hoves 等，2006），同时调节性 T 细胞也能够诱导替代激活的巨噬细胞（Tiemessen 等，2007），在移植过程中诱导免疫耐受。紫杉醇作为一种具有抗肿瘤作用的免疫抑制药物，用于器官移植过程中，能够抑制细胞毒性 T 细胞的杀伤作用和降低 IL-

2 的产生，从而诱导免疫耐受（Iesalnieks 等，2002；Tange 等，2003）。本研究采用流式细胞仪和迟发性过敏反应等方法对诱导分化的巨噬细胞生物学功能分析，试图进一步确定诱导分化的巨噬细胞是否为替代活化的巨噬细胞，为紫杉醇应用于移植临床提供实验依据。

二、材料与方法

（一）主要试剂与抗体

FITC-RAM CD54 mAb，FITC-RAM CD40 mAb，FITC-RAM CD14 mAb，FITC-RAM H-$2D^b$ mAb，PE-RAM I-A^d mAb，PE-RAM CD23 mAb，FITC-MAH CD206 mAb，PE-IL-12 mAb，PE-or FITC-RatIgG2b 都购于 BD Biosciences PharMingen（美国圣地亚哥）。紫杉醇（PA）、脂多糖（LPS）、碘化丙啶（PI）、TritonX-100（聚乙二醇辛基苯基醚，PIPES）、HEPES、EGTA 购自 Sigma 公司。吉姆萨染色液（Giesma）和瑞氏染色液（Wright）购自博士德生物技术公司。多聚赖氨酸（PLL）购自北京化工厂。牛血清白蛋白（BSA）购自大连生物试剂厂。其他试剂和部分抗体同本章第一节。

（二）主要仪器与材料

千分尺（Brown & Sharpe），荧光显微镜（Olymplus IX71），光学显微镜（日本 Olymplus 公司）XG-1 型照相机（日本 Minlta 公司），双光子激光共聚焦显微镜（LSM510，Zeiss）。盖玻片购自北京中杉金桥生物技术有限公司，其他仪器和材料同本章第一节。

（三）实验动物

同本章第一节。

（四）方法

1. 骨髓源前期细胞和诱导分化巨噬细胞的制备

同本章第一节。

2. 流式细胞仪检测诱导分化的巨噬细胞表型

同本章第一节。

3. 流式细胞仪检测巨噬细胞周期

同本章第一节。

4. 瑞氏—吉姆萨染色法检测巨噬细胞吞噬功能

将待检测的巨噬细胞和 CFSE-cRBC 共抚育的 24 孔培养板取出，吸弃孔中培养液，用 PBS 洗 3 次，取出其中盖玻片，自然干燥后，加入甲醇固定 10min，自然晾干。用 Wright 染液将盖玻片覆盖，约 30s 后，加入 2～3 滴 Gimsa 染液，1～2min后逐滴加入磷酸盐缓冲液，直至膜面上染色液形成表面张力为止，染色 15min，dH_2O 冲洗，显微镜观察，计数 200 个细胞，计算吞噬率（伊焕发，2007；Uberti 等，2005）。

5. 迟发性过敏反应（DTH）测定

（1）反应细胞制备

取 6～8 周 BALB/c 小鼠颈椎脱臼处死，无菌状态下取脾，毛玻片研磨制备单细胞悬液，1 600r/min，离心 5min，弃去上清，加入红细胞裂解液约 1min 裂解红细胞，用含 2%牛血清白蛋白的 PBS 溶液重悬，1 600r/min 离心 5min，PBS 洗 3 次，R/MINI1640 重悬细胞，锥虫蓝（台盼蓝）染色计数细胞，R/MINI1640 调整细胞浓度为 2×10^7个/mL，然后用此给 6～8 周 C57BL/6 小鼠腹腔注射，1mL/只，进行免疫，10d 后取被免疫的 C57BL/6 小鼠的脾脏，制备单细胞悬液，作为反应细胞已备用（Taylor 等，2006；Qu 等，2007）。

（2）刺激细胞制备

收集体外诱导分化的巨噬细胞，用无血清 RPMI1640 调整细胞浓度为 1×10^7个/mL，作为刺激细胞已备用。

（3）DTH 试验

用无血清 R/MINI1640 调整已提前制备的反应细胞浓度为 1×10^7个/mL 与刺激细胞 1∶1 混合，注入未致敏的 C57BL/6 小鼠耳廓，自心端向外注射 50μL/只。在注射前和注射后 24h、48h 用千分尺 3 次测量小鼠耳朵厚度，记录。

6. 巨噬细胞染色检测 IL-12

收集体外诱导分化的巨噬细胞，用 LPS 含量为 100ng/mL 的 R/MINI1640 完全培养液调整细胞浓度为 4×10^5个/mL，加入 24 孔细胞培养板 1mL/孔，培养 12h。吸弃培养上清，加入预冷的 PBS 洗 2 次，用冷的 PBS 收集巨噬细胞加入流式管，4×10^5个细胞/管，加 FACS 缓冲液，1 500r/min离心 6min，洗 2 次，弃净上清。加入 1×Perm/Fix 0. 5mL/管，4℃冰箱过夜。加入 FACS 缓冲液 2mL，1 500r/min 离心 6min，洗 1 次，弃净上清。加入 1× Perm buffer 1mL/管，1 500r/min离心 6min，弃净上清。1× Perm buffer 重复洗 1 次，加入 10μL 的 PE-IL-12 抗体，4℃静置 30min。1× Perm buffer 重复洗 2 次，弃净上清，加入适量 FACS 缓冲液重悬细胞，上机检测（伊焕发，2007；Sun 等，2006；Wang

等，2006)。

(五) 试验分组

试验分对照组为 M-CSF（100ng/mL)、药物组为 M-CSF＋紫杉醇（5ng/mL、10ng/mL、20ng/mL、40ng/mL)，每组设 4 个重复孔。在细胞培养开始的 0d 培养液中加入紫杉醇，细胞诱导分化培养 8d。

(六) 统计分析

同本章第一节。

三、结果

(一) 紫杉醇对骨髓前期细胞诱导分化成巨噬细胞的影响

1. 体外诱导分化的细胞形态观察

骨髓前期细胞体外培养第 4d、6d、8d 时，收集各组诱导分化的细胞在倒置显微镜下观察细胞形态变化，结果见图 3－26。由图 3－26 知，骨髓前期细胞体外培养 4d，诱导分化的细胞形态不很规则，渐有突起出现，培养到 6d 细胞体增大，培养 8d 时诱导分化的细胞表现典型巨噬细胞形态，胞体大，细胞有明显突起。与对照组比较，紫杉醇处理组骨髓前期细胞发育分化稍慢，诱导分化的巨噬细胞数量少。试验中还观察到紫杉醇添加浓度为 40ng/mL 时，诱导分化的细胞形态不规则、胞体变小、突起不明显，几乎没有巨噬细胞的形态，还有部分死亡细胞。

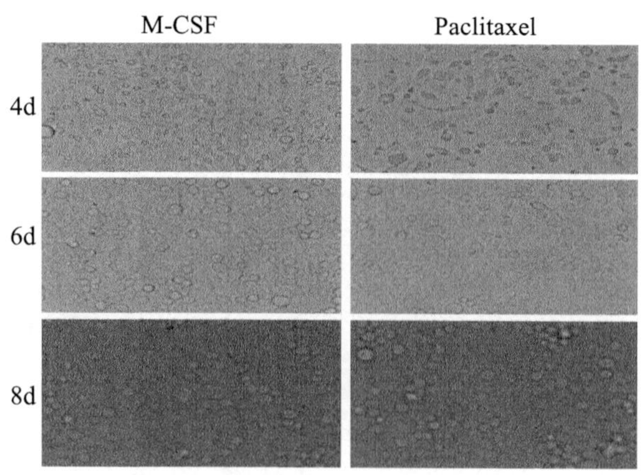

图 3－26　骨髓前期细胞诱导分化的巨噬细胞形态（200×）

通过流式细胞仪对巨噬细胞特征标志物 PE-F4/80 分析，结果见图 3－27。

由图 3－27 可以看出，骨髓前期细胞体外培养 8d 诱导分化的细胞为巨噬细胞，F4/80 染色阳性细胞几乎为 100%，细胞表现典型的巨噬细胞形态，胞体大，有明显突起。

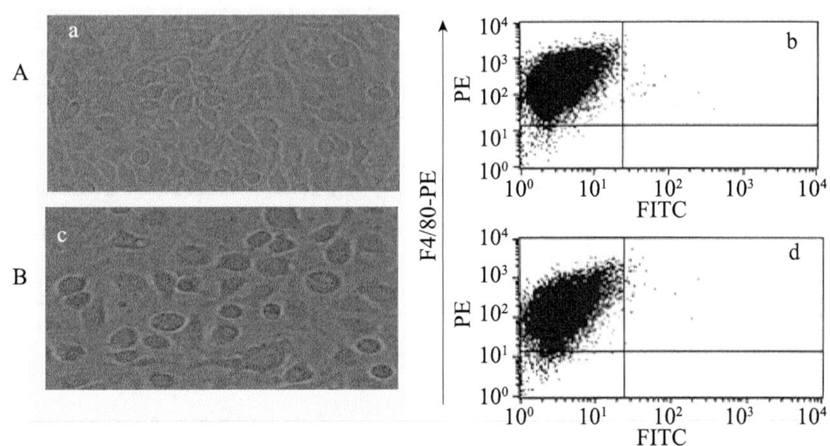

图 3－27　紫杉醇对骨髓前期细胞诱导分化的巨噬细胞形态和 F4/80 表达的影响

注：(A) 为对照组，(B) 为药物制组，(a) 和 (c) 为放大 400 倍形态图，(b) 和 (d) 为流氏图

2. 体外巨噬细胞分化发育的观察

收集各组体外培养 8d 诱导分化的细胞，台盼蓝染色计数，对诱导分化的细胞活力和细胞数量分析，结果见图 3－28。由图 3－28（A）知，骨髓前期细胞体外诱导分化的巨噬细胞活力都在 95%以上，对照组与不同浓度紫杉醇处理组之间比较，诱导分化的巨噬细胞活力没有显著差异，同时各药物处理组之间也没有显著差异。由图 3—28（B）知，药物组与对照组比较，紫杉醇处理组诱导分化形成的巨噬细胞数量减少，紫杉醇浓度为 5ng/mL 时，诱导分化的巨噬细胞数量减少不明显，但紫杉醇浓度为 10 ng/mL 和 20 ng/mL 给药组巨噬细胞数量明显降低。

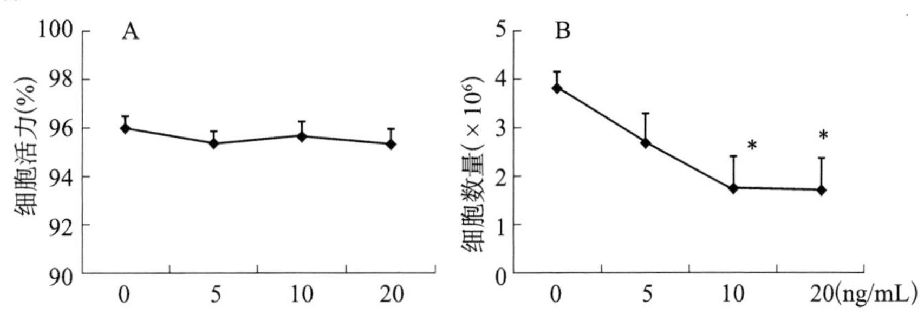

图 3－28　不同浓度紫杉醇对分化的巨噬细胞活力（A）和细胞数量（B）的影响

3. 体外诱导分化的巨噬细胞表型的鉴定

采用流式细胞仪对各组诱导分化的巨噬细胞标志物 F4/80 和 CD11b 分析，结果见图 3－29。由图 3－29 知，骨髓细胞体外诱导 8d 时，对照组和紫杉醇处理组分化的细胞 $F4/80^{+}$ $CD11b^{+}$ 双染细胞占总细胞的比例都在 95%，结果说明，骨髓细胞体外在 M-CSF 培养环境和同时添加紫杉醇的条件下都向典型的巨噬细胞分化。

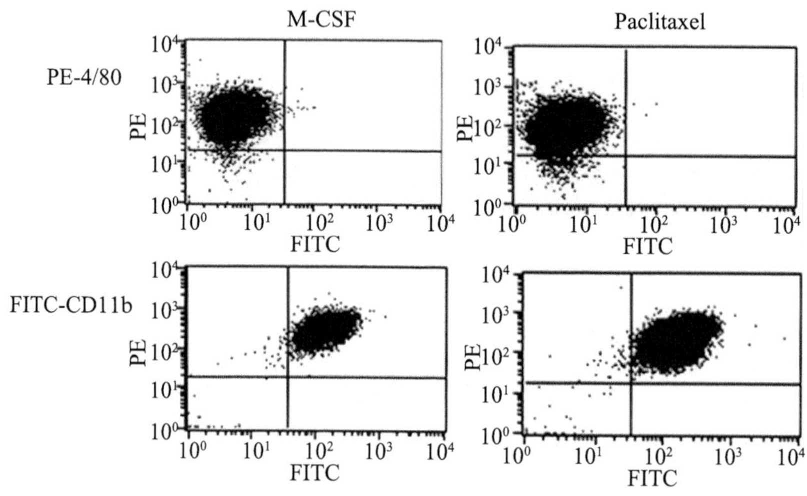

图 3－29　紫杉醇对诱导分化的巨噬细胞 F4/80 和 CD11b 表达的影响

4. 诱导分化的巨噬细胞表面分子的表达

通过流式细胞仪对诱导分化的巨噬细胞表面分子 $I\text{-}A^{d}$、CD80、CD86、CD14 的表达分析，结果见图 3－30。由图 3－30 知，与对照组相比，紫杉醇处理组的巨噬细胞表面共刺激分子 CD80、CD86 和 LPS 样受体 CD14 表达的百分率都明显升高，$I\text{-}A^{d}$表达降低。

5. 诱导分化的巨噬细胞周期和凋亡的变化

采用流式细胞仪对体外诱导分化的巨噬细胞周期和凋亡进行检测，结果见图 3－31。由图 3－31 可以看出，对照组与紫杉醇处理组比较，紫杉醇处理组诱导分化的巨噬细胞 G_1 期细胞明显减少，G_2/S 期细胞明显增加，并且出现凋亡高峰。图 3－31 显示紫杉醇处理组的巨噬细胞凋亡明显增加。

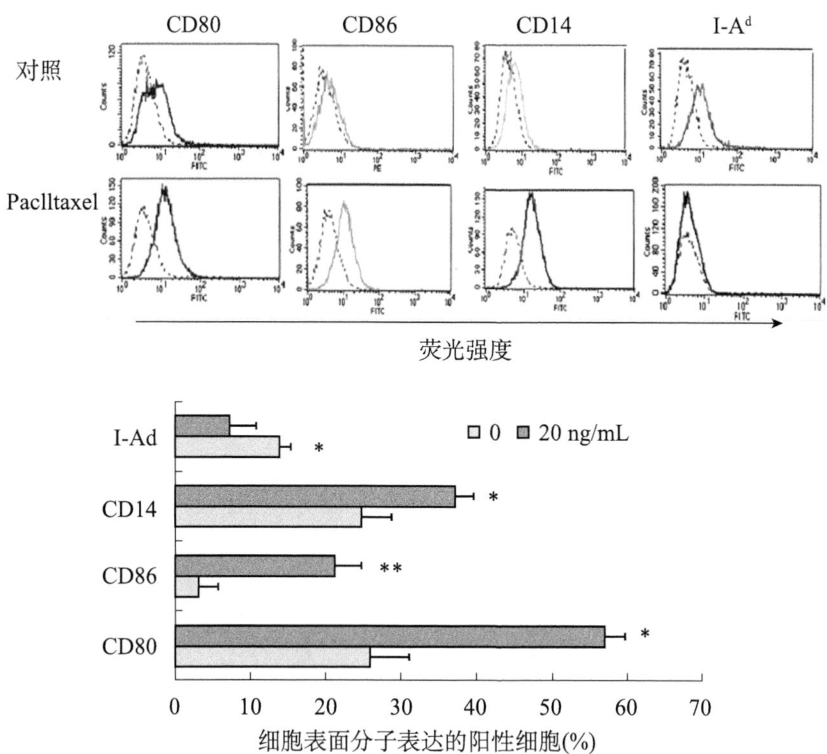

图 3-30 紫杉醇对诱导分化的巨噬细胞表面分子表达的影响

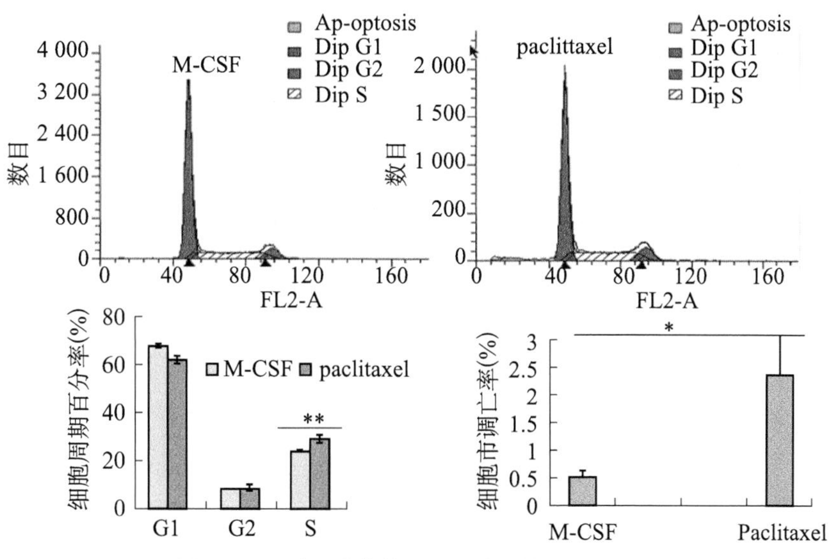

图 3-31 诱导分化的巨噬细胞周期和凋亡分析

(A) 细胞流式图，(B) 细胞周期，(C) 细胞凋亡

（二）紫杉醇对骨髓前期细胞诱导分化的巨噬细胞功能的影响

1. 体外诱导分化的巨噬细胞吞噬能力的测定

巨噬细胞吞噬能力的测定经典方法为瑞氏—吉姆萨染色法，目前，也可通过流式细胞仪分析。本实验将鸡红细胞与诱导分化的巨噬细胞共孵育，然后瑞氏—吉姆萨液染色，光学显微镜观察，结果见图 3－32 所示，从图 3－32 可以看出有巨噬细胞已吞噬鸡红细胞。

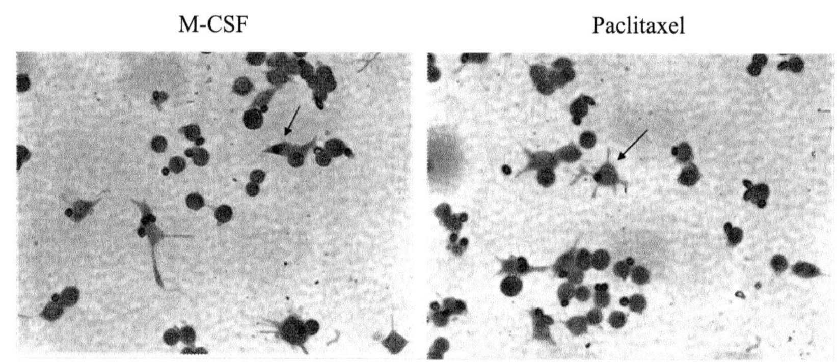

图 3－32　吉姆萨染色法测定诱导分化巨噬细胞吞噬鸡红细胞（200×）

体外诱导分化的巨噬细胞和预先用 CFSE 标记的鸡红细胞共同孵育 2～4h，然后用 PE-F4/80 抗体对孵育后的巨噬细胞染色，流式细胞仪检测吞噬率，结果

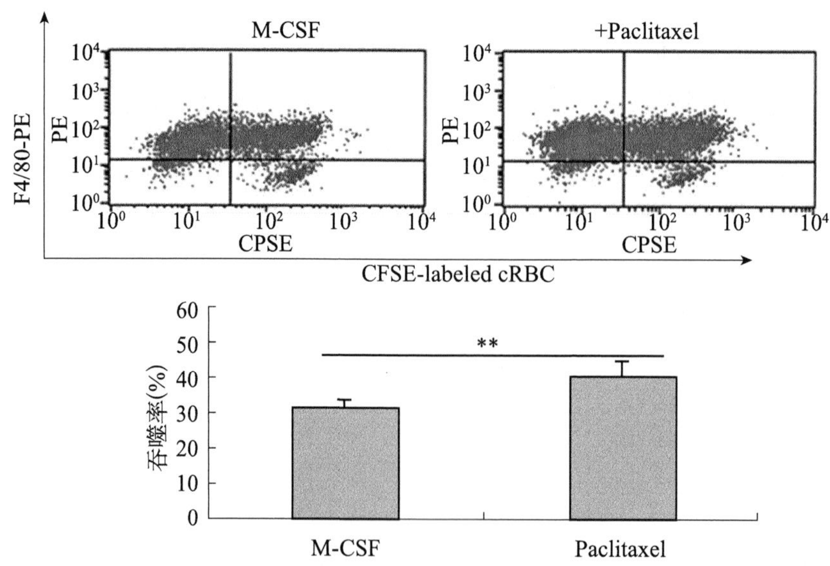

图 3－33　诱导分化的巨噬细胞吞噬鸡红细胞能力的分析

见图3-33。从图3-33流式图可以明显的区分看出发生吞噬鸡红细胞的巨噬细胞和没有发生吞噬鸡红细胞的巨噬细胞，紫杉醇处理组的巨噬细胞吞噬鸡红细胞的能力明显高于对照组。

LPS是活化巨噬细胞的重要激活剂，在骨髓细胞体外培养诱导分化的巨噬细胞中加入100ng/mL的LPS培养12h，收集LPS激活的巨噬细胞，采用流式细胞仪分析激活的巨噬细胞吞噬鸡红细胞功能，结果见图3-34。由图3-34知，紫杉醇处理组和对照组诱导分化的巨噬细胞经LPS刺激后，巨噬细胞的吞噬率都有所提高，但是两组之间比较没有统计学差异。LPS刺激对照组和药物处理组诱导分化的巨噬细胞后，活化的巨噬细胞的吞噬率都明显高于未受到LPS刺激的巨噬细胞。

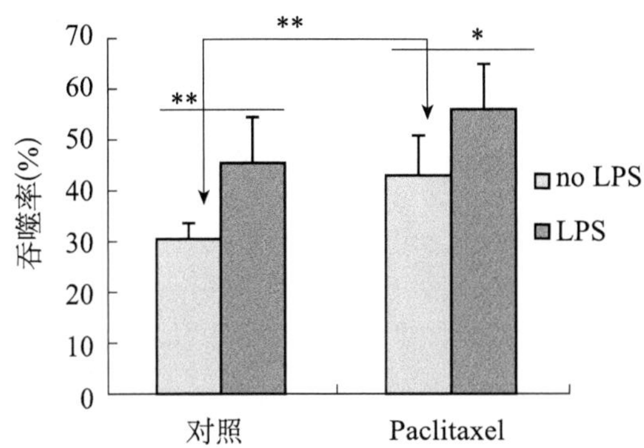

图3-34　LPS刺激诱导分化的巨噬细胞吞噬能力的分析

2. 体外诱导分化的巨噬细胞免疫原性测定

紫杉醇加入体外骨髓前期细胞培养体系中，收集诱导分化的巨噬细胞和经过预处理的异基因的小鼠脾细胞同时给小鼠耳朵皮层注射，24h后用千分尺测量小鼠耳朵厚度的变化，结果见图3-35。由图3-35可以看出，与对照组比较，紫

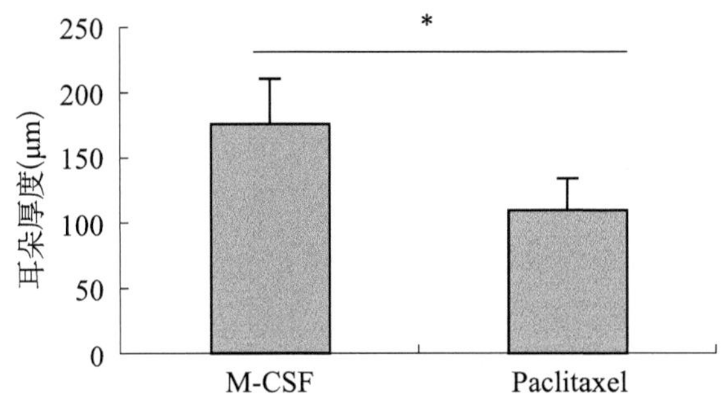

图3-35　诱导分化的巨噬细胞诱导的同种异基因小鼠DTH反应

杉醇处理组小鼠耳朵厚度减小，耳朵增厚的能力明显降低，诱导分化的巨噬细胞使小鼠发生轻度迟发性过敏反应，而 M-CSF 组小鼠发生明显 DTH 反应。

3. 诱导分化的巨噬细胞分泌 IL-12 的测定

IL-12 是巨噬细胞促进炎症反应的重要细胞因子，巨噬细胞高表达 IL-12 是经典激活巨噬细胞的重要标志。试验采用 LPS 刺激体外诱导分化的巨噬细胞 12h，然后收集刺激后的巨噬细胞，用 IL-12 抗体对细胞分析，采用流式细胞仪检测 IL-12 表达，结果见图 3－36。图 3－36 可以看出，紫杉醇处理组 IL-12 的表达百分率明显低于对照组，结果提示紫杉醇处理的诱导分化的巨噬细胞可能已成为替代激活的巨噬细胞。

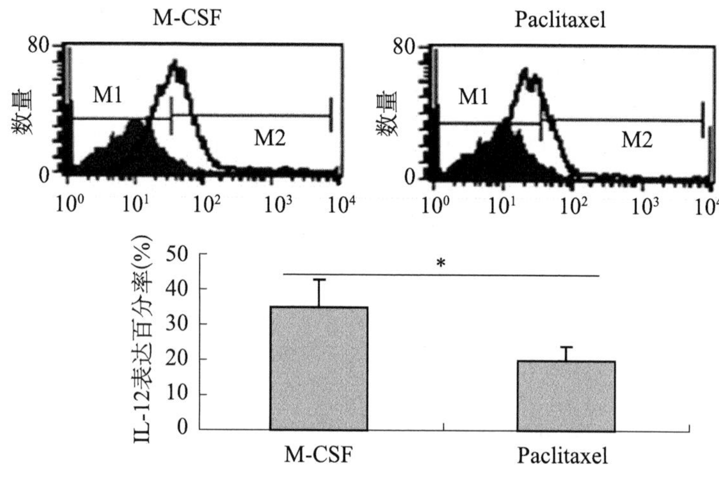

图 3－36　诱导分化的巨噬细胞分泌 IL-12 的分析

四、讨论

（一）紫杉醇对骨髓前期细胞诱导分化成巨噬细胞的影响

1. 紫杉醇对体外分化的巨噬细胞的影响

紫杉醇具有抗肿瘤和免疫抑制的双重功效，但是，也具有通常化疗药物共有的副作用即骨髓抑制（Weiss 等，1990；Morita 等，2007；Safran 等，2008），紫杉醇作为免疫抑制药物用于器官移植时须注意其对骨髓细胞的毒性作用。本试验结果低剂量紫杉醇对体外骨髓前期细胞诱导分化的巨噬细胞数量没有明显影响，但是，高剂量紫杉醇影响骨髓前期细胞发育分化成巨噬细胞，随着紫杉醇剂量的增加诱导分化的巨噬细胞数量逐渐减少，诱导分化的巨噬细胞数量的减少可能是紫杉醇的骨髓抑制作用直接杀伤骨髓前期细胞，也有可能细胞分化过程中紫杉醇抑制细胞的有丝分裂，使细胞凋亡而不能发育分化成巨噬细胞（Yamatoya

等，2007；Zhong 等，2007；Romero Benitez 等，2004）。特别是紫杉醇添加量过高达 40ng/mL 时，多数骨髓前期细胞死亡，因而不能诱导分化成巨噬细胞，这和文献报道紫杉醇在浓度为 33ng/mL 时就能影响细胞的存活相一致（Iesalnieks 等，2002；李龙等，2007）。

有文献报道骨髓细胞在诱导 5d 后就能得到巨噬细胞（Yamada 等，2005），也有报道用 M-CSF 诱导骨髓前期细胞 7～9d 可以得到高纯度巨噬细胞（Liao 等，2007；Lin 等，2001；Fleetwood 等，2007）。本实验观察发现骨髓前期细胞培养 6d 的细胞具有了巨噬细胞一些形态特征，如细胞突起明显、胞体大，形状不规则等。采用流式细胞仪对诱导分化的巨噬细胞特征标志物 F4/80 和 Cd11b 表达分析，结果分化的细胞 F4/80 的阳性率达到 95%以上，紫杉醇添加量的增加诱导分化的细胞 F4/80 的阳性率逐渐降低，这与一些文献报道一致（Gersuk 等，2008；Wilk 等，2007；李龙等，2008）。

2. 紫杉醇对诱导分化的巨噬细胞表面分子表达的影响

巨噬细胞表面能够表达一系列表面分子，主要包括 MHC-II 类分子、共刺激分子及黏附分子等，这些分子的表达和巨噬细胞发挥功能密切相关。通过流式细胞仪对骨髓前期细胞体外诱导分化的巨噬细胞 MHC-II 二类分子（$I\text{-}A^d$）和共刺激分子（CD80、CD86）以及黏附分子（CD14）表达进行分析，试验结果紫杉醇处理组诱导分化的巨噬细胞 CD80、CD86 和 CD14 表达升高，MHC-II 类分子表达降低，结果说明经过紫杉醇处理得到的巨噬细胞已经被活化（李龙，2008；沈红等，2010）。

3. 紫杉醇对诱导分化的巨噬细胞周期和凋亡的影响

紫杉醇发挥抗肿瘤的作用，一方面可以阻止肿瘤细胞发生有丝分裂使细胞发育停滞在 G_2/M 期，另一方面紫杉醇可以诱导肿瘤细胞发生凋亡，从而达到抗肿瘤的效果（Zhu 等，2007）。试验通过流式细胞仪对诱导分化的巨噬细胞周期和凋亡分析，结果发现，紫杉醇处理组诱导分化的巨噬细胞 G_1 期细胞减少，G_2/S 期所占的比例增多，并且细胞凋亡比例明显增加。细胞周期及细胞的周期分布反映着细胞生长增殖的具体过程，其中 G_0 期细胞是尚未进入增殖状态的静止期细胞，G_1 期为 DNA 合成前期，S 期为 DNA 合成期，DNA 由二倍体在 S 期结束后进入 G_2 期成为四倍体，G_2 期主要为分裂期（M）期储备能量。试验结果提示紫杉醇影响诱导分化的机遇噬细胞周期和凋亡，这可能与紫杉醇能够发挥抗肿瘤效应有关，一方面紫杉醇能够阻止肿瘤细胞的微管解聚，使肿瘤细胞的有丝分裂停滞在 G_2/M 期，另一方面可能是巨噬细胞能够诱导肿瘤细胞发生凋亡来抑制肿瘤细胞的生长（李龙，2008；沈红等，2011）。

（二）紫杉醇对骨髓前期细胞诱导分化的巨噬细胞功能的影响

1. 紫杉醇对诱导分化的巨噬细胞吞噬功能的影响

吞噬作用是巨噬细胞的重要免疫调节功能之一，在抗病原微生物感染和宿主防御功能中发挥重要作用，它们具有非调理素依赖的和抗体及补体等调理素依赖的吞噬细菌或异物的吞噬清除功能（Vonarbourg 等，2006；Yoon 等，2004；Plowden 等，2004）。本试验采用吉姆萨染色和流式细胞仪检测巨噬细胞对 CFSE 标记的鸡红细胞的吞噬能力，结果紫杉醇能明显增强诱导分化的巨噬细胞吞噬鸡红细胞的能力（李龙，2008）。LPS 是活化巨噬细胞的重要激活剂，并且 LPS 激活的巨噬细胞是经典激活的巨噬细胞（Gordon，2003）。文献报道紫杉醇具有 LPS 效应，能够活化巨噬细胞（Zaks-Zilberman 等，2001），本试验在诱导分化的巨噬细胞中加入 LPS 来活化巨噬细胞，用流式细胞仪检测巨噬细胞吞噬功能的变化，结果显示各组诱导分化的巨噬细胞在用 LPS 活化后，巨噬细胞吞噬能力明显提高，但是紫杉醇处理组在用 LPS 活化后吞噬能力并不比对照组吞噬能力明显提高，这可能是因为紫杉醇本身就具有 LPS 样作用，经紫杉醇处理诱导得到的巨噬细胞可能本身已经处于一种活化的状态，所以对 LPS 的刺激反应性不明显。

2. 紫杉醇对巨噬细胞免疫原性的影响

巨噬细胞作为最重要的抗原提呈细胞，在引起机体的获得性免疫中起着至关重要的作用。免疫原性是评价巨噬细胞活化 T 细胞能力的重要指标之一，DTH 试验是常用的检测巨噬细胞免疫原性的实验手段。本试验将诱导分化的巨噬细胞作为刺激细胞和预先致敏的同种异基因的脾脏细胞混合，给异基因的小鼠耳廓注射来观察巨噬细胞的免疫原性，结果发现，紫杉醇处理组诱导分化的巨噬细胞促使小鼠耳朵增厚的能力降低，即免疫原性降低，这与紫杉醇能降低机体对异物的反应性、用于降低器官移植后个体对移植物的排斥反应有关（李龙，2008；沈红等，2011）。

3. 紫杉醇对巨噬细胞分泌 IL-12 的影响

巨噬细胞能通过分泌一些细胞因子来参与和调节机体的免疫反应，其中，IL-12 被认为是经典激活巨噬细胞分泌的一种重要细胞因子。本试验采用 LPS 刺激诱导分化的巨噬细胞，用 IL-12 抗体检测巨噬细胞分泌 IL-12 的能力，结果发现紫杉醇处理组的诱导分化的巨噬细胞分泌 IL-12 的能力明显降低，结果提示，紫杉醇处理的诱导分化的巨噬细胞可能已成为替代激活的巨噬细胞（李龙，2008；沈红等，2011）。

第四节　促黄体酮素对卵母细胞体外成熟的影响

一、研究背景与意义

卵母细胞体外成熟直接影响到卵母细胞成熟率和受精后早期胚胎的发育能力，其核成熟和质成熟。研究表明，各种生殖激素对卵母细胞成熟的相关作用尤为重要，促卵泡素（FSH）在卵泡卵母细胞的生长、发育和成熟过程中起着重要作用，研究发现 FSH 影响猪卵母细胞成熟是通过激活卵丘细胞内 cAMP 信号通路，迅速提高胞浆内 cAMP 浓度，促进卵丘细胞扩散（夏国良等，2002）。FSH 能影响动物卵母细胞的成熟，其他激素如促黄体酮素（LH）、人绒毛膜促性腺激素（hCG）、雌二醇（E_2）、黄体酮（P_4）等对动物卵母细胞成熟的作用机理仍有争议。LH 可促使两栖动物卵母细胞上的颗粒细胞产生一种类似黄体酮的物质，从而诱导卵母细胞减数分裂的恢复（Masui Y 等，1979）；LH 可抑制卵丘细胞的增殖，通过调节卵丘细胞间接对卵母细胞的成熟发挥相应调节功能（Schuetz AW 等，1989）；还有人发现 LH 诱导产生的黄体酮具有促进恢复恒河猴卵母细胞减数分裂的作用，LH 可能参与卵母细胞减数分裂的恢复（Tsafriri A 等，2005）；Toranzo G S 等（2007）研究不同浓度 LH 对非繁殖季节 Bufo 卵母细胞成熟的影响，结果添加 LH 组的生发泡破裂（GVBD）率显著高于对照组；在猪的卵母细胞体外成熟培养体系中添加不同浓度 FSH 和 LH，结果 FSH 和 LH 均能促进卵母细胞的体外成熟，且 LH 能够促进细胞质的成熟（罗光彬等，2007；赵雁伟等，2008）；但也有人发现单独使用 LH 对小鼠卵母细胞的体外成熟没有明显促进作用（Fu M 等，2007）。人绒毛膜促性腺激素（hCG）结构与 LH 极其相似并共用同样的受体，hCG 经常被用于卵母细胞体外成熟的预处理，且大量的人类体内试验表明，hCG 对人卵母细胞成熟起着重要的促进作用。Son W Y 在收集卵巢过度刺激综合征患者的卵母细胞之前向患者注射 hCG，结果卵母细胞体外成熟率显著高于对照组，而且其胚胎移植后发育速度显著快于对照组，结果表明，hCG 促进卵母细胞的成熟以及提高胚胎的发育能力（Son W Y 等，2006），还有报道 hCG 能提高犬卵母细胞的体外成熟率（De los Reyes M 等，2005）。卵母细胞的成熟受到多种因素的影响，其中，激素对卵母细胞的成熟起着重要的作用。鉴于此，本研究拟采取体外培养卵母细胞成熟试验，探讨 LH 对卵母细胞成熟的作用，提高卵母细胞体外成熟的数量和质量。

二、材料与方法

（一）材料

LH、PMSG 和 hCG 购自美国 sigma 公司，TCM199 购自 Gibco 公司。6～8 周龄的昆明系小鼠购自北京维通利华实验动物科技有限公司。绵羊卵巢和绵羊鲜精采自河北省大厂回族自治县。

（二）方法

1. 小鼠卵母细胞的获取与体外成熟培养

取小鼠注射 PMSG，48h 后颈椎脱臼法处死，摘取卵巢剔除多余脂肪并用生理盐水中洗净，然后放入含有 HEPES-TL 液的培养皿中，于体视显微镜下用 4 号针头刺破卵巢上的卵泡，挑选包有卵丘细胞的卵母细胞（COC）。用 COC 卵用成熟液洗 2 次 COC，然后随机放入含有不同激素的成熟小滴中（10 枚/滴），在 5%CO_2培养箱内 37℃培养 15～16h。LH 组为基础培养液中添加 LH 的终浓度 0 IU/mL、50 IU/mL、100 IU/mL、200 IU/mL 和 400 IU/mL，hCG 组为基础培养液中添加 hCG 终浓度 5 IU/mL、10 IU/mL、15 IU/mL，LH＋hCG 组为基础培养液中添加一定浓度的 LH 与浓度分别为 5 IU/mL、10 IU/mL、15 IU/mL 的 hCG。

2. 卵母细胞的采集与体外培养

用含双抗水清洗采集的卵巢，切割法收集卵母细胞，于体视显微镜下挑选完整的卵母细胞，分别用洗卵液和成熟液清洗，将洗后的卵母细胞放入成熟培养液的小滴中（10 枚/滴），在 5%CO_2培养箱内 38.5℃体外成熟培养（朱士恩等，2010）。

3. 卵母细胞成熟的判定

卵母细胞成熟后，挑选卵丘层扩散良好的 COC，放在含有 0.3% BSA 的 HEPES-TALP 液中，加入 0.1%透明质酸酶，通过吹打彻底去除卵丘细胞，在体式显微镜下观察第一极体。

4. 卵母细胞的核染色

将去除卵丘细胞的裸卵放到四角滴有液状石蜡的载片上，加盖玻片在显微镜下边观察边逐渐轻轻向下压，直到卵母细胞胞质充满卵腔为止，然后放入无水乙醇：冰乙酸＝3：1 的固定液中固定 24h，再用 1%的醋酸地衣红染色 1～2 min，倒置显微镜下观察卵母细胞核形态。

5. 卵母细胞生发泡破裂的判断

取经过成熟不同时间的卵母细胞，采用地衣红染色，生物镜下观察细胞核形态。

6. 卵母细胞的体外受精与胚胎培养

将成熟的绵羊卵母细胞与预先处理好的绵羊鲜精置于受精滴，5%CO_2培养箱中38.5℃培养进行17～19h的体外受精，然后将受精卵移入培养微滴中继续培养，统计48h卵裂率和6～10d囊胚率（朱士恩等，2010）。

7. 统计分析

同本章第一节。

三、结果

(一) LH对小鼠卵母细胞体外成熟的影响

1. 不同浓度的LH对小鼠卵母细胞体外成熟的影响

不同浓度LH处理的卵母细胞经15～16 h成熟后，50～200 IU/mL组的极体排出率显著高于对照组，显微镜观察卵丘细胞扩散程度随浓度的增加而增大，400 IU/mL组的极体排出率明显低于对照组各组之间极体排出率无显著差异（图3-37），结果表明，50～200IU/mL的LH促进小鼠卵母细胞体外成熟第一极体的排出。

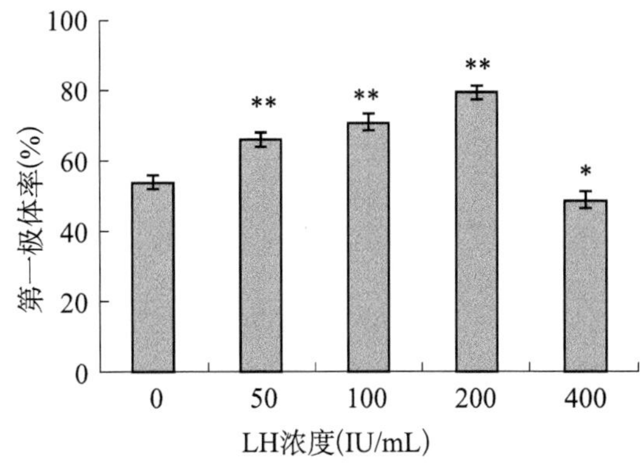

图3-37　不同浓度的LH对小鼠卵母细胞体外成熟的影响

2. LH与hCG协同对小鼠卵母细胞体外成熟的影响

hCG对卵母细胞体外成熟影响的结果见图3-38。由图3-38知，与对照组比较，hCG处理组卵母细胞经体外成熟15～16 h后，极体率略低于对照组但差异不显著；不同浓度hCG处理组之间亦无明显差异，结果说明在体外成熟培养液中添加hCG并不影响小鼠卵母细胞体外成熟时第一极体的排出。而在200IU/mL的LH基础培养液中添加不同浓度hCG培养小鼠卵母细胞，结果卵母细胞经15～16h体外成熟后，LH+5～10IU的hCG和不添加任何激素的对照组相比差异均不显著，而15IU的hCG+ LH组的极体率则显著低于所有处理组，结果表明低浓度hCG对小鼠体外成熟中的极体排出率没有促进作用，但高浓度15IU/mL的hCG则抑制小鼠卵母细胞体外成熟（图3-39）。

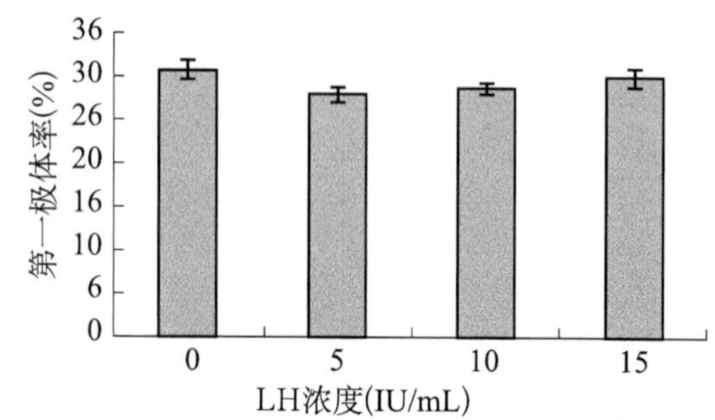

图3-38 不同浓度hCG对小鼠卵母细胞体外成熟的影响

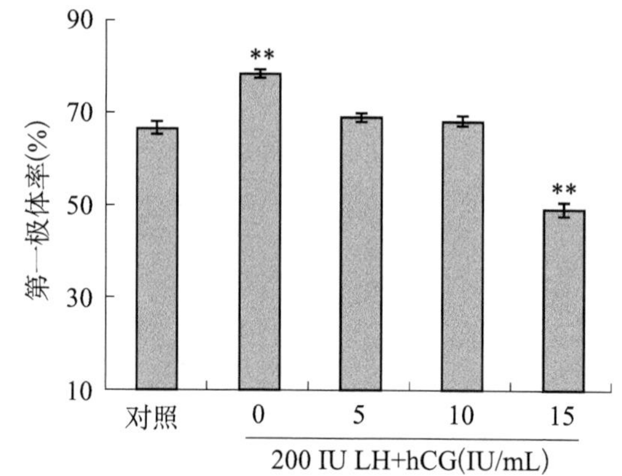

图3-39 LH与hCG协同对小鼠卵母细胞体外成熟的影响

（二）LH对绵羊卵母细胞体外成熟的影响

1. LH对绵羊卵母细胞核成熟的影响

促黄体酮激素对绵羊卵母细胞体外成熟的影响见图3-40。由图3-40可知，绵羊卵母细胞GVBD呈似“S”形曲线变化，卵母细胞体外在成熟4h时，LH处理组的GVBD率显著低于对照组，成熟6 h后对照组与LH处理组之间GVBD率无显著差异，结果表明，LH在绵羊卵母细胞体外成熟的早期延迟了减数分裂的恢复。

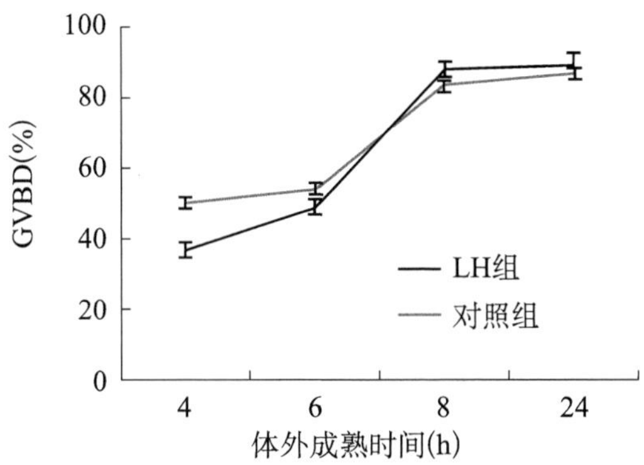

图 3－40　促黄体酮激素对体外成熟绵羊卵母细胞减数分裂恢复的影响

2. 促黄体酮素对绵羊卵母细胞体外受精的影响

促黄体酮激素对绵羊卵母细胞体外受精影响见图 3－41，由图 3－41 看出 LH 处理组的卵裂率和囊胚率均显著高于对照组，孵化率也高于对照组，结果说明 LH 影响绵羊卵母细胞体外受精。

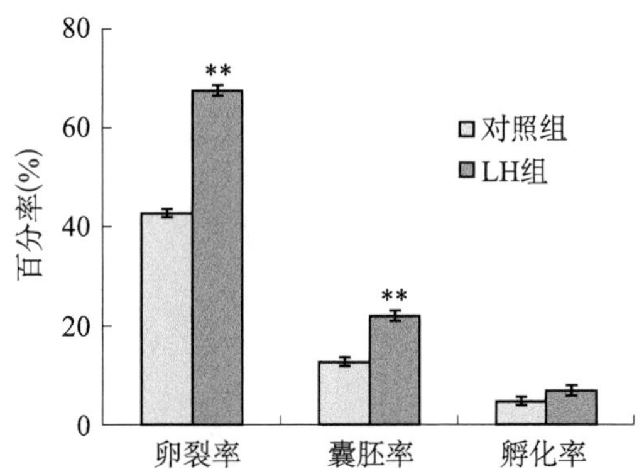

图 3－41　LH 对绵羊卵母细胞体外成熟后体外受精的影响

四、讨论

(一) LH 对小鼠卵母细胞体外成熟的影响

研究表明 LH 可能通过颗粒细胞间接地促进哺乳动物卵母细胞减数分裂的恢复，也有人认为，LH 通过提高颗粒细胞中芳香化酶含量，诱导颗粒细胞分泌黄体酮等类固醇激素，黄体酮可使卵母细胞恢复减数分裂。LH 处理的卵丘细胞和颗粒细胞中都含有芳香化酶（Goldschmit 等，1989），Morgan 报道卵泡液中高浓度的黄体酮对恒河猴卵母细胞减数分裂的恢复具有促进作用（Morgan 等，1990），研究结果表明 LH、芳香化酶与黄体酮之间存在某种关系，但 Lieberman

M E 等人研究发现，添加卵泡黄体酮生成抑制剂并不影响 LH 诱导小鼠卵母细胞减数分裂的恢复，将黄体酮单独添加到成熟液中也不会增加牛、猪和小鼠的卵母细胞成熟率母细胞减数分裂的恢复（Lieberman M E 等，1975）。后有人单独使用 LH 研究对小鼠卵母细胞的体外成熟影响，发现 LH 没有明显促进卵母细胞体外成熟的作用（Fu M 等，2007）。本试验将不同浓度 LH 添加到成熟液中培养收集的小鼠卵母细胞，结果发现 50～200 IU/mL 的 LH 处理组卵母细胞第一极体排出率显著高于对照组，结果表明，一定浓度 LH 可促进卵丘细胞的扩散和小鼠卵母细胞排出极体。

（二）LH 协同 hCG 对小鼠卵母细胞体外成熟的影响

有报道 hCG 用于体外成熟的前期处理能增加未成熟卵母细胞的成熟潜力，hCG 处理的未成熟人卵母细胞，经体外成熟培养可获得更高的极体率（Lin YH 等，2003）。也有人将经 hCG 预处理的人卵母细胞分别进行 24～48h 的体外成熟，发现 24h 处理组的细胞成熟率极显著高于对照组，由此认为，hCG 可以加速卵母细胞的成熟（Chian 等，2000），但也有研究发现，如果只加 hCG 并不能促进动物卵母细胞的体外成熟和增加受精胚胎的发育潜力（Ge 等，2007；Junk S M 等，2007）。本试验在成熟液中添加不同浓度的 hCG，卵母细胞体外成熟培养 15～16h 后，处理组的极体率低于对照组，但无明显差异，结果表明，hCG 可能对小鼠卵母细胞体外成熟无影响，这与夏国良等（2007）的试验结果一致。LH-β 与 hCG-β 有 80% 的同源性，hCG 可与 LH 受体结合（Vassart G 等，2004），Kwok H F 等（2005）将金鱼垂体提取物（hCG）作用于斑马鱼，发现 hCG 可与 LH 的受体结合发挥生理作用。本试验在成熟培养液内添加不同浓度 hCG 和 LH，结果高浓度 hCG 组的成熟率显著低于对照组和 LH 组，这可能由于 hCG 竞争 LH 结合的一部分受体，抑制 LH 生理作用。

（三）LH 对绵羊卵母细胞体外成熟的影响

研究认为 cAMP 是抑制卵母细胞生发泡破裂的主要因素，卵母细胞内相对高浓度的 cAMP 能抑制减数裂的恢复（Sasseville M 等，2002），但当 cAMP 浓度降低时，减数分裂得以恢复。本试验结果 LH 组绵羊卵母细胞在体外成熟 4h 时，其 GVBD 率显著高于对照组，结果表明，LH 在绵羊卵母细胞体外成熟的早期抑制了生发泡的破裂，这可能是 LH 与受体结合激活受体相偶联的腺苷酸环化酶，致卵丘细胞内 cAMP 含量增加（Marsh J M 等，1970；Tetsuji Okazaki 等，2003），卵母细胞内 cAMP 浓度的增高抑制了减数分裂的恢复（Downs S M 等，1984；Downs S M 等，1986；Isobe N 等，1996 ；Edry I 等，2006）。有研究表明，发育能力差的绵羊卵母细胞，其胞质内 mRNA 的总体含量较正常卵母细胞少（Leoni G G 等，2007），说明胞质可能需要经过一定时间的“充分”成熟来合成一些利于卵母细胞后期发育的物质（Schramm R D 等，1999）。本试验结果显示，LH 在卵母细胞体外成熟的早期延迟了生发泡的破裂，有可能使胞质有较充分的时间产生更多的 mRNA，从而间接提高绵羊卵母细胞的体外发育能力，体外受精试验结果也表明，LH 处理组的卵裂率和囊胚率均显著高于无激素对照组，结果表明 LH 促进了绵羊体外成熟卵母细胞的后期发育能力，而这种作用很可能是通过延迟生发泡破裂而实现的，Yimin Shu 等人采用了磷酸二酯酶抑制剂，延迟了人卵母细胞中的生发泡破裂，其结果与本试验基本一致（Yimin Shu 等，2008）。

第五节　促卵泡素和黄体酮对卵母细胞体外核成熟的影响

一、研究背景与意义

当未成熟卵母细胞离开卵泡后，卵泡抑制因子对卵母细胞的抑制作用被解除，卵母细胞的核成熟加快，但胞质并没有完全成熟，致使胞核与胞质成熟不同步，卵母细胞整体成熟水平、受精能力和发育潜力都下降。因此，建立一个模仿体内卵泡环境的体系，利于卵母细胞的核质成熟同步化，提高卵母细胞的发育能力，促卵泡素（FSH）在卵泡卵母细胞的生长、发育和成熟过程中起着极其重要的作用。研究报道认为，促卵泡素的作用可能与诱导卵丘扩散有关，FSH 对猪卵母细胞成熟的正调节是通过激活卵丘细胞内 cAMP 信号通路，使胞浆内 cAMP 的浓度迅速提高而促进卵丘细胞扩散，但与卵丘细胞的分化成熟不同，卵母细胞减数分裂的恢复是由于卵母细胞中 cAMP 浓度的下降，解除对卵母细胞的抑制作用，使其具备减数分裂恢复的能力（夏国良等，2002）。卵母细胞减数分裂恢复有可能取决于卵丘细胞中 cAMP 的含量，通过维持卵母细胞中 cAMP 的高水平，有可能实现对卵母细胞核成熟的抑制，FSH 可使卵母细胞内的 cAMP 维持较高水平，从而抑制减数分裂的恢复。

卵母细胞体外成熟作为胚胎生产环节的第一步，其成熟的质量和效率直接影响随后的胚胎发育能力。在卵母细胞成熟过程中，促性腺激素首先作用于卵泡细胞，使卵泡细胞分泌黄体酮，其参与促成熟因子的激活作用于卵母细胞，促进卵母细胞成熟（陈大元，2000），黄体酮对于卵母细胞成熟起着重要作用。卵母细胞无论是体内成熟还是体外成熟过程，都有研究证明卵母细胞周围的卵丘细胞能分泌黄体酮、睾酮、雌二醇等类固醇激素（Mingoti G Z 等，2002；Schoenfelder M 等，2003）。两栖类垂体来源的促性腺激素（LH、FSH）可诱导卵巢膜和滤泡细胞分泌黄体酮（Wasserman W J 等，1974），其成为引发卵母细胞成熟的启动外源信号。类固醇激素可通过调节成熟促进因子（MPF）影响卵母细胞的核减数分裂成熟（AmLeh A 等，2002）；在哺乳动物中，类固醇激素虽引发卵母细胞成熟的启动，但研究认为，它们可能不是促性腺激素的下游信号（Tsafriri A 等，2005），因卵母细胞本身不存在 LH 和 FSH 受体，类固醇激素介导的信号和机制有待研究（Zhang M 等，2007；顾艳琼等，2009）。有研究发现在不添加促性腺激素的情况下添加外源性黄体酮不能促进猪卵母细胞的生发泡破裂（Masayuki Shimada 等，2002）；Ryan 等发现在促性腺激素存在的条件下，加入外源性黄体酮到成熟培养液中培养牛卵母细胞，可获得与添加血清相同的成熟率和卵裂率（Ryan 等，1999）；在体外受精过程中，黄体酮对体外受精有一定的促进作用（赵学明等，2011）；研究表明，黄体酮介导的细胞内信号，与卵母细胞减数分裂的恢复没有关系，但能影响细胞质的成熟和胚胎随后的发育能力（Aparicio I M 等，2011）。本试验旨在通过绵羊卵母细胞的体外成熟实验，研究 FSH 对绵羊卵母细胞核成熟的影响，以及通过体外牛卵母细胞成熟培养体系，添加不同浓度的外源性黄体酮，探讨其对牛卵母细胞核成熟及胚胎发育的影响。

二、材料与方法

（一）材料

TCM199 购自 Gibco 公司，促卵泡素（FSH）和黄体酮（P_4）购自 Sigma 公司，绵羊卵巢和精液采自河北省大厂回族自治县。

（二）方法

1. 绵羊卵母细胞的采集与成熟培养

获取卵巢，采用切割法收集卵母细胞，体视镜下挑选胞质均匀、卵丘细胞完整的卵母细胞，清洗细胞，然后将卵母细胞放入成熟培养液小滴中（10 枚/滴），5%CO_2培养箱中 38.5℃体外成熟培养。

2. 培养液与试验分组

成熟液分 3 种分别为成熟液 I（无激素对照组）：TCM199＋$NaHCO_3$（2.2mg/mL）＋HEPES（10mmol/L）＋FCS（10%）＋Na-Py（0.25mmol/L）＋EGF（25ng/mL）＋乳酸钠（2.75mmol/L）＋青霉素（100IU/mL）＋链霉素（100μg/mL）；成熟液 II（激素组）：成熟液 I＋FSH（10μg/mL）＋LH（10μg/mL）＋E_2

(1μg/mL)；成熟液 III（FSH 组）：成熟液 I+FSH（10μg/mL）。

绵羊卵母细胞的成熟培养分组：无激素对照组为在成熟液 I 中培养 24h；激素对照组为在成熟液 II 中培养 24h；处理组 1 为在成熟液 III 中培养 4h 后换成熟液 I 继续培养至 24h；处理组 2 为在成熟液 I 中培养 4h 后换成熟液 III 继续培养至 24h；处理组 3 为在成熟液 III 中培养 8h 后换成熟液 I 继续培养至 24h；处理组 4 为在成熟液 I 中培养 8h 后换成熟液 III 继续培养至 24h。

牛卵母细胞培养分组：对照组为 TCM-199 基础液，激素组为在基础液中添加 FSH（10μg/mL）＋ LH（10μg/mL），处理组为在基础液中添加不同浓度黄体酮 P4（0ng/mL、10 ng/mL、100 ng/mL、1 000ng/mL）。

3. 绵羊卵母细胞成熟判定

细胞核成熟判定时间：在成熟培养的 4h、8h 和 24h 取卵母细胞固定染色，观察核相并进行数据统计分析。细胞核成熟判定方法：卵母细胞成熟培养 24h 后，挑选卵丘层扩散良好的 COC，放在含有 0.3% BSA 的 HEPES -TALP 液中，旋涡振荡 5min 去除卵丘细胞，体视镜下观察第一极体排出情况。取部分卵放入滴有液状石蜡：凡士林＝1：9 的载玻片上，加盖玻片显微镜下观察并轻轻向下压，直到卵胞质充满卵腔为止，然后放入无水乙醇：冰乙酸＝3：1 的固定液中固定 24h 以上，再用 1%的醋酸地衣红（45%醋酸配制）染色 1～2min，倒置显微镜下观察卵母细胞核形态。

4. 牛卵丘卵母细胞复合体（COCs）的体外成熟培养

通过连有 12 号针头的输液管的泵从卵泡中抽吸卵泡液（含 COCs）到离心管中，将吸出的卵泡液置于培养皿内，镜下检出卵母细胞，然后挑选质量较好的 COCs，分别用 HEPES 和成熟液清洗，最后置于含成熟培养液的培养皿内，在 5%CO_2培养箱中 38.5℃体外成熟培养。

5. 牛卵母细胞的成熟判定

地衣红染色：将成熟培养后 8h 的 COCs 置于 0.2%的透明质酸酶中，用微量移液器反复吹吸，除去卵母细胞周围的卵丘细胞，将卵母细胞洗干净，置于载玻片上用盖玻片压片，在无水乙醇：冰乙酸＝3：1 的固定液中固定 12h 以上，再用 1%的地衣红染液（45%醋酸配制）染色 1～2min，倒置显微镜下观察卵母细胞核形态，生发泡破裂（GVBD）。

极体统计：将成熟培养 22h 的 COCs 置于 0.2%的透明质酸酶中，用微量移液器反复吹吸，除去卵母细胞周围的卵丘细胞，将卵母细胞洗干净，倒置显微镜下观察是否有极体排出。

6. 体外受精和体外培养

将成熟培养 22h 的 COCs 分别用 HEPES 和受精液洗，然后加入到受精滴中。解冻牛冻精后用 Percoll 获能处理，打入含有 COCs 的受精滴中，在 5%CO_2 培养箱中 38.5℃体外培养；在受精后 18h，将受精卵置于离心管内震荡除去颗粒细胞，然后再洗干净加入到培养滴中，在 5%CO_2 培养箱中 38.5℃体外受精培养，受精 48h 后统计卵裂率，统计 7～8d 囊胚率。

7. 统计分析

同本章第一节。

三、结果

（一）促卵泡素对绵羊卵母细胞体外核成熟的影响

1. 促卵泡素对体外成熟培养不同时间卵母细胞的生发泡破裂影响

采用地衣红染色不同成熟液中培养 4h 的卵母细胞，统计生发泡期（GV）和生发泡破裂（GVBD）率，结果见图 3－42。由图 3－42 知，体外 3 种成熟液培养 4h，成熟液 III 组的卵母细胞的 GVBD 率高于成熟液 I 和成熟液 II 组，而成熟液 I 组中的 GV 率高于成熟液 III 和成熟液 II 组，不同成熟液 3 组之间差异不明显。3 种成熟液中培养 8h 的卵母细胞染色，观察统计细胞处于 GV、GVBD 和 MI 中期（第一次减数分裂中期）的卵母细胞数，结果处于同一时期的 3 种成熟液中 GV、GVBD 和 MI 中期的卵母细胞数没有明显差异（图 3－43）。

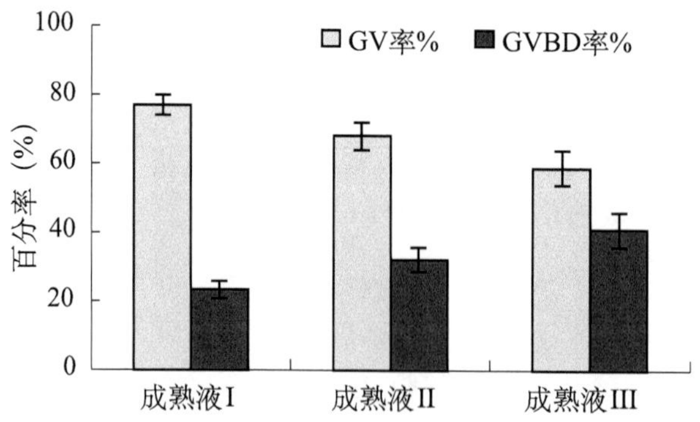

图 3－42　促卵泡素对体外成熟培养 4h 卵母细胞生发泡破裂的影响

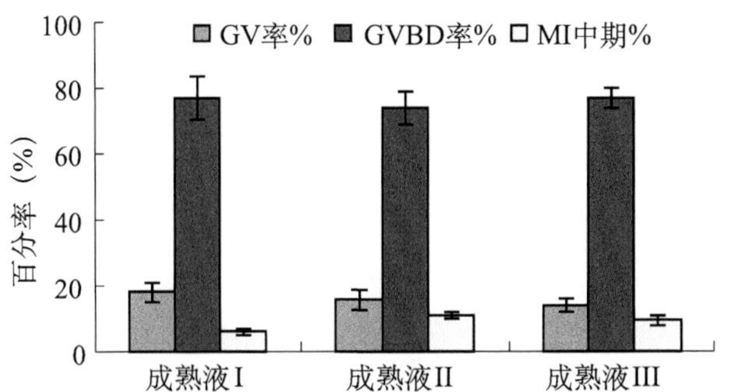

图 3-43　促卵泡素对体外成熟培养 8h 卵母细胞发育的影响

2. 促卵泡素对卵母细胞体外成熟发育的影响

分别将在体外成熟 4h 和 8h 后的卵母细胞转入到含有不含激素和促卵泡素的成熟液中继续培养至 24h，然后取出各组卵母细胞去除卵丘细胞，统计第一极体（PB）排出率，结果见图 3-44 和图 3-45。由图 3-44 和图 3-45 知，无激素对照组的卵母细胞第一极体排出率明显低于激素对照组，处理组 1 和处理组 2；但与激素对照组比较，处理组 1 和处理组 2 中的卵母细胞第一极体排出率无明显差异。

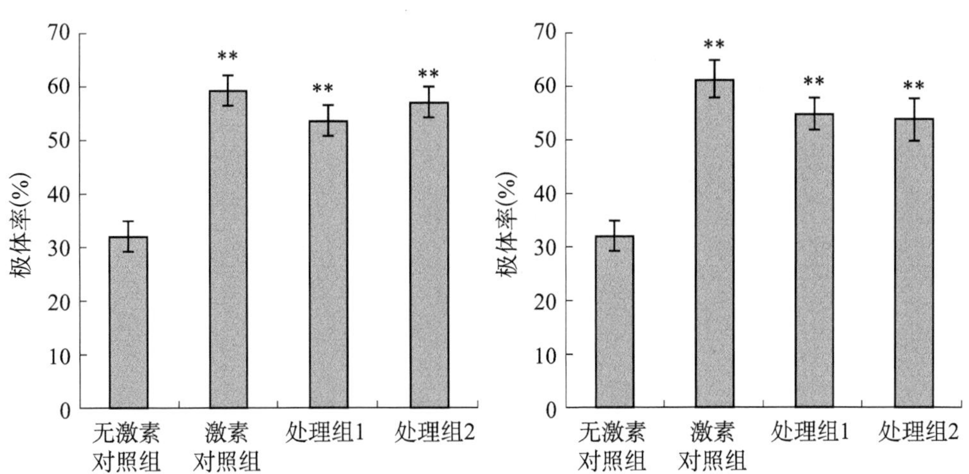

图 3-44　促卵泡素对体外成熟 4h 卵母细胞第一极体排出的影响

图 3-45　促卵泡素对体外成熟 8h 卵母细胞第一极体排出的影响

（二）外源性黄体酮对牛卵母细胞体外核成熟的影响

1. 添加外源性黄体酮对卵母细胞减数分裂恢复的影响

在体外培养液中添加不同浓度黄体酮对卵母细胞的生发破裂率影响，结果见图 3-46。由图 3-46 可以看出，促性腺激素组的卵母细胞生发破裂率明显高于添加不同浓度黄体酮组，添加不同浓度黄体酮组之间卵母细胞的生发泡破裂率没有明显差异。促性腺激素组的卵母细胞第一极体排出率明显高于添加不同浓度黄体酮组，但添加不同浓度黄体酮组之间的卵母细胞的极体率无显著差异。

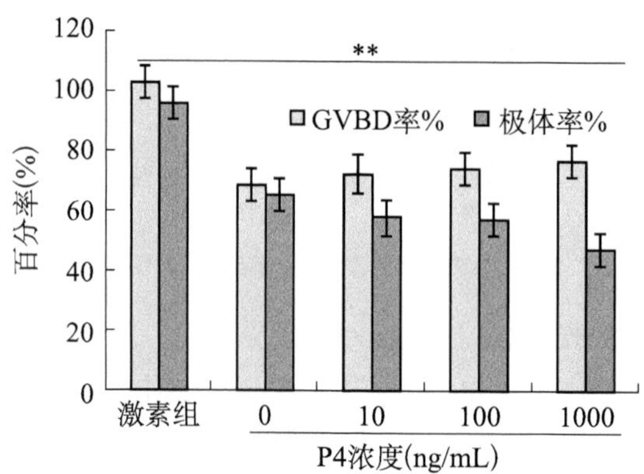

图 3-46　不同浓度 P4 对体外卵母细胞 GVBD 和极体的影响

2. 添加外源性黄体酮对体外受精的胚胎发育的影响

体外培养液中添加促性腺激素和黄体酮培养卵母细胞成熟并受精，其发育情况见图 3-47。由图 3-47 可以看出，促性腺激素组和黄体酮组的囊胚率都没有明显差异，不同浓度黄体酮组的囊胚率之间也无显著差异，但 1 000ng/mL 和 100ng/mL 黄体酮组的囊胚率高于其他黄体酮组和激素组。

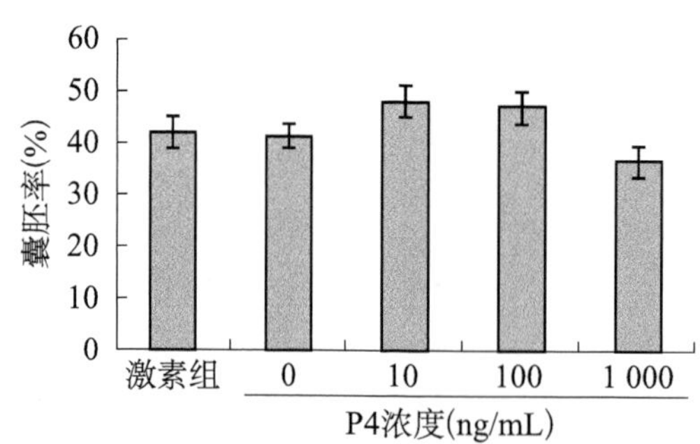

图 3-47　不同浓度 P4 对体外卵母细胞受精的胚胎发育的影响

四、讨论

(一) 促卵泡素对绵羊卵母细胞体外核成熟的影响

对体外卵母细胞而言腔前卵泡的未成熟卵不具有自发减数分裂恢复的能力，而有腔卵泡的卵母细胞多能进行自发减数分裂的恢复，与体内成熟的卵母细胞相比，体外成熟的卵母细胞的受精、卵裂、着床等能力明显低于体内成熟的卵母细胞，这可能由于体外成熟培养卵母细胞的过程中缺乏某些抑制因素，致使核成熟加快，细胞核与细胞质成熟不同步，由此影响卵母细胞发育，造成体外成熟的卵母细胞发育能力降低。研究人员采取两步法培养未成熟卵母细胞（Pavlok 等，2000），首先，以抑制剂抑制卵母细胞的生发泡破裂，延长 GV 期，使其在恢复减数分裂前获得某些必要的物质；然后，用不含抑制剂的成熟培养液培养，提高体外成熟卵的发育能力（Kubellka 等，2000）。猪卵母细胞体外成熟培养前 20h 加入 PMSG、hCG 和 E_2，可增加卵母细胞体外成熟率，促进卵母细胞的减数分裂和细胞质成熟同步（Funahashi 等，1994）。研究认为，猪卵母细胞的体外成熟可受激素调节，一是培养前 20h 加入激素激发核成熟，二是培养后 20h 去掉部分或全部激素，可促进质的成熟（Combelles 等，2002），猪卵母细胞体外成熟过程中，成熟前期卵母细胞的生长需要促性腺激素，成熟后期无激素可促进卵母细胞成熟（孟庆刚等，2001；蔡令波等，2002）。FSH 可刺激卵丘细胞分泌一种克服次黄嘌呤的物质，其可通过 cAMP 依赖性通道作用猪卵母细胞，从而诱导其成熟（傅国栋等，2002）。成熟液中添加 LH 可促进卵丘细胞扩散，同时添加 FSH 和 LH 可显著提高猪卵母细胞生发泡的发生率（Funahashi 等，1993）。添加 FSH、LH 可促进颗粒细胞上黄体酮受体的表达及黄体酮的产生，黄体酮通过 Connexin43 导致 GVBD（Masayuki 等，2002）。本试验未成熟的绵羊卵母细胞体外培养在 FSH 培养液和含有 FSH、LH、E_2 这 3 种激素的成熟液中，成熟培养 4h、8h 后，含有 3 种激素成熟液中卵母细胞的 GVBD 率高于对照组和 FSH 组，结果说明成熟培养前 8h 和 4h 添加 FSH 对卵母细胞的减数分裂恢复没有明显的促进作用；但与对照成熟培养液相比，成熟培养前一阶段或后一阶段单独添加 FSH 都可促进卵母细胞第一极体排出，FSH 对卵母细胞的生发泡破裂没有促进作用，在成熟培养的不同时间单独添加 FSH 的极体率低于添加 3 种激素组，结果表明 FSH 直接或间接发挥作用促进 GVBD 与第一极体排出，FSH 与激素可能有协同作用促进卵母细胞第一极体排出。

（二）外源性黄体酮对牛卵母细胞体外核成熟的影响

哺乳动物卵母细胞成熟主要包括卵母细胞核成熟和质成熟，卵母细胞核减数分裂过程有生发泡破裂、MI 期赤道板的形成与同源染色体分离、减数分裂间期、MII 期纺锤体的形成，以及受精之后染色单体的分离并排出第二极体（Brunet S 等，2005）。研究已证明，LH 水平激增到排卵期间，排卵前卵泡液中从雌二醇占优势到黄体酮起主要作用的转换，与减数分裂恢复和卵母细胞成熟是一致的（Patrick Lonergan 等，2011）。生发泡破裂代表卵母细胞减数分裂的启动，而第一极体的排出标志着减数分裂的完成，以此为依据衡量卵母细胞核成熟。本试验在成熟培养液中添加不同浓度的外源性黄体酮，观察牛卵母细胞体外成熟的生发泡破裂和第一极体排出，结果牛卵母细胞培养 8h 后，对照组的生发泡破裂率明显高于添加不同浓度外源性黄体酮组，结果与 Masayuki Shimad 等人对猪的研究结果一致，外源性黄体酮对卵母细胞的减数分裂启动没有影响，添加促性腺激素可促进减数分裂的启动，因促性腺激素能促进卵丘卵母细胞复合体自身分泌内源性黄体酮（Masayuki Shimad 等，2002）；本研究发现对照组的极体率明显高于添加不同浓度黄体酮组，说明只添加外源性黄体酮是不能促进牛卵母细胞减数分裂的完成；Ryan 等发现在促性腺激素存在的条件下，加入外源性黄体酮到成熟培养液中培养牛卵母细胞，可获得与添加血清相同的成熟率和卵裂率（Ryan 等，1999）。试验组的卵母细胞进行体外受精，结果发现促性腺激素组和不同浓度黄体酮组的囊胚率都无显著差异，此结果与赵学明等（2011）关于卵丘细胞分泌的黄体酮对受精有一定的促进作用的结论不一致。研究发现，外源性黄体酮对牛卵母细胞核体外成熟和体外受精的胚胎发育没有影响，表明只有促性腺激素存在时才能诱导内源性黄体酮发挥作用，而外源性黄体酮并不能取代其发挥作用。

参考文献

AmLeh A，Dean J. Mouse genetics provides insight into folliculogenesis，fertilization and early embryonic development [J] . *Hum Reprod Update*，2002，8 (5)：395 - 403.

Aparicio IM，Garcia Herreros M，O'Shea L. C. Expression，regulation，and function of progesterone receptors in bovine cumulus oocyte complexes during in vitro maturation [J] . *Biology of reproduction*，2011，84 (5)：910 - 921.

Abraham R T. Cell cycle checkpoint signaling through the ATM and ATR kinases [J] . *Genes Dev*，2001，15 ：2 177 - 2 196.

Adams D O，Hamilton T A. The cell biology of macrophage activation [J] . *Ann Rev Immunol*，1984，2：283 - 318.

Akagawa K S，Komuro I，Kanazawa H，et al. Functional heterogeneity of colony-stimulating factor-induced human monocyte-derived macrophages [J] . *Respirology*，2006，11 Suppl 1：S32 - 6.

Auger M J，Ross J A. The biology of the macrophage [M] //Lewis CE，McGee JO. The Macrophage. Oxford：Oxford University Press，1992：1 - 57.

Brunet S，Maro B. Cytoskeleton and cell cycle control during meiotic maturation of the mouse oocyte：integrating time and space [J] . *Reproduction (Cambridge，England)*，2005，130

(6)：801－811.

Combelles C M H，Cekleniak N A，Racowsky C，et al. Assessment of nuclear and cytoplasmic maturation in in-vitro matured human oocytes [J] . *Hum Reprod*，2002，17 (4)：1 006－1 016.

Chian R C，Buckett W M，Tulandi T，et al. Prospective randomized study of human chorionic gonadotropphin priming before immature oocyte retrieval from unstimulated women with polycystic ovarian syndrome [J] . *Hum Reprod*，2000，15 (1)：165－170.

Cao L，Sun D，Cruz T，et al. Inhibition of experimental allergic encephalomyelitis in the Lewis rat by paclitaxel [J] . *J Neuroimmunol*，2000，108 (1－2)：103－111.

Ceceka J M，Terasaki P I. The UNOS Scientific Renal Transplant Registry -1991 [J] . *Clin Transpl*，1991，1－11.

Chatenoud L. Anti-CD3 monoclonal antibodies：a new step towards therapy in new-onset type 1 diabetes [J] . *Med Sci (Paris)*，2006，22 (1)：5－6.

Chatenoud L. CD3-specific antibodies as promising tools to aim at immune tolerance in the clinic [J] . *Int Rev Immunol*，2006，25 (3－4)：215－233.

Chuang LT，Lotzova E，Heath J，et al. Alteration of lymphocyte microtubule assembly，cytotoxicity，and activation by the anticancer drug taxol [J] . *Cancer Res*，1994，54 (5)：1 286－1 291.

Collart MA，Belin D，Vassalli J D，et al. Gamma-interferon enhances macrophage transcription of the tumor necrosis factor/cachectin，interleukin 1，and urokinase genes，which are controlled by short-lived repressors [J] . *J Exp Med* ，1986，164：2 113 － 2 118.

Cunnick J，Kaur P，Cho Y，et al. Use of bone marrow-derived macrophages to model murine innate immune responses [J] . *J Immunol Methods*，2006，311 (1－2)：96－105.

De los Reyes M，delange J，Miranda P，et al. Effect of human chorionic gonadotrophin supplementation during different culture periods on in vitro maturation of canine oocytes [J] . *Theriogenology*，2005，64 (1)：1－11.

Downs S M，Coleman D L，Eppig J J. Maintenance of murine oocyte meiotic arrest：uptake and metabolism of hypoxanthine and adenosine by cumulus cell-enclosed and denuded oocytes [J] . *Dev Biol*，1986，117：174－183.

Downs S M，Eppig J J. Cyclic adenosine monophosphate and ovarian follicular uidact synergistically to inhibit mouse oocyte maturation [J] . *Endocrinology*，1984，114：418－427.

Delneste Y，Beauvillain C，Jeannin P. Innate immunity：structure and function of TLRs [J] . *Med Sci (Paris)*，2007，23 (1)：67－73.

Ehrlich A，Booher S，Becerra Y，et al. Micellar paclitaxel improves severe psoriasis in a prospective phase II pilot study [J] . *J Am Acad Dermatol*，2004，50 (4)：533－540.

Erlanger B F. Do we know the site of action of cyclosporine? [J] . *Immunol Today*，1992，13：

487 - 490.

Edry I, Sela-Abramovich S, Dekel N. Meiotic arrest of oocytes depends on cell-to-cell communication in the ovarian follicle [J] . *Mol Cell Endocrinol*, 2006, 252 (1 - 2): 102 - 106.

Fu M, Chen X, Yan J, et al, luteinizing hormone receptors expression in cumulus cells closely related to mouse oocyte meiotic maturation [J] . *Front biosci*, 2007, 12: 1 804 - 1 813.

Funahashi H, Cantleyand T, Day B N. Different hormonal requirement of pig oocyte-cumulus complexes duringmaturationin vitro [J] . *J Reprod Fert*, 1994, 101: 159 - 165.

Fleetwood A J, Lawrence T, Hamilton J A. et al. Granulocyte-macrophage colony-stimulating factor (CSF) and macrophage CSF-dependent macrophage phenotypes display differences in cytokine profiles and transcription factor activities: implications for CSF blockade in inflammation [J] . *J Immunol*, 2007, 178 (8): 5 245-5 252.

Gersuk G M, Razai L W, Marr K. A. Methods of in vitro macrophage maturation confer variable inflammatory responses in association with altered expression of cell surface dectin-1 [J] . *J Immunol Methods*, 2008, 329 (1 - 2): 157 - 166.

Goldschmit D, Kraicer P, Orly J. Periovulatory expression of cholesterol side-chain cleavage cytochrome P-450 in cumulus cells [J] . *Endocrinology*, 1989, 124 (1): 369 - 378.

Gordon S. Alternative activation of macrophages [J] . *Nat Rev Immunol*, 2003, 3 (1): 23 - 35.

Hamerman J A, Aderem A. Functional transitions in macrophages during in vivo infection with Mycobacterium bovis bacillus Calmette-Guerin [J] . *J Immunol*, 2001, 167: 2 227 - 2 233.

Haynes L, Eaton S M, Burns E M, et al. Inflammatory cytokines overcome age-related defects in CD4 T cell responses in vivo [J] . *J Immunol*, 2004, 172: 5 194 - 5 199.

Hong Shen, Guojuan Wu, Guangwei Liu, et al. Effects of rapamycin on the differentiation and function of macrophages in vitro [J] . *Agricultural Sciences in China*, 2009, 8 (5): 620 - 627.

Hong Shen, Yong Zhao, Guojuan Wu. Effects of Cyclosporin A on the development of macrophages from BMPCs in vitro [J] . *Journal of Pharmacological Sciences*, 2009, 109 (Supl): 239.

Hoves S, Krause S W, Schutz C, et al. Monocyte-derived human macrophages mediate anergy in allogeneic T cells and induce regulatory T cells [J] . *J Immunol*, 2006, 177 (4): 2 691- 2 698.

Ide K, Ohdan H, Kobayashi T, et al. Antibody and complement-independent phagocytotic and cytolytic activities of human macrophages toward porcine cells [J] . *Xenotransplantation*, 2005, 12 (3) : 181 - 188.

Isobe N, Fujihara M, Terada T. Cumulus cells suppress meiotic pro-gression in pig oocytes cultured in vitro [J] . *Theriogenology*, 1996, 45: 1 479 - 1 489.

Iesalnieks I, Tange S, Scherer M N, et al. Paclitaxel promotes liver graft survival in rats and inhibits hepatocellular carcinoma growth in vitro and is a potentially useful drug for transplant patients with liver cancer [J] . *Transplant Proc*, 2002, 34 (6): 2 316 - 2 317.

Junk S M, Dharmarajan A, Yovich J L. FSH priming improves oocyte maturation, but priming with FSH or hCG has no effect on subsequent embryonic development in an in vitro maturation program [J] . *Theriogenology*, 2003, 59 (8): 1 741 - 1 749.

Kwok H F, So W K, Wang Y, et al, Zebra fish gonadotropins and their receptors: I Cloning and characterization of zebra fish follicle-stimulating hormone and luteinizing hormone receptors-evidence for their distinct functions in follicle development [J] . *Biol Reprod*, 2005, 72 (6): 1 370 - 1 381.

Kubellka M, Motlik J, Schultz R M, et al. Butryolactone I reversibly inhibits meiotic maturation of bovine oocytes without influencing chromosome condensation activity [J] . *Biol Reprod*, 2000, 62 (2): 292 - 302.

Kim Y M, Paik S G. Induction of expression of inducible nitric oxide synthase by Taxol in murine macrophage cells [J] . *Biochem Biophys Res Commun*, 2005, 326 (2): 410 - 416.

Kurose A, Yoshida W, Yoshida M, et al. Effects of paclitaxel on cultured synovial cells from patients with rheumatoid arthritis [J] . *Cytometry*, 2001, 44 (4): 349 - 354.

Lee J K, Kim J K, Lee Y R, et al. Exposure to chemokines during maturation modulates antigen presenting cell function of mature macrophages [J] . *Cell Immunol*, 2005, 234 (1) : 1 - 8.

Liao H F, Yang Y C, Chen Y Y, et al. Macrophages derived from bone marrow modulate differentiation of myeloid dendritic cells [J] . *Cell Mol Life Sci*, 2007, 64 (1): 104 - 111.

Lin H, Chen C, Chen B D. Resistance of bone marrow-derived macrophages to apoptosis is associated with the expression of X-linked inhibitor of apoptosis protein in primary cultures of bone marrow cells [J] . *Biochem J*, 2001, 353 (Pt 2): 299 - 306.

Liu G, Ma H, Jiang L, et al. The immunity of splenic and peritoneal F4/80 (+) resident macrophages in mouse mixed allogeneic chimeras [J] . *J Mol Med*, 2007, 85 (10): 1 125 - 1 135.

Liu G, Xia X P, Gong S L, et al. The macrophage heterogeneity: difference between mouse peritoneal exudate and splenic F4/80+ macrophages [J] . *J Cell Physiol*, 2006, 209 (2): 341 - 352.

Leoni G G, Bebbere D, Succu S, et al. Relations between relative mRNA abundance and developmental competence of ovine oocytes [J] . *Mol Reprod Dev*, 2 007, 74: 249 - 257.

Lieberman M E, Barnea A, Bauminger S, et al. LH effect on the pattern of steroidogenesis in cultured Graafian follicles of the rat: dependence on macromolecular synthesis [J] . *Endocrinology*, 1975, 96 (6): 1 533 - 1 542.

Lin Y H, HwangJ L, Huang L W, et al. Combination of FSH priming and HCG priming for in-vitro maturation of human oocyte [J] . *Hum Reprod*, 2003, 18: 1 632 - 1 636.

Loke P, MacDonald A S, Robb A, et al. Alternatively activated macrophages induced by nematode infection inhibit proliferation via cell-to-cell contact [J] . *Eur J Immunol*, 2000, 30 :2 669 - 2 678.

Marsh J M. The stimulatory effect of luteinizing hormoneon adenyl cyclase in the bovine corpus luteum [J] . *Biol Chem*, 1970, 245, 1 596 - 1 603.

Masui Y, Clarke H J. Oocyte maturation [J] . *Int Rev Cytol*, 1979, 57: 185 - 282.

Morgan P M, Boatman D E, Bavister B D. Relationships between follicular fluid steroid hormone concentrations, oocyte maturity, in vitro fertilization and embryonic development in the rhesus monkey [J] . *Mol Reprod Dev*, 1990, 27 (2): 145 - 151.

McGrath M S, Kodelja V. Balanced macrophage activation hypothesis: a biological model for development of drugs targeted at macrophage functional states [J] . *Pathobiology*, 1999, 67: 277 - 281.

Masayuki S, Takato T. FSH and LH induce progesterone production and progesterone receptor synthesis in cumulus cells: a requirement for meiotic resumption in porcine oocytes [J] . *Molecular Human Reproduction*, 2002, 8 (7): 612 - 618.

Mingoti G Z, Garcia J M, Rosa-e-Silva AAM. Steroidogenesis in cumulus cells of bovine cumulus-oocyte-complexe s matured in vitro with BSA and different concentrations of steroids [J] . *Animal Reproduction Science*, 2002, 69: 175 - 186.

Metcalf D. The molecular control of granulocytes and macrophages [J] . *Ciba Found Symp*, 1997, 204: 40 - 50.

Mills C D, Kincaid K, Alt J M, et al. M-1/M-2 macrophages and the Th1/Th2 paradigm [J] . *J Immunol*, 2000, 164: 6 166 - 6 173.

Morita M, Suyama H, Igishi T, et al. Dexamethasone inhibits paclitaxel-induced cytotoxic activity through retinoblastoma protein dephosphorylation in non-small cell lung cancer cells [J] . *Int J Oncol*, 2007, 30 (1): 187 - 192.

Morrissette N, Gold E, Aderem A. The macrophage-a cell for all seasons [J] . *Trends Cell Biol*, 1999, 9: 199 - 201.

Mosser D M. Many faces of macrophage activation [J] . *J Leukoc Biol* , 2003, 73: 209 - 212.

Munder M, Eichmann K, Moran J M, et al. Th1/Th2-regulated expression of arginase isoforms in murine macrophages and dendritic cells [J] . *J Immunol*, 1999, 163: 3 771 - 3 777.

Ogawa K, Funaba M, Chen Y, et al. Activin A functions as a Th2 cytokine in the promotion of the alternative activation of macrophages [J] . *J Immunol*, 2006, 177 (10): 6 787 - 6 794.

Patrick Lonergan. Influence of progesterone on oocyte quality and embryo development in cows

[J]. *Theriogenology*, 2011, 76 : 1 594 - 1 601.

Pavlok A, Kanka J, Motlik J, et al. Culture of bovine oocytes from small antral follicles in meiosis-inhibiting medium with butyrolactoneI: RNA synthesis, nucleolar morphology and meiotic competence [J]. *Anim Reprod Sci*, 2000, 64 (1-2): 1 - 11.

Plowden J, Renshaw-Hoelscher M, Engleman C, et al. Innate immunity in aging: impact on macrophage function [J]. *Aging Cell*, 2004, 3 (4): 161 - 167.

Qu Y, Zhang B, Zhao L, et al. The effect of immunosuppressive drug rapamycin on regulatory CD4+ CD25+Foxp3+T cells in mice [J]. *Transpl Immunol*, 2007, 17 (3): 153 - 161.

Ryan G J, Waddington D, Campbell KHS. Addition of progesterone during bovine oocyte maturation in the presence of gonadotropins improves developmental comperence [J]. *Theriogenology*, 1999, (51): 392.

Reyes Corona J, Gonzalez-Huezo M S, Zea-Medina M V, et al. Paclitaxel coated-stent for early-onset thrombosis after liver transplantation [J]. *Ann Hepatol*, 2007, 6 (4): 272 - 275.

Romero Benitez M M, Aguirre M V, Juaristi J A, et al. In vivo erythroid recovery following paclitaxel injury: correlation between GATA-1, c-MYB, NF-E2, Epo receptor expressions, and apoptosis [J]. *Toxicol Appl Pharmacol*, 2004, 194 (3): 230 - 238.

Safran H, Suntharalingam M, Dipetrillo T, et al. Cetuximab with concurrent chemoradiation for esophagogastric cancer: assessment of toxicity [J]. *Int J Radiat Oncol Biol Phys*, 2008, 70 (2): 391 - 395.

Shao X, Mednick A, Alvarez M, et al. An innate immune system cell is a major determinant of species-related susceptibility differences to fungal pneumonia [J]. *J Immunol*, 2005, 175 (5) : 3 244 - 3 251.

Shi Y, Liu X, Han EK, et al. Optimal classes of chemotherapeutic agents sensitized by specific small-molecule inhibitors of akt in vitro and in vivo [J]. *Neoplasia*, 2005, 7 (11), 992 - 1 000.

Singh B, Barbe G J, Armstrong D T. Factors influencing Resumption of meiotic maturation and cumulus expansion of porcine oocye-cumulus cellcomplexes in itro [J]. *Molecular Reproduction and Development*, 1993, 36 (1): 113 - 119.

Schoenfelder M, Schams D, Einspanier R. Steroidogenesis during in vitro maturation of bovine cumulus oocyte complexes and possible effects of tributyltin on granulosa cells [J]. *Journal of Steroid Biochemistry and Molecular Biology*, 2003, 84 (2 - 3): 291 - 300.

Siegemund S, Schutze N, Freudenberg M A, et al. Production of IL-12, IL-23 and IL-27p28 by bone marrow-derived conventional dendritic cells rather than macrophages after LPS/TLR4-dependent induction by Salmonella Enteritidis [J]. *Immunobiology*, 2007, 212 (9 - 10):739 - 750.

Stanley E R, Berg K L, Einstein D B, et al. Biology and action of colony-stimulating factor-1 [J]. *Mol Reprod Dev*, 1997, 46: 4 - 10.

Stumpo R, Kauer M, Martin S, et al. Alternative activation of macrophage by IL-10 [J]. *Pathobiology*, 1999, 67 (5-6): 245-248.

Sasseville M, Cote N, Guillemette C, et al. New insight into the role of phosphodiesterase3A in porcine oocyte maturation [J]. *BMC Dev Boil*, 2006, 6: 47-54.

Schramm R D, Bavister B D. Amacaque model for studying mechanisms controlling oocyte development and maturation in human and non-human primates [J]. *HumReprod*, 1999, 14: 2 544-2 555.

Schuetz A W, Whittingham D G, Legg R F. Alterations in the cell cycle characteristics of granulosa cells during the periovulatory period: evidence of ovarian and oviductal influences [J]. *Exp Zool*, 1989, 249 (1): 105-110.

Son W Y, Yoon S H, Lim J H. Effect of gonadotrophin priming on in-vitro maturation of oocytes collected from women at risk of OHSS [J]. *Reprod Biomed*, 2006, 13 (3): 340-348.

Sturge J, Todd S K, Kogianni G, et al. Mannose receptor regulation of macrophage cell migration [J]. *J Leukoc Biol*, 2007, 82 (3): 585-593.

Sun Z, Zhao L, Wang H, et al. Presence of functional mouse regulatory $CD4^{+}CD25^{+}$ T cells in xenogeneic neonatal porcine thymus-grafted athymic mice [J]. *Am J Transplant*, 2006, 6 (12): 2 841-2 850.

Suthanthiran M, Morris R E, Strom T B. Immunosuppressants: cellular and molecular mechanisms of action [J]. *Am J Kidney Dis*, 1996, 28: 159-172.

Swan R, Chung C S, Albina J, et al. Polymicrobial sepsis enhances clearance of apoptotic immune cells by splenic macrophages [J]. *Surgery*, 2007, 142 (2): 253-261.

Tange S, Scherer M N, Graeb C, et al. Paclitaxel saves rat heart allografts from rejection by inhibition of the primed anti-donor humoral and cellular immune response: implications for transplant patients with cancer [J]. *Transpl Int*, 2003, 16 (7): 471-475.

Tange S, Scherer M N, Graeb C, et al. The antineoplastic drug Paclitaxel has immunosuppressive properties that can effectively promote allograft survival in a rat heart transplant model [J]. *Transplantation*, 2002, 73 (2): 216-223.

Taylor M D, Harris A, Nair M G, et al. F4/80+ alternatively activated macrophages control CD4+ T cell hyporesponsiveness at sites peripheral to filarial *infection* [J]. *J Immunol*, 2006, 176 (11): 6 918-6 827.

Tsafriri A, Cao X, Ashkenazi H, et al. Resumption of oocyte meiosis in mammals: On models, meiosis activating sterols, steroids and EGF-like factors [J]. *Mol Cell Endocrinol*, 2005, 234 (1-2): 37-45.

Tetsuji Okazaki, Masahide Nishibori, YasuhisaYamashita, et al. LH reduces proliferative activity of cumulus cells and accelerates GVBD of porcine oocytes [J]. *Molecular and Cellular*

Endocrinology，2003，209：43－45.

Toranzo G S，Oterino J，Zelarayán L，et al. Spontaneous and LH-induced maturation in Bufo arenarum oocytes：importance of gap junctions [J] . *Zygote*，2007，15 (1)：65－80.

Tsafriri A，Cao X，Ashkenazi H，et al. Resumption of oocyte meiosis in mammals：on models，meiosis activating sterols，steroids andEGF factors [J] . *Mol Cell Endocrinol*，2005，234 (1－2)：37－45.

Tiemessen M M，Jagger A L，Evans H G，et al. $CD4^+CD25^+Foxp3^+$ regulatory T cells induce alternative activation of human monocytes/macrophages [J] . *Proc Natl Acad Sci USA*，2007，104 (49)：19 446－19 451.

Uberti J P，Ayash L，Ratanatharathorn V，et al. Pilot trial on the use of etanercept and methylprednisolone as primary treatment for acute graft-versus-host disease [J] . *Biol Blood Marrow Transplant*，2005，11 (9)：680－687.

Unanue E R，Allen P M. Biochemistry and biology of antigen presentation by macrophages [J] . *Cell Immunol*，1986，99：3－6.

Unanue E R. Studies in listeriosis show the strong symbiosis between the innate cellular system and the T-cell response [J] . *Immunol Rev* ，1997，158：11 － 25.

Vander Top E A，Perry G A，Gentry Nielsen M J. A novel flow cytometric assay for measurement of in vivo pulmonary neutrophil phagocytosis [J] . *BMC Microbiol*，2006，6：61.

Van Furth R，Cohn Z，Hirsh J，et al. The mononuclear phagocyte system：a new classification of macrophages，monocytes and their precursors [J] . *Bull WHO*，1972，46：845－852.

Vassart G，Pardo L，Costagliola S. A molecular dissections of the glycoprotein hormone receptors [J] . *Trends Biochem Sci*，2004，29 (3)：119 － 126.

Vonarbourg A，Passirani C，Saulnier P，et al. Evaluation of pegylated lipid nanocapsules versus complement system activation and macrophage uptake [J] . *J Biomed Mater Res A*，2006，78 (3)：620－628.

Wang H，Zhao L，Sun Z，et al. A potential side effect of cyclosporin A：inhibition of CD4 (＋) CD25 (＋) regulatory T cells in mice [J] . *Transplantation*，2006，82 (11)：1 484－1 492.

Wani M C，Taylor H L，Wall M E，et al. Plant antitumor agents. VI. The isolation and structure of taxol，a novel antileukemic and antitumor agent from Taxus brevifolia [J] . *J Am Chem Soc*，1971，93 (9)：2 325－2 327.

Watson A，Sousa P，Caveney A. Impact of bovine oocyte maturation media on oocye transcript levels，blastocyst development，cell number，and apoptosis [J] . *Bio Reprod*，2000，62：355－364.

Wang W H，Hosoe M，Li R F，et al. Development of the competence of bovine oocytes to release cortical granules and block polyspermy after meiotic maturation [J] . *Develop Growth*

Differ，1997，39：607～615.

Weihua Wang，Qingyuan Sun，Misa Hosoe，et al. Quantified Analysis of Cortical Granule Distribution and Exocytosis of Porcine Oocytes during Meiotic Maturation and Activation [J]. *Biology of reproduction*，1997，56，1 376 - 1 382.

Wynn P，Picton H. Krapez J. Pretreatment with oocytes reaching metaphaseII follicle stimulating hormone by in-vitro maturation [J]. *Hum promotes the numbers of human Reprod*，1998，13：3 132 - 3 138.

Weiss R B，Donehower R C，Wiernik P H，et al. Hypersensitivity reactions from taxol [J]. *J Clin Oncol*，1990，8 (7)：1 263 - 1 268.

Wasserman W J，Masui Y. A study on gonadotropin action in the induction of oocyte maturation in Xenopus laevis [J]. *Biol Reprod*，1974，11 (2)：133 - 144.

Yimin Shu，Hai taoZeng，Zi Ren，et al. Effects of cilostamide and forskolin on the meiotic resumption and embryonic development of immature human oocytes [J]. *Hun Reprod*，2008，23 (3)：504 - 513.

Yamada N，Tsujimura T，Ueda H，et al. Down-regulation of osteoprotegerin production in bone marrow macrophages by macrophage colony-stimulating factor [J]. *Cytokine*，2005，31 (4)：288 - 297.

Yamatoya Y，Wada Y，Sato S，et al. A case successfully treated by desensitization for paclitaxel-associated hypersensitivity reactions [J]. *Gan To Kagaku Ryoho*，2007，34 (2)：271 - 274.

Yang C W，Ahn H J，Kim W Y，et al. Influence of the renin-angiotensin system on epidermal growth factor expression in normal and cyclosporine-treated rat didney [J]. *Kidney Int*，2001，60：847 - 857.

Yoon P，Keylock K T，Hartman M E，et al. Macrophage hypo-responsiveness to interferon-gamma in aged mice is associated with impaired signaling through Jak-STAT [J]. *Mech Ageing Dev*，2004，125 (2)：137 - 143.

Zaks Zilberman M，Zaks T Z，Vogel S N. Induction of proinflammatory and chemokine genes by lipopolysaccharide and paclitaxel (Taxol) in murine and human breast cancer cell lines [J]. *Cytokine*，2001，15 (3)：156 - 165.

Zhang M，Xia G，Zhou B，et al. Gonadotropin-controlled mammal oocyte meiotic resumption [J]. *Front Biosci*，2007，12：282 - 296.

Zhang M，Tang H，Guo Z，et al. Splenic stroma drives mature dendritic cells to differentiate into regulatory dendritic cells [J]. *Nat Immunol*，2004，5：1 124 - 1 133.

Zhao Y，Rodriguez Barbosa J I，Swenson K，et al. Highly disparate xenogeneic skin graft tolerance induction by fetal pig thymus in thymectomized mice：Conditioning requirements and the role of coimplantation of fetal pig liver [J]. *Transplantation*, 2001, 72 (10): 1 608 - 1 615.

Zhong H, Han B, Tourkova I L, et al. Low-dose paclitaxel prior to intratumoral dendritic cell vaccine modulates intratumoral cytokine network and lung cancer growth [J]. *Clin Cancer Res*, 2007, 13 (18 Pt 1): 5 455 - 5 462.

Zhu JS, Song MQ, Chen GQ, et al. Molecular mechanisms of paclitaxel and NM-3 on human gastric cancer in a severe combined immune deficiency mice orthotopic implantation model [J]. *World J Gastroenterol*, 2007, 13 (30): 4 131 - 4 135.

陈大元．受精生物学 [M]．北京：科学出版社，2000.

蔡令波，王锋，顾熟琴，等．MSG 和 hCG 对猪卵母细胞体外成熟的影响 [J]．畜牧与兽医，2002，12 (34)：1 - 3.

顾艳琼，等．哺乳类卵母细胞成熟调节机制的研究进展 [J]．生殖与避孕，2009，29 (8)：528 - 531.

金伯泉．细胞与分子免疫学 [J]．北京：科学出版社，2001，481 - 482.

李龙，沈红，陈静，等．紫杉醇对骨髓细胞体外诱导分化的巨噬细胞影响 [J]．细胞与分子免疫学杂志，2008，24 (12)：1 337 - 1 339.

李龙．紫杉醇对小鼠巨噬细胞发育分化及功能的影响 [D]．北京：北京农学院，2008.

孟庆刚，张成林，张永忠，等．猪小腔卵母细胞体外成熟研究 [J]．畜牧兽医学报，2001，32 (3)：213 - 219.

沈红，李龙，陈静，等．注射紫杉醇的小鼠骨髓细胞体外分化巨噬细胞的研究 [J]．中国实验动物学报，2009，17 (1)：25 - 30.

沈红，李龙，赵勇．免疫抑制药对体外骨髓前体细胞向巨噬细胞分化的影响 [J]．解剖学报，2010，41 (4)：538 - 548.

沈红，李龙，赵勇．三种免疫抑制药对诱导分化的巨噬细胞表型和功能的影响 [J]．解剖学报，2011，42 (3) ：345 - 349.

伍钢，孟睿，答邦明，等．AuroraA 反义寡核苷酸对人肺癌细胞系 A549 细胞生长与细胞周期的影响 [J]．临床肿瘤学杂志，2007，12 (6)：407 - 412.

伊焕发．免疫抑制剂、$CD4^+CD25^+Poxp3^+$ 调节性 T 细胞与免疫耐受 [D]．北京：中国科学院动物研究所，2007.

赵雁伟，李 凯，曲杨燕，等．LH 与 hCG 对昆明小鼠卵母细胞体外成熟的影响 [J]．中国比较医学杂志，2008，18 (2)：23 - 27.

朱士恩，曾申明，安晓荣，等．绵羊体内外受精胚胎玻璃化冷冻保存 [J]．中国兽医学报，2000，20 (3)：302 - 305.

夏国良，傅国栋，张似青．Forskolin 和促性腺激素对猪卵母细胞体外成熟的影响 [J]．上海农业学报，2002，18 (1)：84 - 87.

夏国良，陈勇，苏有强，等．体外培养条件下促性腺激素对昆明白小鼠卵母细胞成熟及卵丘

扩展的影响 [J]．动物学报，2001，47（2）：203－208.
赵学明．卵丘细胞在牛卵母细胞体外受精生产胚胎中的作用 [J]．农业生物科技学报，2011，19（2）：375－380.

第四章 紫杉醇对巨噬细胞体外功能的影响

第一节　紫杉醇对巨噬细胞生物学特性的影响

一、研究背景与意义

紫杉醇（PA）具有抑制有丝分裂、诱导细胞凋亡（Blagosklonny 等，1997；Xu 等，2007）、激活巨噬细胞等作用（Ding 等，1990），近年来作为临床新型抗肿瘤药物应用。研究表明，紫杉醇能够在器官移植中降低受者产生抗供者的细胞毒性抗体，降低排斥反应和延长受者存活时间，提示紫杉醇可能具有免疫抑制作用（王卫斌，2007；金仲品等，2008）。

巨噬细胞来源于骨髓干细胞，属于免疫细胞里最重要的一类细胞，能捕捉、加工、处理抗原后将抗原提呈给淋巴细胞，故又称为抗原提呈细胞。它是体内分布最多的天然免疫细胞，在宿主抵抗病原菌侵袭以及诱导脓毒症反应中发挥关键作用。除此之外，它还在组织更新、胚胎发育等方面有作用。机体抗肿瘤免疫主要是由细胞免疫介导的，巨噬细胞就是体内的抗肿瘤细胞毒效应细胞之一，通常以常在性巨噬细胞存在于机体各组织中，受到刺激后成为活化巨噬细胞，从而获得多种生物学功能，包括对肿瘤细胞的细胞毒功能。主要组织相容性复合体(MHC)是一组高度多态性的基因群，其编码的 I 类及 II 类分子在抗肿瘤细胞毒作用中起着限制性识别和介导杀伤的重要作用，细胞毒应细胞的 MHC 限制性成为肿瘤细胞过继治疗的不利因素。活化巨噬细胞与肿瘤细胞的直接接触是其发挥细胞毒作用的前提条件，细胞黏附分子在此过程中介导靶细胞间识别、黏附和信号传递，从而参与细胞毒的杀伤机理。因此，研究巨噬细胞细胞毒功能的 MHC 限制性和相关黏附分子在巨噬细胞杀伤时所起的作用，对明确巨噬细胞的杀伤机理是极其重要的。

RAW264.7 为小鼠白血病单核/巨噬细胞系，本研究以 RAW264.7 和小鼠腹腔、脾脏和骨髓巨噬细胞为靶细胞，探讨紫杉醇对 LPS 诱导下巨噬细胞生物学特性的影响，为药物的科学研究与临床应用提供试验依据。

二、材料与方法

（一）主要试剂与抗体

紫杉醇注射液购自中国华素制药股份有限公司，RPMI1640 培养基购自美国 HyClone 公司，胎牛血清（FBS）购自杭州四季青公司，LPS 和 MTT 购自美国 Sigma 公司，FITC-RAM IgG MHC-II 购自英国 Abcam 公司，CPAE 购自美国 eBioscience 公司。

（二）细胞系与实验动物

小鼠白血病单核/巨噬细胞系（RAW264.7）由中国科学院动物研究所提供。健康 6～8 周龄雌性昆明小鼠，购于北京维通利华实验动物技术有限公司。

（三）仪器与耗材

细胞培养板（Costar 公司），二氧化碳恒温培养箱（日本 Sanyo 公司），台式冷冻离心机（德国 Heraeus 公司），BP211D Sartorius 电子分析天平（German BP121S 型），普通台式天平（Sartorius BL150），微型振荡器（HZQ-X100），－70℃超低温冰箱（日本 Sanyo 公司），全自动酶联免疫检测仪（美国宝特 Bio-Tek 公司），FASCalibur 型流式细胞仪（美国 Becton Dickinson 公司），XSZ-D2 倒置生物显微镜（重庆光学仪器厂产品），光学显微镜（日本 Olympus 公司），XG-1 型照相机（日本 Minlta 公司）。

（四）试验方法

1. RAW264.7 细胞的培养

细胞的复苏：从液氮罐中小心而快速地取出装有 RAW264.7 细胞的冻存管，迅速浸入 37℃恒温水浴中，并不断搅拌助融，尽快融化冻存液。待冻存液融化后，1 500 r/min 离心 5 min，弃上清，用 1mL RPMI1640 完全培养基重悬细胞，转移到细胞培养瓶中，于 5% CO_2 培养箱中 37℃ 贴壁培养。收集对数期 RAW264.7 细胞，用含 10%胎牛血清的 RPMI1640 培养基调整细胞悬液浓度至 1×10^6 个/mL，将细胞悬液吹打均匀，备用。

2. 小鼠不同组织巨噬细胞的收集和培养

(1) 腹腔巨噬细胞

取小鼠颈椎脱臼致死，将小鼠泡入新洁尔灭（苯扎氯铵）5min，无菌操作剪开小鼠腹部皮肤暴露腹膜，用注射器向小鼠腹部注入 5mL 预冷的 PBS，仰卧平放并轻揉小鼠腹部 2～3min，用注射器抽回腹腔的 PBS，收集于离心管，每只小鼠重复 3 次。将收集到的腹腔液 1 500r/min 离心 5min，弃上清，培养基重悬细胞，调整腹腔巨噬细胞浓度为 1×10^{6}个/mL，备用。

（2）脾脏巨噬细胞

取小鼠颈椎脱臼致死，无菌操作剥取出脾脏，置于加有 RPMI1640 培养基和滤器的培养皿内，用注射器柄将其磨碎，收集于离心管，1 500r/min 离心 5min，弃上清，加入红细胞裂解液消化红细胞，用培养液终止反应，1 500r/min 离心 5min，弃上清，加入培养基反复洗 3 次，培养基重悬细胞加入细胞培养皿，置于 5% CO_2培养箱中 37℃培养 2～4h，收集贴壁悬浮细胞 1 500r/min 离心 5min，弃上清，培养基重悬细胞，调整脾脏巨噬细胞浓度为 1×10^{6}个/mL，备用。

（3）骨髓巨噬细胞

取小鼠颈椎脱臼致死，无菌操作剪开小鼠腿部皮肤肌肉，钝性分离股骨与肌肉，取出完整的股骨，用眼科剪剪掉股骨两端，使用 1mL 注射器以预冷的 PBS 冲出骨腔中的骨髓，并用移液器吹散，收集于离心管，1 500r/min 离心 5min，弃上清，加入红细胞裂解液消化红细胞，用培养液终止反应，1 500r/min 离心 5min，弃上清，加入培养基反复洗 3 次，培养基重悬细胞加入细胞培养皿，置于 5% CO_2培养箱中 37℃培养 2～4h，收集贴壁悬浮细胞 1 500r/min 离心 5min，弃上清，培养基重悬细胞，调整骨髓巨噬细胞浓度为 1×10^{6}个/ mL，备用。

3. MTT 法检测细胞增殖

将准备好的巨噬细胞悬液以 200μL/孔加至 96 孔细胞培养板，按照实验分组加药，每个浓度 3 个重复。培养 24h 后，每孔加入 MTT 8μL（5mg/mL）继续孵育 4h，弃上清，然后每孔加入 150μL DMSO 溶解 MTT 甲簪沉淀，用微型振荡器振荡 10min 混匀，变色后用酶联免疫检测仪分别测定 570nm 波长处的吸光度 A_{570nm}。

4. 流式细胞术检测 MHC-II 表达

取对数生长期 RAW264.7 细胞，收集细胞悬液，离心后计数。用 RPMI1640 完全培养基调整活细胞数至 2×10^{5}个/mL。将细胞加入 6 孔板，2mL/孔，细胞数 4×10^{5}个/孔。于 5%CO_2培养箱中 37℃贴壁培养 4h，吸弃原有培养基，向各孔分别加入含 PA、LPS、PA+LPS 的培养基，另设空白对照孔。

贴壁培养 24h 后，轻轻吸弃上清液，加入 37℃预温的无菌 PBS，轻轻冲洗 2 次。吸弃 PBS，用预冷的 PBS 吹下贴壁的巨噬细胞至流式管，加入 FITC 标记大鼠抗小鼠 MHC-II 类分子 IgG，4℃孵育 15min，用 PBS 离心洗涤 3 次，流式细胞仪检测。

（五）实验分组

空白对照组为只含10%胎牛血清的RPMI1640完全培养基，LPS对照组为LPS含量为1μg/mL的RPMI1640完全培养基，PA组为含40ng/mL、80ng/mL、160ng/mL紫杉醇的RPMI1640完全培养基，PA+LPS组为含40ng/mL、80ng/mL、160ng/mL紫杉醇与LPS含量为1μg/mL的RPMI1640完全培养基。

（六）统计分析

实验数据以均值±标准差（$\bar{x}\pm s$）表示，采用t检验分析比较各组数据，方差不齐时用t′检验。

三、试验结果

（一）紫杉醇对巨噬细胞形态的影响

通过生物倒置显微镜观察RAW264.7细胞形态，从图4－1中可以看到，空白对照组RAW264.7细胞多呈圆形或椭圆形，贴壁生长后，呈多边形，表面有褶皱，常有伪足，胞浆透明度与折光性强，无空泡和颗粒样物质。而LPS处理组细胞浓度降低，部分细胞有缩小、细胞质出现颗粒等情况。与LPS处理组相比，PA+LPS处理组细胞数量进一步减少，细胞形态不规则，贴壁状态较差，细胞壁边缘较模糊，折光性较差。

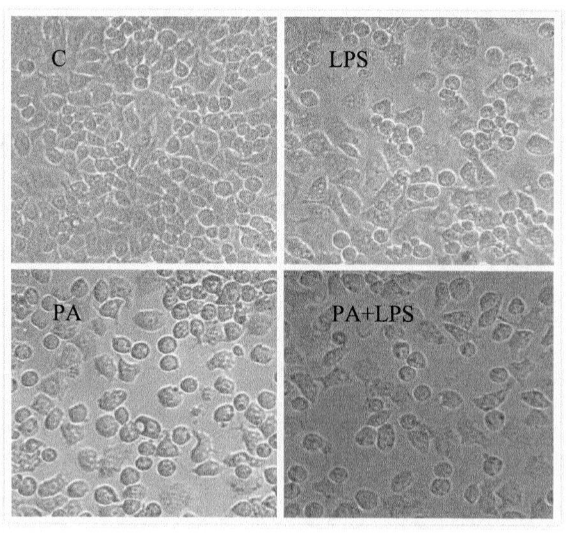

图4－1　紫杉醇对RAW264.7细胞形态的影响

（二）紫杉醇对巨噬细胞增殖的影响

1. 紫杉醇对 RAW264.7 细胞增殖的影响

采用 MTT 法对 RAW264.7 细胞增殖进行分析，结果见图 4－2。从图 4－2 看出，各浓度 PA 组和 LPS 处理组细胞吸光度值均低于空白对照组，但其间差异并不显著；与 LPS 处理组相比，LPS＋40ng/mL 的 PA、LPS＋80ng/mL 的 PA 组吸光度值显著升高，而 LPS＋160ng/mL 的 PA 组吸光度值降低，其与 LPS＋80ng/mL 的 PA 组吸光度值间可见极显著差异。结果显示 PA 对 RAW264.7 细胞的增殖有微弱的抑制作用，低浓度、中浓度 PA 可进一步促进经 LPS 诱导的 RAW264.7 细胞的增殖，并且呈现量效关系，而高浓度 PA 可对经 LPS 诱导的 RAW264.7 细胞产生毒性作用，使其增殖受到很大程度的抑制。

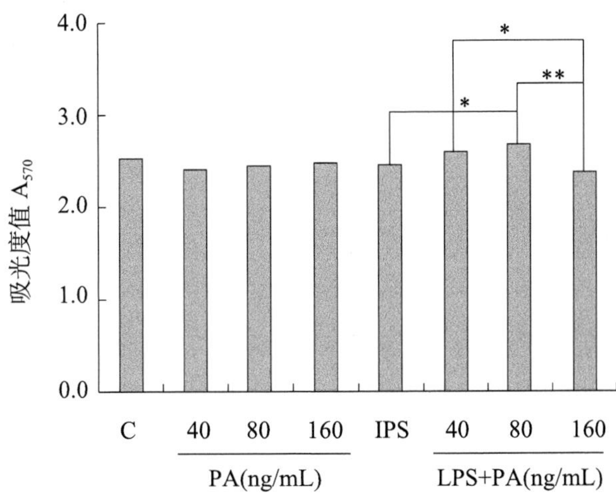

图 4－2　不同浓度紫杉醇对 RAW264.7 细胞增殖的影响

注：* $p<0.05$，** $p<0.01$）

2. 紫杉醇对小鼠不同组织巨噬细胞增殖的影响

采用 MTT 法对小鼠不同组织巨噬细胞增殖进行分析，结果见图 4－3。由图 4－3 看出，与空白对照组比较，LPS 组腹腔巨噬细胞 A 值显著降低，脾脏和骨髓巨噬细胞 A 值显著升高。与 LPS 组比较，PA 组脾脏和骨髓巨噬细胞 A 值显著降低，腹腔巨噬细胞 A 值显著升高，表示 PA 浓度 80ng/mL 对脾脏和骨髓巨噬细胞有一定的毒性；LPS＋PA 组脾脏巨噬细胞 A 值显著降低，但腹腔和骨髓巨噬细胞 A 值显著升高。结果表明 PA 可促进腹腔巨噬细胞增殖，并能保护 LPS 对腹腔巨噬细胞的刺激作用，但紫杉醇抑制脾脏和骨髓巨噬细胞的增殖。

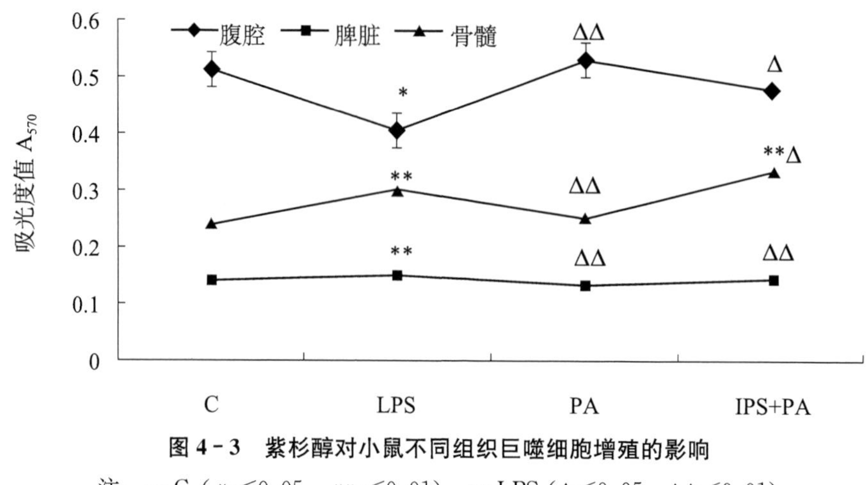

图 4-3 紫杉醇对小鼠不同组织巨噬细胞增殖的影响

注：vs C（*＜0.05，**＜0.01），vs LPS（Δ＜0.05，ΔΔ＜0.01）

（三）紫杉醇对巨噬细胞 MHC-II 类分子表达的影响

采用流式细胞术对 RAW264.7 MHC-II 类分子表达进行分析，结果如图 4-4。与空白对照组相比，LPS 组与 LPS＋PA 组 MHC-II 分子表达率显著提高，且与 PA 浓度呈正相关，40ng/mL 的 PA 组 MHC-II 分子表达率比空白对照组极显著降低，但随着浓度的升高，MHC-II 分子表达率明显提高，当 PA 浓度升至 160ng/mL 时，MHC-II 分子表达率比空白对照组极显著提高；与 LPS 组相比，PA 处理组与 LPS＋PA 组均显著抑制 MHC-II 分子的表达率，且随着浓度升高，抑制作用减弱。结果显示，LPS 与高浓度的 PA 均能显著提高 RAW264.7 MHC-II 类分子的表达率；PA 单独作用于 RAW264.7 时与 PA＋LPS 共同作用时对 MHC-II 类分子表达显现出不同的现象与低浓度组比较。

四、讨论

PA 主要影响细胞周期的有丝分裂期（M 期），使细胞周期停滞于 G_0/G_1 期—G_1/M期，通过中心小体缺失、异常纺锤体诱导形成，以及纺锤体微管动力学抑制等作用，使纺锤体失去正常功能，从而阻断细胞有丝分裂，使细胞死亡，同时抑制平滑肌细胞增生和迁移，发挥较强的抗细胞增生、移行和信号转录作用。到目前为止，大多数研究主要关注 PA 对内皮细胞和平滑肌细胞的抑制作用，但很少有人关注 PA 对免疫炎性细胞的直接作用，尤其是对巨噬细胞的作用。

巨噬细胞在免疫细胞中最具有多向性生物学功能，包括促炎或抗炎、杀菌、

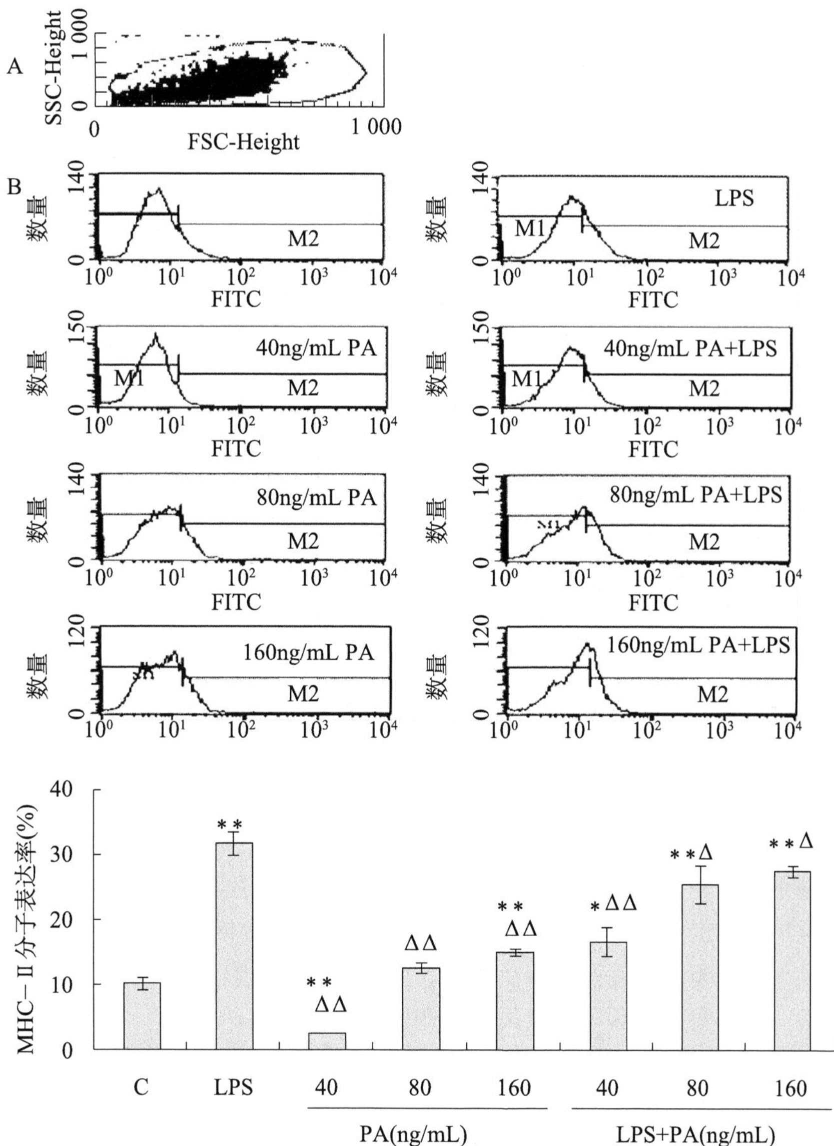

图 4-4　紫杉醇对 RAW264.7 表达 MHC-II 的影响

(A) 细胞流式散点图，(B) 处理组细胞流式图

注：vs C（＊<0.05，＊＊<0.01），vs LPS（Δ<0.05，ΔΔ<0.01）

噬菌作用等。细菌脂多糖（LPS）是革兰阴性菌细胞壁的主要成分，它能与巨噬细胞相互作用，是活化巨噬细胞的重要激活剂，并且 LPS 激活的巨噬细胞是经典激活的巨噬细胞（Gordon S，2003）。有文献报道 PA 具有 LPS 样效应，能够活化巨噬细胞（刘中原等，2010），可见一定浓度范围内的 PA 在临床对巨噬细

胞的增殖有促进作用，但超过这一浓度范围，则会抑制巨噬细胞的增殖。其对巨噬细胞的增殖作用呈双向性。本试验结果显示低浓度、中浓度PA可促进经LPS诱导的RAW264.7细胞的增殖，并且呈现量效关系，而高浓度的PA可对经LPS诱导的RAW264.7细胞产生毒性作用，使其增殖受到很大程度的抑制；PA可促进腹腔巨噬细胞增殖，并能保护LPS对腹腔巨噬细胞的刺激作用（陈舒楠等，2013）。

MHC-II类分子是一种主要组织相容性复合体，正常机体中MHC-II类分子主要表达于源于骨髓的抗原递呈细胞，如单核/巨噬细胞系细胞、树突细胞、胸腺上皮细胞、B细胞和激活的T细胞等，其可以将经过加工处理的外来抗原提呈给辅助性T细胞，从而使辅助性T细胞激活分化，从而在诱发免疫应答中发挥作用。试验结果表明，LPS与高浓度的PA均能显著提高RAW264.7 MHC-II类分子的表达率，PA单独作用于RAW264.7时与PA+LPS共同作用时对MHC-II类分子表达显现出低浓度组影响不同的现象（陈舒楠，2013）。由此可见，PA对巨噬细胞的生物学特性的影响比较复杂，本试验为紫杉醇的科学研究与临床应用提供了新的试验依据。

第二节　紫杉醇对巨噬细胞体外功能的影响

一、研究背景与意义

巨噬细胞由单核细胞移行至组织分化成熟产生，在机体生理病理过程中发挥了极其重要的功能。巨噬细胞吞噬功能强大，能够吞噬并通过溶酶体消化凋亡的细胞与抗原抗体复合物以及细菌病毒等。此外，巨噬细胞具有抗原处理与递呈能力，还可分泌多种细胞因子介导炎症和调节免疫。

近年来炎症在多种疾病，尤其是肿瘤中的促进作用日渐受到重视，抑制炎症反应来控制和治疗疾病成为研究的重点。对中药及中药提取物在抗炎、抗肿瘤及免疫调节方面作用的研究也越来越受到重视。研究表明，紫杉醇不仅能够抑制肿瘤发生，还具有其他方面的免疫学调节功能。本试验以RAW264.7和小鼠不同组织巨噬细胞为靶细胞，研究紫杉醇对其免疫调节作用的影响，为进一步阐明紫杉醇的免疫调节作用机理提供试验依据。

二、材料与方法

（一）主要试剂

瑞氏—吉姆萨染液、DEPC、M-MLV、N-1-萘乙二胺盐酸盐、SYBR Green

I染料购自美国 Sigma 公司，TNF-α（肿瘤坏死因子-α）试剂盒购自武汉博士德公司，Trizol Reagent 购自美国 Invitrogen 公司；其他试剂同本章第一节。

（二）细胞系与实验动物

同本章第一节。

（三）主要仪器

二氧化碳恒温培养箱（日本 Sanyo 公司），微量加样器（德国 Eppendorf 公司），台式高速大容量离心机（Eppendorf 5804R 型），台式冷冻高速离心机（德国 Heraeus 公司），BP211D Sartorius 电子分析天平（German BP121S 型），微型振荡器（HZQ-X100），－70℃超低温冰箱（日本 Sanyo 公司），全自动酶联免疫检测仪（美国宝特 Bio-Tek 公司），光学显微镜（日本 Olympus 公司），XG-1 型照相机（日本 Minlta 公司），DK-8D 电热恒温水浴锅（上海跃进医疗器械厂），Mx3005P 荧光定量 PCR 仪（上海 Stratagene 公司）。

（四）试验分组

空白对照组为只加含 10%胎牛血清的 RPMI1640 完全培养基，LPS 对照组为 LPS 含量为 1μg/mL 的 RPMI1640 完全培养基，PA 组为含 40ng/mL、80ng/mL、160ng/mL 紫杉醇的 RPMI1640 完全培养基，PA＋LPS 组为含 40ng/mL、80ng/mL、160ng/mL 紫杉醇与 LPS 含量为 1μg/mL 的 RPMI1640 完全培养基。

（五）试验方法

1. RAW264. 7 细胞的培养

同本章第一节。

2. 小鼠不同组织巨噬细胞的收集和培养

同本章第一节。

3. Griess 法检测 NO

将准备好的细胞悬液以 200μL/孔加至 96 孔细胞培养板，按照空白对照、LPS、PA 和 LPS＋PA 组分别加药，每个浓度 3 个重复。于 5%CO_2 培养箱中 37℃贴壁培养 24h 后，吸取培养基上清 100μL 至酶标板，加入等体积 100μL 的 Griess 试剂，室温静置 5min 后用酶联免疫检测仪分别测定 490nm 波长处的吸光度值 A_{490nm}。用浓度为 0μmol/L、10μmol/L、20～100μmol/L 的 $NaNO_2$ 绘制标准曲线，根据绘制的标准曲线，分别计算各组上清液中的 NO_2^- 浓度。

4. ELISA 法检测 TNF-α

将准备好的巨噬细胞悬液以 200μL/孔加至 96 孔细胞培养板上，按照空白对照、LPS、PA 和 LPS+ PA 组分别加药，每个浓度 3 个重复。于 5%CO_2培养箱中 37℃贴壁培养 24h 后，吸取细胞培养基上清，用 TNF-α ELISA 试剂盒检测，试验操作按照试剂盒的说明进行。

5. FQ-RT-PCR 法检测 TNF-α 的 mRNA 表达水平

（1）引物合成

根据文献（吕建新，1999）引物由北京鼎国昌盛生物技术有限责任公司合成，引物序列见表 4－1。

表 4－1　引物序列

基因名称	引物序列	产物长度
β-actin	5'-CCTCATGAAGATCCTGACCG-3'	191bp
	5'-TGCCAATAGTGATGACCTGG-3'	
TNF－α	5'-CGTCAGCCGATTTGCTATCT-3'	209bp
	5'-CGGACTCCGCAAAGTCTAAG-3'	

（2）细胞总 RNA 的提取

将准备好的 RAW264.7 细胞悬液以 1×10^6 个/mL 加入 6 孔细胞培养板上，按照试验分组加药，每个浓度 3 个重复。培养 24h 后，吸弃细胞培养基上清，PBS 洗细胞一次，每孔加 1mL 的 Trizol，反复吹打，尽量吸取裂解液至 1.5mL 的 EP 管中，静置 10min。加 200μL 氯仿，剧烈振荡 15s，室温静置 5min 后，4℃温度下 12 000r/min 离心 15min，将上清 500μL 左右吸入新 1.5mL 的 EP 管中。加等体积 500μL 左右的异丙醇（预冷 4℃），混匀，－20℃沉淀 90min 或过夜后，4℃温度下 12 000r/min 离心 10min。弃上清，加入 75%乙醇 1mL，轻轻振摇后（或把沉淀弹到中间充分洗），4℃温度下 7 500 r/min 离心 5min，弃上清。待沉淀自然风干后，溶于 20μL DEPC 水中，立刻进行反转录。

（3）cDNA 的合成

20μL 反转录体系：取总 RNA 5μL，Oligo（dT)$_{18}$ 1μL、10mmol/L dNTP 2μL，加 DEPC 水 7μL 混匀，70℃反应 5min，再冰浴 2min。后依次加入 4μL 的 MLV-buffer（5×），1μL 含量为 20U/μL 的 MLV，42℃ 反应 1 h，72℃变性 15min 终止反应。采用 0.5 μg/mL 的 Oligo（dT)$_{18}$作为下游引物，进行反转录。

（4）实时荧光定量 PCR 扩增反应

20μL 反应体系：10μL 的 SYBR Green I（2×），稀释后的上下游引物各 0.2μL，cDNA 模板 1μL，DEPC 水补至 20μL。95℃ 变性 5min，94℃温度下 30s，58℃温度下 20s，72℃延伸 30s，共 40 个循环。

95℃温度下 1 min，60℃温度下 30s，95℃温度下 30s，60～95℃过程中全程读板收集荧光信号。

（5）数据处理

本试验采用相对定量分析 $2^{-\Delta\Delta Ct}$ 法进行 TNF-α 的 mRNA 表达差异分析。F 表示待测基因在处理后表达水平是处理前的 F 倍。F 的计算公式为：

$$F=2^{-\Delta\Delta Ct}=2^{-(\Delta Ct待测-\Delta Ct对照)}$$

ΔCt 对照＝空白对照基因-Ct －对照管家基因-Ct

ΔCt 待测＝待测基因-Ct －待测管家基因-Ct

6. 瑞氏—吉姆萨染色法检测吞噬能力

将准备好的 RAW264.7 细胞和腹腔巨噬细胞悬液稀释至 2×10^5 个/mL，加入预先有盖玻片的 6 孔细胞板中，2mL/孔，细胞数 4×10^5 个/孔。于 5%CO_2 培养箱中 37℃贴壁培养 4h，吸弃原有培养基，按照空白对照组，LPS 组，PA 组（80ng/mL PA），LPS＋PA 组（1μg/mL LPS 与 80ng/mL PA）分组加药，培养 24h，备用。鸡翅下静脉采血，制备新鲜鸡红细胞，加入无菌 PBS 稀释，1 700r/min 离心 5min，PBS 重复离心两次，用 RPMI1640 调整细胞浓度至 2×10^6 个/mL。将培养 24h 后的 6 孔板中上清液弃掉，加入鸡红细胞 2mL/孔。5% CO_2 培养箱 37℃共培养 2.5h 后，吸弃 6 孔板中培养基，PBS 洗 3 次，取出盖玻片，待表面稍干后加入甲醇固定 10min，自然风干。用 Wright 染液将盖玻片覆盖，约 30s 后，加入 2～3 滴 Gimsa 染液 1～2min 后，逐滴加磷酸盐缓冲液，直至膜面上染色液形成表面张力为止，染色 15min，dH_2O 冲洗至无继续褪色为止。显微镜观察，计数 200 个细胞，计算吞噬率。

$$吞噬百分率（\%）=\frac{200个吞噬细胞中吞噬鸡红细胞的吞噬细胞数}{200个吞噬细胞}\times100$$

（六）统计分析

同本章第一节。

三、试验结果

（一）紫杉醇对巨噬细胞分泌 NO 的影响

1. 紫杉醇对 RAW264.7 细胞释放 NO 的影响

采用 Griess 试剂法对 RAW264.7 细胞释放 NO 的情况进行分析，结果见图 4－5。与空白对照组相比，LPS 组 NO_2^- 浓度显著上升，3 个浓度 PA 处理组 NO_2^- 浓度均升高，但差异并不显著，3 个浓度 LPS＋PA 处理组 NO_2^- 浓度均降低，且 LPS＋160ng/mL 的 PA 组与空白对照组相比差异极显著；与 LPS 组相比，3 个浓度 LPS+PA 处理组 NO_2^- 浓度均显著降低。LPS 作用后的巨噬细胞释放 NO 显著增加，PA 单独作用于 RAW264.7 细胞，可对其 NO 释放有微弱的促进作用；LPS+PA 各浓度组 NO 释放量均低于空白对照组和 LPS 组，其中低浓度、中浓度 LPS+PA 组显著低于 LPS 组，高浓度的 LPS+PA 极显著低于空白对照组和 LPS 组。

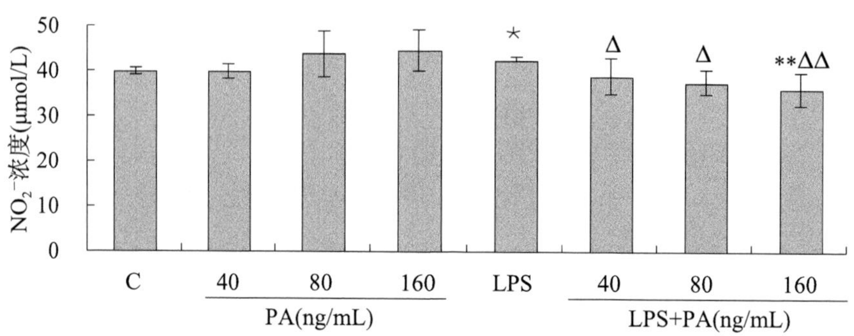

图 4-5 紫杉醇对 RAW264.7 释放 NO 的影响

注：vs C（$*<0.05$，$**<0.01$），vs LPS（$\Delta<0.05$，$\Delta\Delta<0.01$）

2. 紫杉醇对小鼠不同组织巨噬细胞释放 NO 的影响

采用 Griess 试剂法对小鼠不同组织巨噬细胞释放 NO 情况进行分析，结果见图 4-6。与空白对照组相比，PA 组小鼠腹腔和骨髓巨噬细胞 NO 浓度降低，且高浓度组差异显著；脾脏巨噬细胞在 PA 低浓度组 NO 浓度升高，中浓度、高浓度组降低，但无显著差异；PA 对 LPS 刺激下的腹腔和脾脏巨噬细胞 NO 浓度与空白对照组相比均极显著升高，且与浓度呈负相关；PA 对 LPS 刺激下的骨髓巨噬细胞 NO 释放与空白对照组相比有提升，且与浓度呈负相关，但差异不显著。与 LPS 组比较，PA 组 3 种不同组织巨噬细胞 NO 浓度均显著降低。结果显示

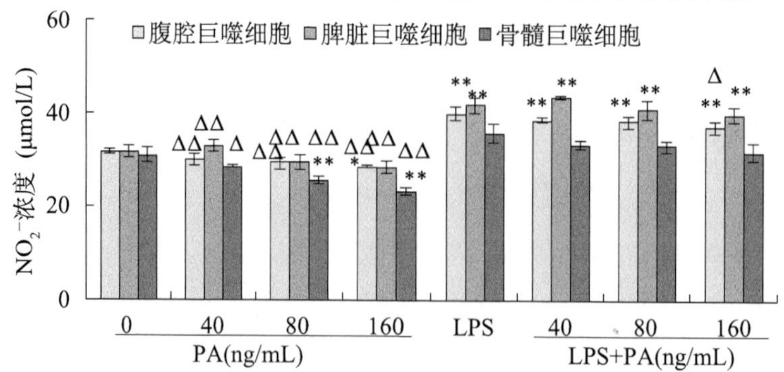

图 4-6 紫杉醇对小鼠不同组织巨噬细胞释放 NO 的影响

注：vs C（$*<0.05$，$**<0.01$），vs LPS（$\Delta<0.05$，$\Delta\Delta<0.01$）

PA 单独作用能抑制腹腔和骨髓巨噬细胞释放 NO，低浓度促进脾脏巨噬细胞释放 NO，中浓度、高浓度则抑制，但无显著差异；PA 能显著促进 LPS 诱导下的腹腔和脾脏巨噬细胞 NO 释放。

（二）紫杉醇对巨噬细胞分泌 TNF-α 的影响

1. 紫杉醇对 RAW264.7 细胞分泌 TNF-α 的影响

采用 ELISA 法对 RAW264.7 细胞分泌 TNF-α 的情况进行分析，结果如图 4-7。与空白对照组相比，LPS 组 TNF-α 分泌量显著升高，3 个浓度 PA 处理组 TNF-α 分泌量均下降，且与 PA 浓度呈线性相关，其中 80ng/mL 的 PA 组差异显著，160ng/mL 的 PA 组差异极显著，LPS＋40、80ng/mL 的 PA 组 TNF-α 分泌量显著升高，而 LPS＋160ng/mL 的 PA 组无显著差异；与 LPS 处理组相比，3 个浓度 PA 处理组 TNF-α 分泌量均极显著下降，LPS＋40ng/mL 的 PA 组、80ng/mL 的 PA 组无显著差异，而 LPS＋160ng/mL 的 PA 组 TNF-α 分泌量显著下降。结果显示，PA 单独作用于 RAW264.7 细胞，可抑制其 TNF-α 的分泌，并随 PA 浓度的增加，抑制作用增强。低浓度、中浓度 PA 与 LPS 共同作用可极显著促进 RAW264.7 细胞 TNF-α 的分泌，且随浓度升高，促进作用减弱，至高浓度 PA 则可显著抑制 LPS 诱导的 RAW264.7 细胞 TNF-α 的分泌。

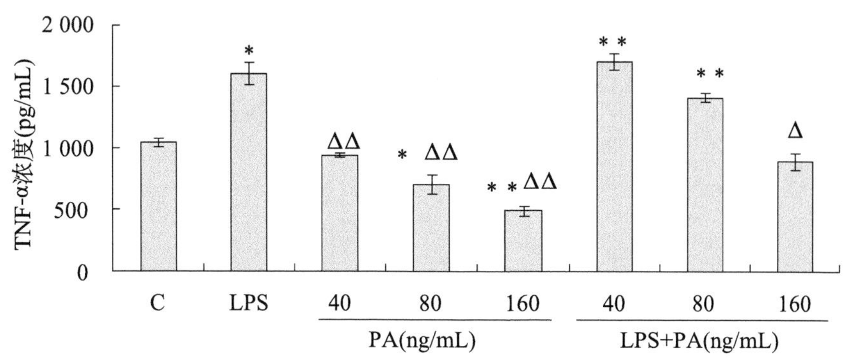

图 4-7　紫杉醇对 RAW264.7 分泌 TNF-α 的影响

注：vs C（*＜0.05，**＜0.01），vs LPS（Δ＜0.05，ΔΔ＜0.01）

2. 紫杉醇对小鼠不同组织巨噬细胞分泌 TNF-α 的影响

采用 ELISA 法对小鼠不同组织巨噬细胞分泌 TNF-α 的情况进行分析，结果如图 4-8。结果显示，与空白对照组相比，3 种不同组织巨噬细胞 LPS 处理组与 LPS＋PA 处理组 TNF-α 分泌量均极显著提高；与 LPS 组相比，PA 组对不同组织巨噬细胞 TNF-α 分泌量均极显著降低，LPS＋PA 组脾脏巨噬细胞 TNF-α 量显著增加，而腹腔巨噬细胞 TNF-α 量显著减少。结果显示，PA 单独作用的 3 种组织巨噬细胞分泌 TNF-α 的量极少，但 LPS 显著促进细胞分泌 TNF-α；PA 抑制 LPS 刺激的腹腔巨噬细胞 TNF-α 的分泌量，但促进 LPS 对脾脏巨噬细胞的作用，使 TNF-α 的分泌量提高。

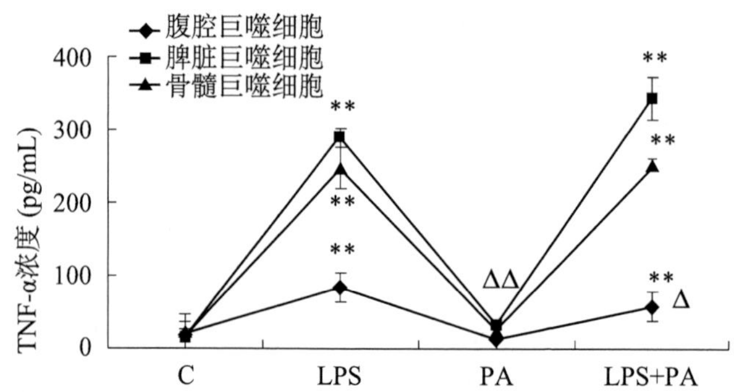

图 4-8　紫杉醇对小鼠不同组织巨噬细胞分泌 TNF-α 的影响

注：vs C（**<0.01），vs LPS（Δ<0.05，ΔΔ<0.01）

(三) 紫杉醇对 RAW264.7 细胞 TNF-α 的 mRNA 表达的影响

采用 FQ-RT-PCR 法对 RAW264.7 细胞 TNF-α 的 mRNA 转录水平进行分析，结果如图 4-9。与空白对照组相比，3 个浓度 PA 处理组 TNF-α 的 mRNA 转录水平均高于对照组，且与 PA 浓度呈线性正相关，其中，80 ng/mL 和 160ng/mL 的 PA 组差异极显著；不同浓度 PA 组间比较差异显著。结果显示 PA 可促进 RAW264.7 细胞 TNF-α 的 mRNA 表达，并随浓度的增加，促进作用增强。

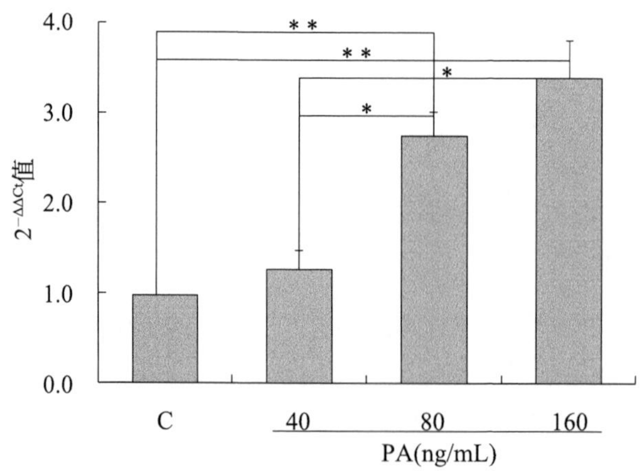

图 4-9　紫杉醇对 RAW264.7 细胞 TNF-α 的 mRNA 表达的影响

注：* $p<0.05$，** $p<0.01$

（四）紫杉醇对巨噬细胞吞噬功能的影响

1. 紫杉醇对 RAW264.7 细胞吞噬功能的影响

采用瑞氏—吉姆萨染色法对 RAW264.7 细胞吞噬能力进行分析，结果如图 4－10。与对照组相比，各个处理组吞噬率均显著提高，PA 组差异显著，LPS 组与 LPS＋PA 组差异极显著，而 PA 处理组吞噬率明显低于 LPS＋PA 组。结果显示 LPS 与 PA 均能大幅提高 RAW264.7 的吞噬功能，且 PA 对巨噬细胞吞噬的促进功能低于 LPS。

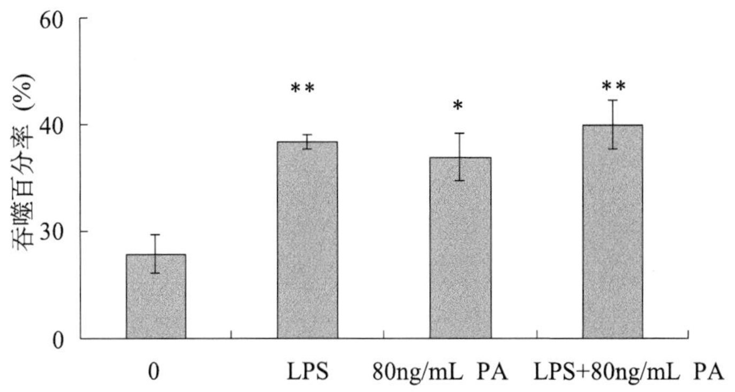

图 4－10　紫杉醇对 RAW264.7 细胞吞噬功能的影响

注：vs C（＊＜0.05，＊＊＜0.01）

2. 紫杉醇对小鼠腹腔巨噬细胞吞噬功能的影响

采用瑞氏—吉姆萨染色法对小鼠腹腔巨噬细胞的吞噬能力进行分析，结果如

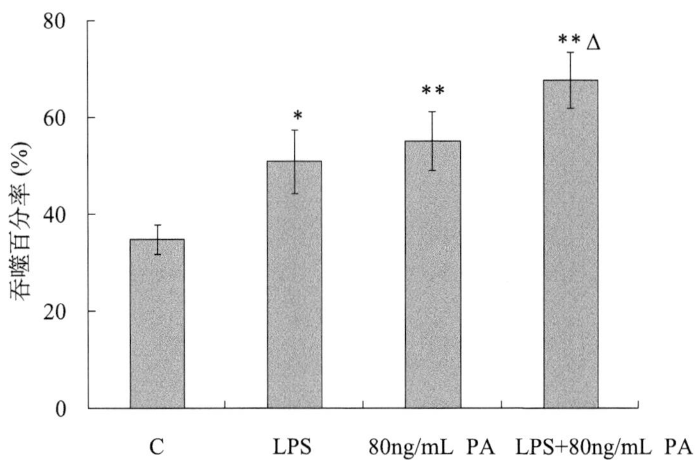

图 4－11　紫杉醇对小鼠腹腔巨噬细胞吞噬功能的影响

注：vs C（＊＜0.05，＊＊＜0.01），vs LPS（Δ＜0.05）

图 4－11。与空白对照组相比，LPS 处理组、PA 处理组吞噬率均显著上升，LPS＋PA处理组吞噬率进一步升高。结果表明 LPS、PA 均能提高小鼠腹腔巨噬细胞的吞噬能力，PA 能进一步增强 LPS 诱导的腹腔巨噬细胞吞噬能力。

四、讨论

巨噬细胞是一种具有可塑性和多能性的细胞群体，广泛存在于机体的各个脏器和组织，在体内外不同的微环境影响下，参与免疫、炎性反应及维持内环境的稳定，是固有免疫系统的重要组成部分，也是免疫排斥反应中起重要作用的部分，并表现出明显的功能差异（Gordon，2007；李康等，2008；郭巨江等，2007）。但这些功能并非所有的巨噬细胞在同一时间内执行，也不是所有巨噬细胞均具有这些功能，因此，巨噬细胞显示出高度的异质性（尹华华等，2004）。巨噬细胞的异质性主要表现在形态学、生物化学、表型和功能等方面，而且不同种群、个体、器官及组织的巨噬细胞具有异质性，相同个体、器官和组织的巨噬细胞也存在异质性（Laskin 等，2001）。巨噬细胞体内存在表型及功能不同的巨噬细胞亚群，机体对刺激产生的非特异性免疫反应更具有灵活性和有效性，因此，巨噬细胞的异质性在免疫调控中具有重要作用。目前，PA 作为免疫抑制剂，主要表现在抑制 T 淋巴细胞、B 淋巴细胞和单核细胞对移植器官的抗原反应，其对巨噬细胞有无影响，尤其是对不同组织巨噬细胞的异质性方面的研究报道甚少。研究发现，紫杉醇明显增强其处理后诱导分化的巨噬细胞的吞噬功能，而雷帕霉素和环孢霉素则显著降低巨噬细胞的吞噬能力（沈红等，2011），试验提示 3 种药物处理分化的巨噬细胞表型差异性、吞噬功能的增强和减弱、免疫原性的不同，进一步证实局部微环境对巨噬细胞表型和功能的影响，以及巨噬细胞分化成熟过程中与功能变换密切相关的瞬时表型表达，可能就是巨噬细胞异质性的基础（陈舒楠，2013）。

LPS 可激活成熟的巨噬细胞释放 NO，诱导机体产生炎症反应。NO 是内皮衍生的血管舒张因子，其参与细胞内信号传导，具有抗炎和舒张动脉等作用，是巨噬细胞发挥吞噬功能的基本条件，随着 NO 的增加，巨噬细胞具有更强的吞噬功能，但过量的 NO 及其代谢产物则会使机体受到损伤，引起一系列疾病，如神经退行性疾病、血管性休克、关节炎等（赵娟等，2011）。目前，大量 LPS 对巨噬细胞分泌 NO 影响的研究都在实验鼠上，廉洁等研究显示，PA 作用使 LPS 诱导的鼠腹腔巨噬细胞的 NO 释放量增加，从而影响巨噬细胞的吞噬功能，增强机体的免疫作用（廉洁等，2009）。本试验结果证实，PA 可抑制 LPS 诱导的 RAW264.7 细胞 NO 分泌；PA 单独作用能抑制腹腔和骨髓巨噬细胞分泌 NO，但能显著促进 LPS 诱导下的腹腔和脾脏巨噬细胞 NO 分泌（陈舒楠，2013）。

肿瘤坏死因子-α（TNF-α）主要由单核细胞和巨噬细胞分泌产生，在感染、炎症和自身免疫疾病中具有重要的调节作用（Old，1988）。TNF-α 是一个多功能的细胞因子，许多免疫系统疾病与 TNF-α 的过量释放有关，已知关节炎、强直性脊柱炎、败血症等免疫系统疾病与 TNF-α 密切相关，以 TNF-α 为靶点的抗体可用于治疗多种自身免疫性疾病（Clark，2007）。骆高江等（2010）研究发现，PA 对人单核细胞来源树突状细胞 TNF-α 的分泌有抑制作用。王岚等通过试验证明一定浓度的 PA 能够诱导小鼠腹腔巨噬细胞产生 TNF-α，且联合干扰素 γ 时，诱导作用显著增强（王岚等，2001）。本试验发现，PA 对 RAW264.7 细胞 TNF-α 的分泌具有显著的抑制作用；浓度 80ng/mL 的 PA 单独作用的小鼠 3 种组织巨噬细胞分泌 TNF-α 的量极少，但 LPS 显著促进细胞分泌 TNF-α；此浓度的 PA 抑制 LPS 刺激的腹腔巨噬细胞 TNF-α 的分泌量，但促进 LPS 对脾脏巨噬细胞的作用，使 TNF-α 的分泌量提高；PA 可促进 RAW264.7 细胞 TNF-α 的 mRNA 的表达，并随浓度的增加，促进作用增强。结果提示 PA 可显著抑制 RAW264.7 细胞 TNF-α 蛋白的表达，但却促进 TNF-α 的 mRNA 的转录水平，表明 PA 可能通过转录后途径，而不是通过上调 TNF-α 的 mRNA 水平参与巨噬细胞的免疫过程（陈舒楠，2013）。至于紫杉醇对小鼠不同组织巨噬细胞产生 TNF-α 的影响的确切分子机制以及活性成分的分离鉴定还有待于进一步研究。

吞噬作用是巨噬细胞的重要免疫调节功能之一，在抗病原微生物感染和宿主防御功能中发挥重要作用，它们具有非调理素依赖的和抗体及补体等调理素依赖的吞噬细菌或异物的吞噬清除功能。鸡红细胞常被作为经典的吞噬检测物，通过检查巨噬细胞对鸡红细胞的吞噬能力和速率来检测该细胞的功能。传统采用光学显微镜吉姆萨染色观察，检测巨噬细胞对鸡红细胞的吞噬率来评价单核巨噬细胞系统吞噬清除异物的能力。LPS 是活化巨噬细胞的重要激活剂，并且 LPS 激活的巨噬细胞是经典激活的巨噬细胞。本试验加入 LPS 诱导活化巨噬细胞，用瑞氏—吉姆萨染色法检测巨噬细胞吞噬功能的变化，观察 PA 对活化后的巨噬细胞吞噬能力的影响。结果表明 PA 对 RAW264.7、小鼠腹腔巨噬细胞和 LPS 诱导的 RAW264.7、小鼠腹腔巨噬细胞吞噬鸡红细胞的能力均有显著的促进作用，可大幅提高巨噬细胞的吞噬功能（陈舒楠，2013）。本试验研究发现 PA 对不同来源巨噬细胞的作用并不相同，这可能与不同组织的局部微环境以及巨噬细胞分化程度的差异有关。

第三节　紫杉醇对巨噬细胞标志酶的影响

一、研究背景与意义

巨噬细胞是体内非常重要的免疫细胞，在抗感染免疫和抗肿瘤免疫等方面都起重要的作用。但是，未活化的巨噬细胞的吞噬杀伤作用是有限的，试验证明未经活化的腹腔巨噬细胞在体外不能杀伤肿瘤细胞。因此，活化是巨噬细胞有效地参与免疫监视的先决条件。酸性磷酸酶（Acp）、精氨酸酶（Ars）存在于巨噬细胞溶酶体内，参与巨噬细胞的多种溶酶体消化功能，巨噬细胞杀伤病原微生物、消化异物，以及对肿瘤细胞的抑制作用都是通过 Acp、Ars 等活性物质实现的。其中，Acp 是巨噬细胞内的一种十分重要的生物活性物质，同时也是溶酶体的标志酶（李媛等，2006），而 Ars 不仅可以作为巨噬细胞活性程度的一个重要标志，而且是巨噬细胞赖以抑制肿瘤细胞的重要物质基础之一（吕建新等，1999）。目前，很多研究中药对巨噬细胞的影响都通过对巨噬细胞这两种酶的活性测定来判断。王睿等（2004）证实白藜芦醇作用的小鼠腹腔巨噬细胞内 Acp 的活性显著高于对照组，说明白藜芦醇可激活巨噬细胞。陈伟等（Shevach 等，2001）研究发现库拉索芦荟多糖作用的小鼠腹腔巨噬细胞内 Acp、Ars 的活性均显著高于对照组，说明库拉索芦荟多糖可激活巨噬细胞。

紫杉醇是临床上广泛使用的广谱抗癌药物，关于它对巨噬细胞标志酶影响的报道很少，本试验通过研究紫杉醇对肿瘤状态下巨噬细胞 RAW264.7 内 Acp 和 Ars 的影响，对提高机体防御或消除肿瘤有一定意义，为研究紫杉醇防治肿瘤的机制提供一个新的途径。

二、材料与方法

（一）材料

主要试剂、RAW264.7 细胞、仪器、耗材等同本章第一、第二节。

（二）试验方法

1. 酸性磷酸酶测定试剂

0.3mol/L 醋酸盐缓冲液（pH 值＝5.4）：称取醋酸钠（含 3 分子结晶水，MW136.08）4.08g，溶于约 80mL 蒸馏水中，于 25℃，在 pH 计下用 0.5mol/L 醋酸调制 pH 值＝5.4，再加蒸馏水至 100mL。

3.24g/L 的 Brij-35 溶液：取 300g/L 的 Brij-35（原液）10.8mL，加蒸馏水

至1 000mL，4℃冰箱保存。

底物缓冲液（1.1mmol/L磷酸麝香草酚酞）：称取82.8mg磷酸麝香草酚酞二钠盐溶于3.24g/L的Brij-35溶液50mL中，加0.3mol/L醋酸盐缓冲液（pH值=5.4）至100mL，必要时用0.1mol/L醋酸或0.1mol/L的NaOH调pH值至5.4，冰箱保存备用。

碱性缓冲液（0.1mol/L NaOH-$NaCO_3$）：10.6g无水碳酸钠和4g氢氧化钠溶于蒸馏水中，并加水至1L，置塑料瓶中室温保存备用。

5.3mmol/L麝香草酚酞标准液：精确称取129.2g麝香草酚酞溶于100mL的70%正丙醇（正丙醇：水=70：30）中，置冰箱保存备用。

2. 精氨酸酶测定试剂

酸性试剂：在三角瓶中加蒸馏水约100mL，然后加入浓硫酸44mL以及85%磷酸66mL，冷却至室温，加入硫胺脲50mg及硫酸镉（$CdSO_4 \cdot 8H_2O$）2g，溶解后用蒸馏水稀释至1L，置棕色瓶中冰箱保存备用。

二乙酰一肟溶液：称取二乙酰一肟20g，加蒸馏水约900mL，溶解后，再用蒸馏水稀释至1L。置棕色瓶中冰箱保存备用。

（三）试验分组

空白对照组为只含10%胎牛血清的RPMI1640完全培养基，LPS对照组为含1μg/mL LPS的RPMI1640完全培养基，PA组为含40ng/mL、80ng/mL、160ng/mL紫杉醇的RPMI1640完全培养基，PA+LPS组为含40ng/mL、80ng/mL、160ng/mL紫杉醇与1μg/mL LPS的RPMI1640完全培养基。

（四）RAW264.7细胞的培养

同本章第一节。

（五）麝香草酚酞显色法检测酸性磷酸酶的活性

将准备好的RAW264.7细胞悬液以5×10^5个/mL加入24孔细胞培养板上，每孔1mL。按照试验分组加药，每个浓度3个重复。培养24h后，弃去细胞培养上清，PBS洗细胞3次，每孔加ddH_2O 1mL，放于−20℃，反复冻融3次，制备细胞裂解液。

测定管：细胞裂解液0.1mL，加已预温的底物缓冲液1.0mL，37℃准确保温30min，加入碱性缓冲液2.0mL，混匀。对照管：细胞裂解液0.1mL，加碱性缓冲液2.0mL，底物缓冲液1.0mL，混匀。用酶联免疫检测仪分别测定595nm波长处的吸光度值$A_{595\,nm}$。按照表4-2，用各管的吸光度值与相应的酶活力单位绘制标准曲线。测定管吸光度值减去对照管吸光度值后，查标准曲线，得出酸性磷酸酶的活力单位。

表 4-2　标准曲线的制备方法

加入物	管号					
	0	1	2	3	4	5
3mmol/L 麝香草酚酞标准液（mL）	0	1.0	2.0	3.0	4.0	5.0
70%正丙醇（mL）	10	9.0	8.0	7.0	6.0	5.0
相当于酸性磷酸酶活性（U/L）	0	10	20	30	40	50

(六) 二乙酰一肟显色法检测精氨酸酶的活性

将准备好的 RAW264.7 细胞悬液以 5×10^5 个/mL 加入 24 孔细胞培养板上，每孔 1mL。按照试验分组加药，每个浓度 3 个重复。培养 24h 后，弃去细胞培养上清，PBS 洗细胞 3 次，每孔加 ddH_2O 1mL，放于－20℃，反复冻融 3 次，制备巨噬细胞裂解液。细胞裂解液 0.2mL，加入 Tris-HCL 缓冲液 1.2mL，55℃水浴 1h 活化精氨酸酶，加入精氨酸溶液 0.1mL，37℃水浴 15min，沸水浴 7min 终止反应，加入二乙酰一肟溶液 1.0mL，酸性溶液 2.0mL，沸水浴 10min，冷却后，以蒸馏水为空白测定 520nm 波长处的吸光度值 $A_{520\,nm}$。计算尿素浓度，从而得到相应的精氨酸酶活性（每升裂解细胞悬液 37℃，每分钟产生 1nmoL 尿素所需酶量为 1U）。

$$\text{尿素浓度（mmol/L）}=\frac{\text{测定管吸光度值}}{\text{标准管吸光度值}}\times5$$

(七) 统计分析与数据处理

同本章第一节。

三、结果

(一) 紫杉醇对巨噬细胞酸性磷酸酶活性的影响

采用麝香草酚酞显色法分析 PA 对 RAW264.7 细胞酸性磷酸酶活性的影响，结果见图 4-12。与空白对照组相比，PA 处理组与 LPS＋PA 处理组 ACP 活性均有提高，且与 PA 浓度呈线性正相关，其中，160ng/mL PA 组与 LPS＋PA 组与对照组比差异显著。结果显示，PA 可促进 RAW264.7 细胞 ACP 的活性。

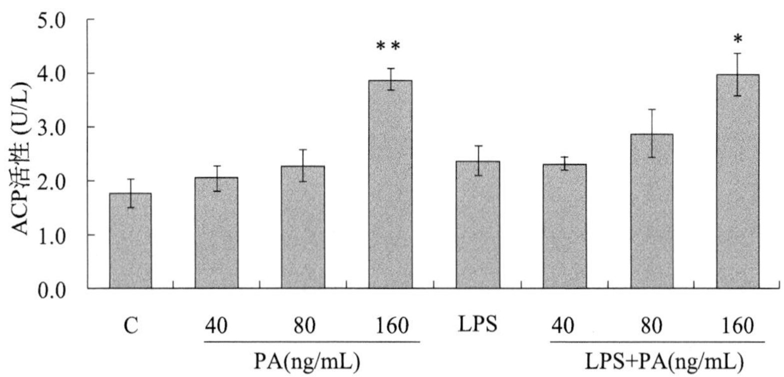

图 4－12　紫杉醇对 RAW264.7 细胞酸性磷酸酶活性的影响

注：vs C（∗＜0.05，∗∗＜0.01）

(二) 紫杉醇对巨噬细胞精氨酸酶活性的影响

采用二乙酰一肟显色法分析 PA 对 RAW264.7 细胞精氨酸酶活性的影响，结果见图 4－13。与空白对照组相比，PA 处理组与 LPS＋PA 处理组 ARS 活性均有提高，且与 PA 浓度呈线性正相关，其中，80 ng/mL、160ng/mL PA 组与对照组比差异极显著，160ng/mL 的 LPS＋PA 组与 LPS 组比差异极显著。结果显示，PA 可促进 RAW264.7 细胞 ARS 的活性。

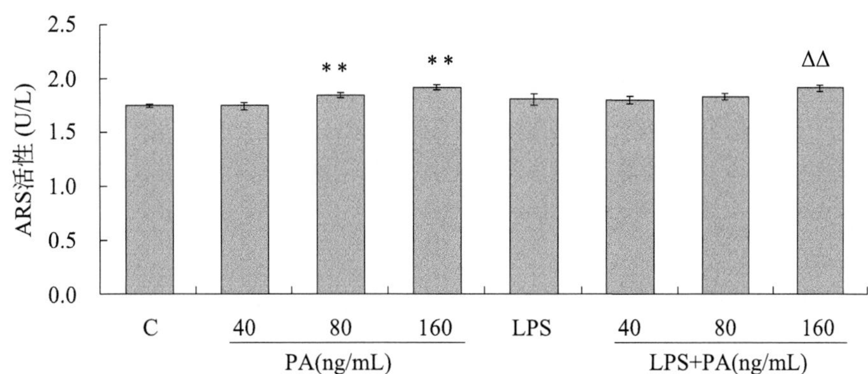

图 4－13 紫杉醇对 RAW264.7 细胞精氨酸酶活性的影响

注：vs C（∗＜0.05，∗∗＜0.01）vs LPS（Δ＜0.05，ΔΔ＜0.01）

四、讨论

巨噬细胞广泛地分布于体内不同器官，具有多方面的功能。它既能清除入侵的微生物及体内死亡破碎的细胞，又参与机体的免疫反应，并在抑制肿瘤方面发挥着重要的作用。在正常情况下，巨噬细胞呈休止状态，酶活性很低，但一经活化，则在形态、代谢和功能上表现出一系列的显著变化，其中，Acp活性显著升高（Margenthaler等，2005）。许多物质能激活巨噬细胞，增强Acp活性。其中，脂多糖是较理想也是研究较多的巨噬细胞诱导物（吕建新等，1999）。

巨噬细胞精氨酸酶不仅可以作为巨噬细胞活性程度的一个重要标志，而且是巨噬细胞赖以抑制肿瘤细胞增殖的重要物质基础。在体内，虽然浸润肿瘤组织的巨噬细胞含有较高浓度的精氨酸酶，确实与肿瘤生长的延缓有一定关系，然而肿瘤仍然可以在体内增长。有鉴于此，进一步研究巨噬细胞精氨酸酶活性与肿瘤的相互关系，探讨肿瘤状态下巨噬细胞精氨酸酶的实际活性以及可能影响的因素，设法提高机体内精氨酸酶的活性，可能对于提高机体防御或消除肿瘤有一定意义，从而为防治肿瘤提供一个新的途径。本试验结果PA可显著促进RAW264.7细胞酸性磷酸酶和精氨酸酶的生成，提示PA可能通过对这两种酶的影响参与激活巨噬细胞，发挥抗肿瘤的作用（陈舒楠，2013）。

第四节　紫杉醇对巨噬细胞MAPK信号通路活化的影响

一、研究背景与意义

MAPK信号通路被活化后，可使核转录因子和其他蛋白激酶等多种底物磷酸化，调节相关基因的转录，进而参与细胞生长、发育、分裂及细胞间的功能等多种生理过程，并在细胞恶性转化等病理过程中起重要作用。转录因子NF-κB作为能与免疫球蛋白κ轻链基因增强子结合的核因子，几乎在所有类型细胞中都表达。当细胞面临生存危机，如机体为防御细菌、病毒或真菌的侵袭而启动免疫反应时，NF-κB被激活。NF7κB活化的失调与多种人类疾病（如类风湿性关节炎、肿瘤等）直接相关，因此，其激活的分子机理及生理病理学效应是近十多年中生物医学领域的研究热点。目前，紫杉醇对细胞信号通路的研究主要集中在对肿瘤细胞的影响上，对免疫细胞信号通路的影响尚未见报道。

本试验以RAW264.7作为靶细胞，主要应用MAPK最有代表性的信号传导途径ERK1/2通路抑制剂PD98059和NF-κB通路抑制剂柳氮磺胺吡啶（Sulfasalazine，SSZ），检测ERK1/2和NF-κB通路在紫杉醇刺激巨噬细胞生成NO和TNF-α的作用。

二、材料与方法

（一）材料

PD98059（Selleck），SSZ（Axon Medchem），Trizol Reagen（美国 Invitrogen 公司），DEPC、M-MLV、SYBR Green I 染料（美国 Sigma 公司），二氧化碳培养箱（日本 Sanyo 公司），微量加样器（德国 Eppendorf 公司），台式高速大容量离心机（Eppendorf 5804R 型），台式冷冻离心机（德国 Heraeus 公司），Mx 3005 P 荧光定量 PCR 仪（上海 Stratagene 公司）。其他主要试剂、细胞、耗材、仪器同本章第一、二节。

（二）试验分组

空白对照组为只含 10%胎牛血清的 RPMI1640 完全培养基，PA 组为含 80 ng/mL 紫杉醇的 RPMI1640 完全培养基，ERK1/2 通路抑制剂 PD98059 组为用含 100 μg/mL PD98059 的 RPMI1640 完全培养基预培养细胞 1 h 后，更换 80 ng/mL 紫杉醇的 RPMI1640 完全培养基。NF-κB 通路抑制剂 SSZ 组为用 SSZ 含量为 100 μg/mL 的 RPMI1640 完全培养基预培养细胞 1 h 后，更换 80 ng/mL 紫杉醇的 RPMI1640 完全培养基。之后于 6h、12 h、24 h、48 h 分别测 NO 的分泌变化与 TNF-α 的 mRNA 表达量。

（三）方法

1. Griess 试剂法检测 NO 分泌

方法同本章第一节。

2. FQ-RT-PCR 法检测 TNF-α mRNA 表达水平

方法同本章第二节。

（四）统计分析

同本章第一节。

三、结果

（一）紫杉醇对巨噬细胞 MAPK 通路中 ERK1/2 途径活化的影响

采用 Griess 法和 FQ-RT-PCT 法分别分析 PA 与 ERK1/2 通路抑制剂 PD98059 联合作用对于 RAW264.7 细胞 NO 生成和 TNF-α 的 mRNA 表达水平的影响，结果见图 4－14 和图 4－15。PD98059 可部分促进 PA 诱导 NO 的生成，在紫杉醇刺激 6h、12h、24h、48 h 时都显示了一定的促进作用，但差异不显著；PD98059 可抑制 PA 诱导 TNF-α 的 mRNA 表达，在 PA 刺激 6h、12h、48 h 都显示明显的抑制效应。

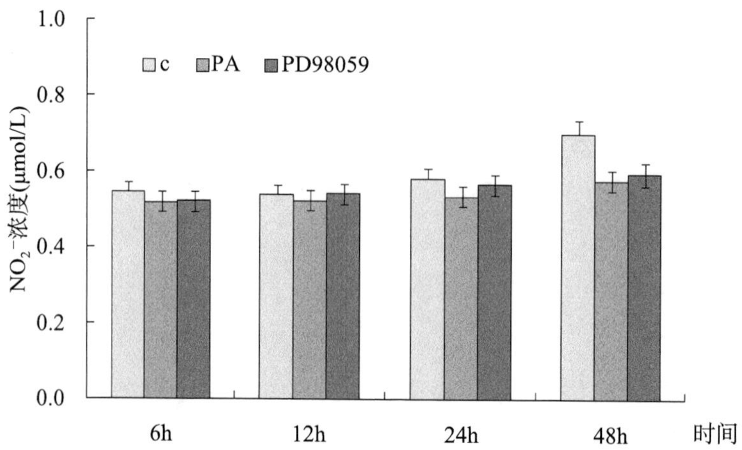

图 4-14　ERK1/2 通路抑制剂对 PA 诱导 RAW264.7 释放 NO 的影响

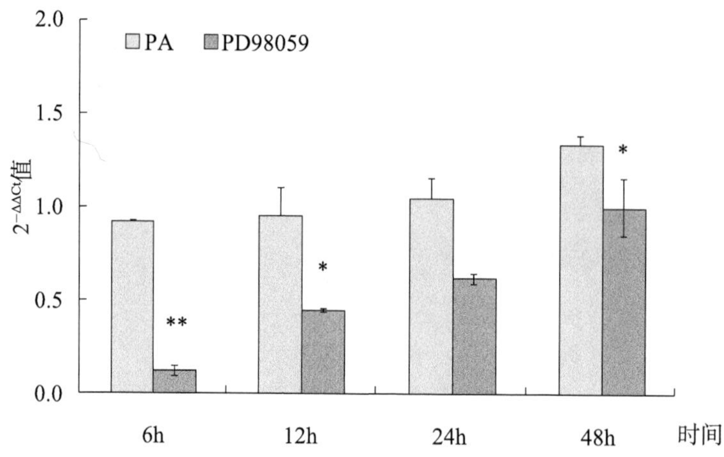

图 4-15　ERK1/2 通路抑制剂对 PA 诱导 RAW264.7 细胞 TNF-α mRNA 表达的影响

注：vs PA（＊<0.05，＊＊<0.01）

（二）紫杉醇对巨噬细胞 NF-κB 通路活化的影响

采用 Griess 法和 FQ-RT-PCT 法分别分析 PA 与 NF-κB 通路抑制剂 SSZ 联合作用对于 RAW264.7 细胞 NO 和 TNF-α 的 mRNA 表达水平的影响，结果见图 4-16 至图 4-17。SSZ 在紫杉醇刺激 6h、48h 时可部分抑制 PA 诱导 NO 的生成，在紫杉醇刺激 12h、24h 时可部分促进 PA 诱导 NO 的生成，但差异均不显著，无统计学意义；SSZ 可促进 PA 诱导 TNF-α 的 mRNA 表达，在 PA 刺激 48 h 显示明显的促进效应。

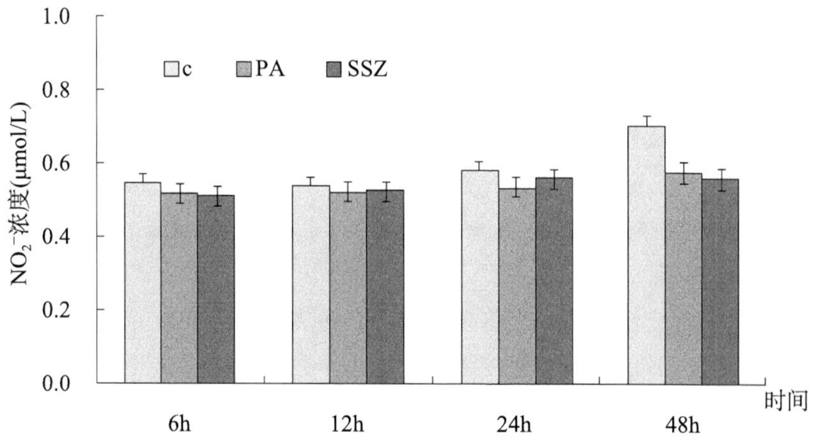

图 4－16　NF-κB 通路抑制剂对 PA 诱导 RAW264.7 细胞分泌 NO 的影响

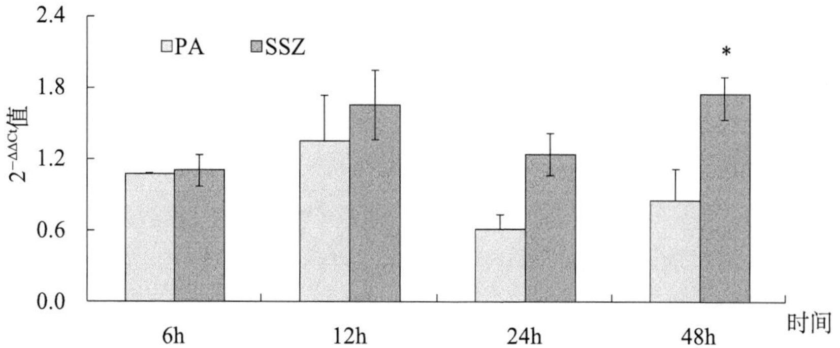

图 4－17　NF-κB 通路抑制剂 SSZ 对 PA 诱导 RAW264.7 细胞 TNF-α mRNA 表达的影响

注：vs PA（*＜0.05）

四、讨论

细胞根据外环境的变化，将化学信号通过细胞表面受体及细胞内信号转导途径传递到细胞质及细胞核内，通过合成相应的蛋白对外环境的变化做出反应。细胞在长期进化发展和自然选择的过程中逐步建立起一个复杂的信号转导网络，由不同的信号传递通路相互联系和作用（Pearson 等，2001）。在信号网络中丝裂原活化蛋白激酶（MAPK）信号传递途径起着极为重要的作用。在所有的 MAPK 通路中研究最深入的是细胞外信号调节激酶（ERK），Raf-MEK-ERK 途径是最有代表性的 MAPK 信号转导途径之一（Zhang 等，2002）。ERK1/2 途径能被多种生长因子、细胞因子和促分裂剂激活，主要促进细胞增殖和分化的信号转导（Yao 等，2004）。当外界刺激（如表皮生长因子、胰岛素、血小板源生长因子等）作用于靶细胞，与受体结合，通过受体酪氨酸蛋白激酶作用（Craparo 等，1995；Pi 等，2004），依次激活 Ras、Raf-1、MAPKK 和 MAPK。MAPK 进入核内，作用于核内底物如转录因子 ELK21，促进 Fos 的转录，调控细胞基因的表达，对增殖起调节作用。磷酸化的 MAPK 可受到磷酸酶的去磷酸化作用的调节。很多双重特异的磷酸酶能使 MAPK 和其他 MAPK 相似激酶的活性丧失，其中 MAPK 磷酸酶-3 对 MAPK 高度特异（Sasaoka 等，1994），由其羧基端的催化区使 MAPK 失活。

NF-κB 是一种广泛存在的细胞转录因子，可在感染、炎症及氧化应激状态下激活。同时，NF-κB 的激活又促使多种细胞因子的表达，在多种炎症介质的表达调控中均具有重要作用。此外，NF-κB 可抑制细胞凋亡，为炎症细胞和肿瘤细胞生存所必需，因此，现在认为，NF-κB 也是与慢性炎症和肿瘤转化有关的重要分子。NF-κB 可在炎症因子的作用下活化。活化的 NF-κB 进入细胞核，启动或抑制相关基因的转录。

目前，紫杉醇对细胞信号通路的研究主要集中在对肿瘤细胞的影响上，对免疫细胞信号通路的影响尚未见报道。如查全斌等通过试验发现，紫杉醇可激活 BRCA1 基因缺陷型三阴性乳腺癌细胞 HCC 1937 细胞 JNK/SAPK、P38 信号通路（查全斌等，2012）。郭花等（2008）研究表明紫杉醇的抗肿瘤作用可能与抑制 PI3K/Akt 信号通路有关，PI3K/Akt 通路抑制剂 LY294002 增强了紫杉醇在体外对人胃癌细胞的抑制作用。孙宝臣等（2007）研究发现，紫杉醇可以诱导大肠癌细胞凋亡，而针对 MAPK/ERK 信号通路的抑制剂 PD98059 可增强紫杉醇的凋亡作用。

用抑制剂阻断信号传导通路中的某个重要环节，可以阻断诱导剂对该信号传导通路的活化作用，因此抑制剂的使用已成为信号传导研究中经济而有效的手段。为探究 PA 是否通过影响 ERK1/2 和 NF-κB 通路激活巨噬细胞，发挥抗肿瘤的作用，本试验应用了 ERK1/2 通路抑制剂 PD98059 和 NF-κB 抑制剂 SSZ 预处理 RAW264.7 细胞，结果表明，抑制两个通路对 NO 的生成均无显著影响。ERK1/2 通路抑制剂 PD98059 可抑制 PA 诱导 TNF-α 的 mRNA 的表达，提示 ERK1/2 是 PA 激活巨噬细胞的通路之一，但不是这一过程的主要通路，此外还有其他通路参与其中。NF-κB 通路抑制剂 SSZ 可促进 PA 诱导 TNF-α 的 mRNA 的表达，提示 PA 可能通过对 NF-κB 途径的影响发挥抗肿瘤的作用（陈舒楠，2013）。

综上所述，本试验研究发现一定浓度的 PA 可以促进巨噬细胞的增殖和吞噬功能，激活 MAPK 信号通路中的 ERK1/2 途径活化，释放 NO 和 TNF-α。这是

PA 体外引起巨噬细胞免疫活性增强的机制之一。其中，应用 ERK1/2 通路抑制剂 PD98059 并没有完全阻断 NO 释放和 TNF-α 的 mRNA 表达，说明 PA 对巨噬细胞的活化功能还有其他的信号通路参与。而 NF-κB 通路抑制剂 SSZ 可促进 PA 诱导 TNF-α 的 mRNA 表达，说明 PA 可能通过对 NF-κB 途径的影响发挥抗肿瘤的作用。进一步探讨 MAPK、NF-κB 及 PKC 等其他信号通路在 PA 诱导巨噬细胞中的作用以及它们之间的协同机制，对研究 PA 免疫功能的研究具有重要的意义。

参考文献

Blagosklonny M V，Giannakakou P，El-Deiry WS，et al. Raf-1/bcl-2 phosphorylation：A step from microtubule damage to cell death [J] . *Cancer Res*，1997，57：130.

Chuang L T，Lotzova E，Heath J，et al. Alteration of lymphocyte microtubule assembly，cytotoxicity，and activation by the anticancer drug taxol [J] . *Cancer Res*，1994，54：1 286 - 1 291.

Ding A H ，Porteu F ，Sanchez E ，et al. Shared actions of endotoxin and taxol on TNF receptors and TNF release [J] . *Science*，1990，248：370 - 372.

Gordon S. Alternative activation of macrophages [J] . *Nat Rev Immunol*，2003，3 (1)：23 - 35.

Kim Y M ，Paik S G. Induction of expression of inducible nitric oxide synthase by Taxol in murine macrophage cells [J] . *Biochem Biophys Res Commun*，2005，326 (2)：410 - 416.

Margenthaler J A，Flye MW. The immunologic function of 1B2^{+} double negative (CD4^{-}CD8^{-}) T cells in the 2C transgenic mouse [J] . *J Surg Res*，2005，126 (2)：160 - 166.

Shevach E M，McHugh R S，Piccirillo C A，et al. Control of T-cell activation by CD4^{+}CD25^{+} suppressor T cells [J] . *Immunol Rev*，2001，182：58 - 67.

Shi Y，Liu X，Han E K，et al. Optimal classes of chemotherapeutic agents sensitized by specific small-molecule inhibitors of akt in vitro and in vivo [J] . *Neoplasia*，2005，7 (11)：992 - 1 000.

Tudor G，Aguilera A，Halverson D O，et al. Susceptibility to drug-induced apoptosis correlates with differential modulation of Bad，Bcl-2 and Bcl-xL protein levels [J] . *Cell Death Differ*，2000，7 (6)：574 - 586.

Wang Y F，Chen C Y，Chung S F，et al. Involvement of oxidative stress and caspase activation in paclitaxel-induced apoptosis of primary effusion lymphoma cells [J] . *Cancer Chemother Pharmacol*，2004，54 (4)：322 - 330.

Xu N，Zhang X C，Xiong J P，et al. A phase II trial of gemcitabine plus carboplatin in advanced transitional cell carcinoma of the urothelium [J] . *BMC Cancer*，2007，7：98.

Zhao J，Kim J E，Reed E，et al. Molecular menism of antitumor activity of taxanes in lung cancer (Review) [J] . *Int J Oncol*，2005，27 (1)：247 - 256.

陈舒楠，官佳懿，谷崇高，等．紫杉醇对小鼠不同组织巨噬细胞功能的影响 [J] . 中国农学通报，2013，29 (32)：49 - 52.

陈舒楠．紫杉醇对小鼠巨噬细胞与淋巴细胞功能的影响 [D] . 北京：北京农学院，2013.

陈慰峰．医学免疫学 [M] . 北京：人民卫生出版社，2004.

金仲品，王风秀．紫杉醇抗肿瘤的临床研究进展 [J] . 滨州职业学院学报，2008，5 (3)：24 - 27.

廉洁，费洪新，赵晓晶，等．紫杉醇对大鼠腹腔内巨噬细胞的影响 [J] . 中国老年学杂志，2009，29 (23)：3 059 - 3 061.

李振宁．天然抗癌药物——紫杉醇 [J] . 中山大学研究生学刊，2006，27 (4)：58 - 62.

刘中原，李延平．细菌脂多糖的生物活性及作用机制．医学综述，2010，16 (2)：166 - 169.

骆高江，陈智理，姜昌浩．紫杉醇对人单核细胞来源树突状细胞免疫功能的影响 [J] . 医药导报，2010，29 (2)：165 - 168.

吕建新，俞康，金丽琴，等．牛膝多糖对人胸腔巨噬细胞的激活作用 [J] . 中国免疫学杂志，1999，15：422 - 424.

沈红，李龙，赵勇．三种免疫抑制药对分化的巨噬细胞表型和功能的影响 [J] . 解剖学报，2011，42 (3)：345 - 349.

唐朝晖，钟德玶．紫杉醇抗肿瘤的分子机制 [J] . 中国临床康复，2006，10 (27)：125 - 127.

王卫斌．紫杉醇的研究进展 [J] . 林业调查规划，2007，32 (4)：40 - 44.

赵娟，刘扬，冯琳，等．细菌脂多糖诱导巨噬细胞 NO 信号分子释放的研究进展 [J] . 黑龙江畜牧兽医，2011，30 (2)：30 - 32.

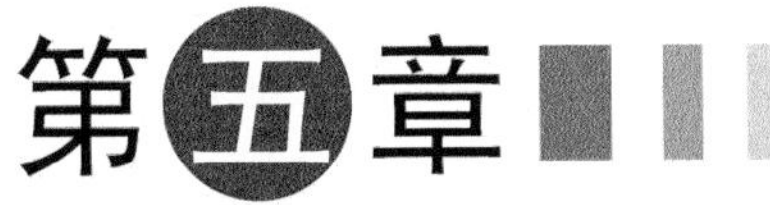

第五章 连翘酯苷对免疫细胞体外功能的影响

第一节 连翘酯苷对 RAW264.7 细胞功能的影响

中药连翘为木樨科植物连翘的干燥果实，连翘酯苷（FS）为连翘中的主要活性成分，研究表明连翘酯苷具有抗菌、抗病毒、免疫调节等作用。巨噬细胞（Mφ）由单核细胞移行至组织分化成熟产生，在机体生理病理过程中发挥了极其重要的功能。Mφ 吞噬功能强大，能够吞噬并通过溶酶体消化凋亡的细胞与抗原抗体复合物以及细菌病毒等。此外，巨噬细胞具有抗原处理与递呈能力，还可分泌多种细胞因子介导炎症和调节免疫。RAW264.7 为小鼠单核巨噬细胞白血病细胞，源自 BALB/c 小鼠由 Abelson 鼠科白血病病毒诱导的肿瘤。本研究以 RAW264.7 为靶细胞，探讨连翘酯苷、绿原酸对巨噬细胞形态，增殖，分泌 NO、TNF-α 和 IL-1β，吞噬功能以及细胞表面 MHC-II 分子表达的影响。

一、材料与方法

（一）主要试剂

连翘酯苷标准品购自辽宁省生物医药研发中心，RPMI1640 培养基购自美国 HyClone 公司，胎牛血清（FBS）购自杭州四季青公司，LPS、MTT 购自美国 Sigma 公司，TNF-α 试剂盒、IL-1β 试剂盒购自武汉博士德公司，CFSE 购自美国 eBioscience 公司，FITC-RAM IgG MHC-II 抗体购自英国 Abcam 公司，其他常用试剂购自北京化工厂。小鼠白血病单核—巨噬细胞系（RAW264.7）由中国科学院动物研究所提供。

（二）主要仪器与耗材

细胞培养板（Costar 公司），二氧化碳培养箱（日本 Sanyo 公司），XSZ-D2 倒置生物显微镜（重庆光学仪器厂产品），BP211D Sartorius 电子分析天平

(German BP121S 型)，台式冷冻离心机（德国 Heraeus 公司），普通台式天平(Sartorius BL150)，−70℃超低温冰箱（日本 Sanyo 公司），FASCalibur 型流式细胞仪（美国 Becton Dickinson 公司），光学显微镜（日本 Olympus 公司），XG-1 型照相机（日本 Minlta 公司）。

（三）试验分组

空白对照组为只加含 10%胎牛血清的 RPMI1640 完全培养液，LPS 对照组为 LPS 含量 1μg/mL 的 RPMI1640 完全培养液，FS 组为含 0μg/mL、40μg/mL、80μg/mL、160μg/mL 连翘酯苷的 RPMI1640 完全培养液，FS+LPS 组为含 0μg/mL、40μg/mL、80μg/mL、160μg/mL 连翘酯苷与 LPS 含量为 1μg/mL 的 RPMI1640 完全培养液。

（四）方法

1. RAW264.7 细胞的培养

细胞的复苏：从液氮中取出装有 RAW264.7 细胞的细胞冻存管，迅速投入 37℃温水中，用镊子夹住冻存管搅拌助融，使其中的冻存液快速融化。待冻存液融化后，1 500r/min 离心 5min，弃上清，用 1mL 的 RPMI1640 完全培养液重悬细胞，转移到细胞培养瓶中，5%CO_2培养箱 37℃培养。收集对数期 RAW264.7 细胞，用含 10%胎牛血清的 PMI1640 培养基调整细胞悬液浓度至 10^6 个/mL 备用。

2. MTT 法检测细胞增殖

将 1×10^6个/mL 巨噬细胞悬液接种于 96 孔细胞培养板上，每孔加入 200μL 细胞悬液，按照试验设计分组，每个样品 3 个重复孔。培养 24h 后，每孔加入 8μL 的 MTT（5mg/mL）继续孵育 4h，弃去上清，然后每孔加入 150μL 的 DMSO 溶解 MTT 甲臜沉淀，用微型振荡器振荡混匀 10min，变色后用酶联免疫检测仪分别测定 570nm 波长处的吸光度 A_{570nm}。

3. Griess 法检测 NO

将 1×10^6个/mL 巨噬细胞悬液接种于 96 孔细胞培养板上，每孔加入 200μL 细胞悬液，按照试验设计分组，每个样品 3 个重复孔。加药培养 24h 后，吸取培养液上清 100μL 加至酶标板中，加入等体积的 100μL 的 Griess 试剂，室温反应 5 min 后测定 490 nm 的吸光值。用浓度为 0～100μmol/L 的 $NaNO_2$绘制标准曲线，根据 $NaNO_2$标准曲线，计算细胞培养上清液中 NO_2^-的浓度。

（五）ELISA 法检测 TNF-α

将 1×10^6个/mL 巨噬细胞悬液接种于 96 孔细胞培养板上，每孔加入 200μL 细胞悬液，按照试验设计分组，每个样品 3 个重复孔。取加药培养 24h 的细胞培养液上清，按 TNF-α ELISA 试剂盒说明书检测。

(六) ELISA 法检测 IL-1β

按 IL-1β ELISA 试剂盒说明书检测各组细胞分泌 IL-1β（白细胞介素-1β）量。

(七) 巨噬细胞吞噬能力的检测

1. 瑞氏—吉姆萨染色法分析

取对数生长期 RAW264.7 细胞，收集巨噬细胞悬液，离心后细胞计数。用 RPMI1640 完全培养液调整活细胞数至 2×10^5 个/mL。将细胞加入 6 孔板（板内事先放入盖玻片），2mL/孔，细胞数 4×10^5 个/孔。在 5%CO_2 培养箱中 37℃贴壁 4h，吸弃原有培养基，向各孔分别加入含 FS、LPS、FS+LPS 的培养液，FS 终浓度为 20μg/mL，LPS 终浓度为 1μg/mL，另设空白对照孔，细胞培养 24h。

鸡翅下静脉采血，制备新鲜鸡红细胞，加入 PBS，1 700r/mim 离心 5min，PBS 重复离心 2 次，用无血清的 RPMI1640 调整细胞浓度为 2×10^6 个/mL。

六孔板中巨噬细胞加药培养 24h 后，将其上清液轻轻吸弃，加入 37℃预温的无菌 PBS，轻轻冲洗 2 次。吸弃 PBS，加入含有 2×10^6 个/mL 鸡红细胞的 RPMI1640 培养液 2mL/孔。37℃，5% CO_2 培养箱共同孵育 2.5h。

将六孔培养板中待检测孔培养液吸弃，PBS 洗 3 次取出盖玻片，待表面稍干，加入甲醇固定 10min，晾干。用 Wright 染液将盖玻片覆盖，约 30s 后，加入 2～3 滴 Gimsa 染液 1～2min 后，逐滴加磷酸盐缓冲液，直至膜面上染色液形成表面张力为止，染色 15min，dH_2O 冲洗至无继续褪色为止。显微镜观察，计数 200 个细胞，计算吞噬率。

吞噬率计算公式为：

$$\text{吞噬百分率（\%）}=\frac{\text{200 个吞噬细胞中吞噬鸡红细胞的吞噬细胞数}}{\text{200 个吞噬细胞}}\times100$$

2. 流式细胞仪分析

取对数生长期 RAW264.7 细胞，离心后细胞计数。用 RPMI1640 完全培养液调整活细胞数至 2×10^5 个/mL。将细胞加入六孔板，细胞数 4×10^5 个/孔。5% CO_2 胞培养箱中 37℃贴壁 4h，吸弃原有培养基，向各孔分别加入含 FS、LPS 的培养液，另设空白对照孔，培养 24h。

鸡翅下静脉采血，制备新鲜鸡红细胞，加入 PBS，1 700r/min 离心 5min，PBS 洗，重复离心 2 次，用无血清的 RPMI1640 培养基调整细胞浓度为 2×10^7 个/mL。加入终浓度为 5μmol/L 的 CFSE 混匀，置 37℃孵育 10min 后加入 RPMI1640 完全培养基，重复洗涤 3 次，用 RPMI1640 完全培养基悬浮细胞，调整细胞浓度为 2×10^6 个/mL 备用。洗涤离心及后续操作过程中应注意避光。

六孔板中巨噬细胞加药培养 24h 后，将其上清液轻轻吸弃，加入 37℃预温的无菌 PBS，轻轻冲洗 2 次。吸弃 PBS，加入含有 CFSE 标记的 2×10^6 个/mL 鸡红细胞的 RPMI1640 培养液 2mL/孔。5% CO_2 培养箱 37℃共同孵育 2.5h。将六孔培养板中待检测孔培养液吸弃，PBS 洗 3 次以去除未被吞噬的鸡红细胞，用预冷的 PBS 吹下贴壁的巨噬细胞，上流式细胞仪进行检测。

(八) 流式细胞仪检测 MHC-II 分子

取对数生长期 RAW264.7 细胞，收集巨噬细胞悬液，离心后细胞计数。用 RPMI1640 完全培养液调整活细胞数至 2×10^5 个/mL。将细胞加入六孔板，2mL 个孔，细胞数 4×10^5 个/孔。在 5% CO_2 胞培养箱中 37℃贴壁 4h，弃去原有培养基，向各孔分别加入含 FS、LPS、FS+LPS 的培养液，另设空白对照孔。

培养 24h 后，将其上清液轻轻吸弃，加入 37℃预温的无菌 PBS，轻轻冲洗 2 次。用预冷的 PBS 吹下贴壁的巨噬细胞至流式管，加入 FITC-MHC-II 抗体，4℃孵育 15min，用 PBS 离心洗涤 3 次上流式细胞仪进行检测。

(九) 统计分析

实验数据以均值±标准差（$\bar{x}\pm s$）表示，采用 t 检验分析比较各组数据，方差不齐时用 t' 检验，$*P<0.05$ 为差异显著，$**P<0.01$ 为差异极显著。

二、结果

(一) 连翘酯苷对 RAW264.7 细胞形态的影响

使用生物倒置显微镜对细胞形态进行观察，结果见图 5－1。从图 5－1 知，与空白对照组相比，LPS 处理组细胞浓度降低，部分细胞有缩小、细胞质出现颗粒等情况，而 FS 处理组对细胞形态并无明显影响；与 LPS 处理组相比，FS+LPS 处理组细胞数量进一步减少，部分细胞出现伪足。

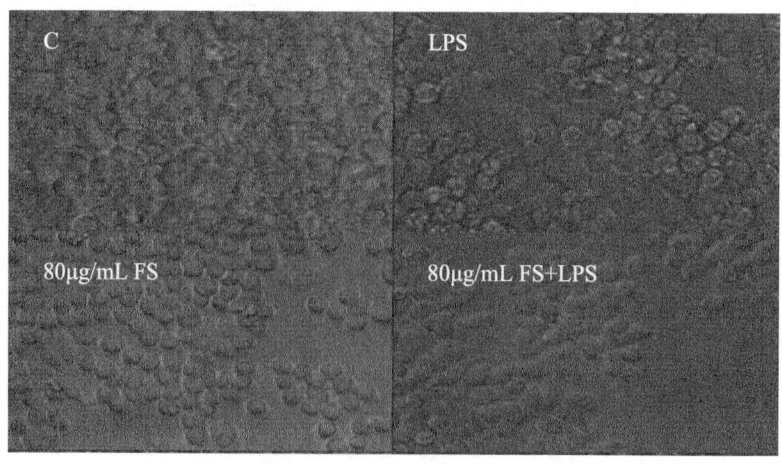

图 5－1　连翘酯苷对 RAW264.7 细胞形态的影响

(二) 连翘酯苷对 RAW264.7 细胞增殖的影响

采用 MTT 法对 RAW264.7 细胞增殖进行分析，结果见图 5－2。与空白对照组比较，LPS 组 A_{570} 明显降低，而低、中两个浓度处理组 A_{570} 显著提高；与 LPS 组相比，LPS＋FS 组中、高两个浓度处理 A_{570} 显著降低。巨噬细胞经 LPS 处理后，细胞增殖能力显著下降，低、中两个浓度 FS 单独作用于巨噬细胞，可显著促进细胞增殖；低浓度 FS＋LPS 组细胞增殖显著低于对照组，但与 LPS 组差异不显著，中、高浓度 FS 与 LPS 共同作用则可显著加剧 LPS 对巨噬细胞增殖的抑制作用，FS 浓度与活细胞数量呈反比。

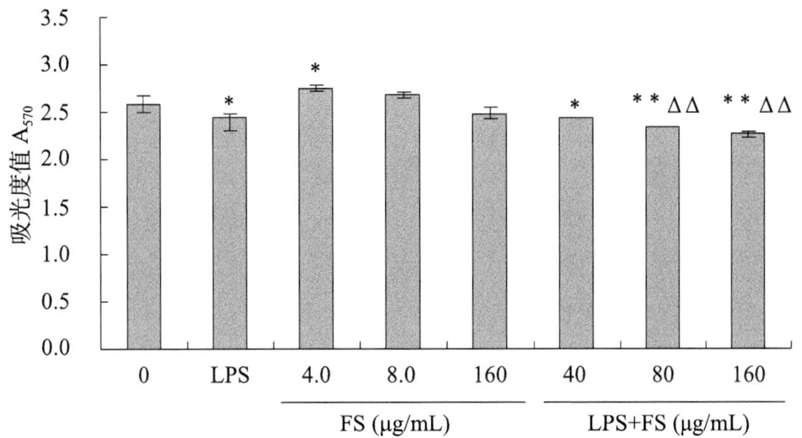

图 5－2　不同浓度连翘酯苷对 RAW264.7 细胞增殖的影响

注：vs 0（＊＜0.05，＊＊＜0.01），vs LPS（Δ＜0.05，ΔΔ＜0.01）

(三) 连翘酯苷对 RAW264.7 细胞分泌 NO 的影响

采用 Griess 试剂法对细胞分泌 NO 情况进行分析，结果见图 5－3。图 5－3 可知，与空白对照组相比，LPS 组 NO_2^- 浓度显著上升，40μg/mL 的 FS 处理组 NO_2^- 浓度显著下降，而 160μg/mL 的 FS 处理组 NO_2^- 浓度显著上升；与 LPS 组相比，3 个浓度 FS＋LPS 处理组 NO_2^- 浓度均显著降低，但均高于空白对照组。LPS 作用后的巨噬细胞分泌 NO 显著增加，低浓度 FS 单独作用于巨噬细胞，可显著抑制 NO 分泌，中等浓度 FS 处理组差异不显著，高浓度 FS 处理组 NO 分泌显著增加；FS＋LPS 各组 NO 分泌量均高于空白对照组而低于 LPS 组，其中，低浓度 FS＋LPS 组显著高于中浓度、高浓度 FS＋LPS 组。

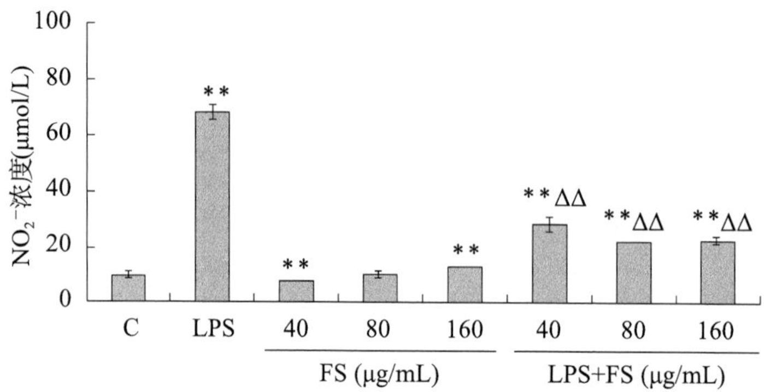

图 5-3　连翘酯苷对 LPS 作用下 RAW264.7 分泌 NO 的影响

注：vs 0（*<0.05，**<0.01），vs LPS（Δ<0.05，ΔΔ<0.01）

（四）连翘酯苷对 RAW264.7 细胞分泌 TNF-α 的影响

采用 ELISA 法对细胞分泌 TNF-α 的情况进行分析，与空白对照组相比，LPS 组 TNF-α 分泌量显著上升，各浓度的 FS 也能促进 TNF-α 的分泌，其中 80μg/mL 的 FS 促进作用最明显，但各组效果均低于 LPS 组；与 LPS 组相比，各浓度 FS+LPS 处理组 TNF-α 分泌量均有所升高，且与 FS 浓度呈线性相关，其中只有高浓度组与 LPS 组相比差异显著（图 5-4）。

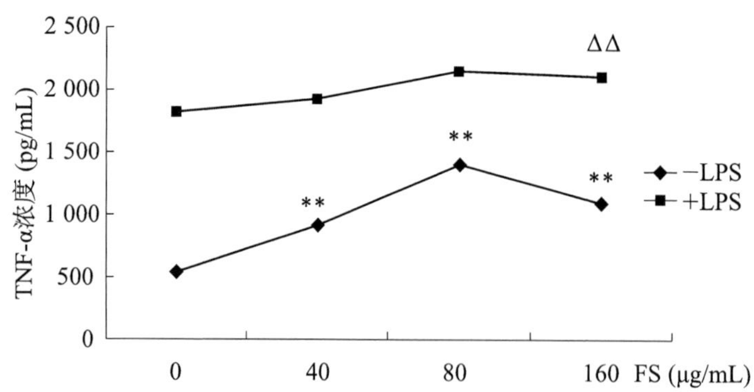

图 5-4　连翘酯苷对 LPS 作用下 RAW264.7 分泌 TNF-α 的影响

注：vs 0（*<0.05，**<0.01），vs LPS（Δ<0.05，ΔΔ<0.01）

（五）连翘酯苷对 RAW264.7 细胞分泌 IL-1β 的影响

采用 ELISA 法对细胞分泌 IL-1β 的情况进行分析，结果连翘酯苷对于 RAW264.7 细胞分泌 IL-1β 无显著影响（图 5-5）。

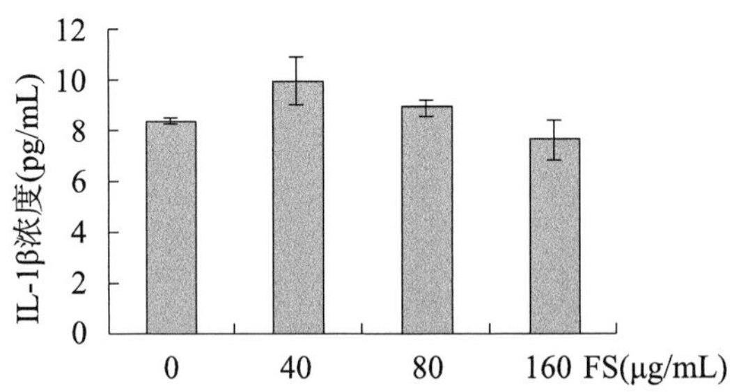

图 5-5　连翘酯苷对 RAW264.7 分泌 IL-1β 的影响

（六）连翘酯苷对 RAW264.7 细胞吞噬功能的影响

采用瑞氏—吉姆萨染色法对巨噬细胞的吞噬能力进行分析，结果如图 5-6。由图 5-6 可知，与对照组相比较，LPS 处理组吞噬率显著上升，FS 处理组与 LPS+FS 处理组吞噬率也显著提高，各组间吞噬率差异并无统计学意义。由结果可知，LPS 与 FS 可大幅提高 RAW264.7 细胞的吞噬功能，FS 与 LPS 合用对 RAW264.7 细胞吞噬能力的影响与单独两药作用时无显著差别。

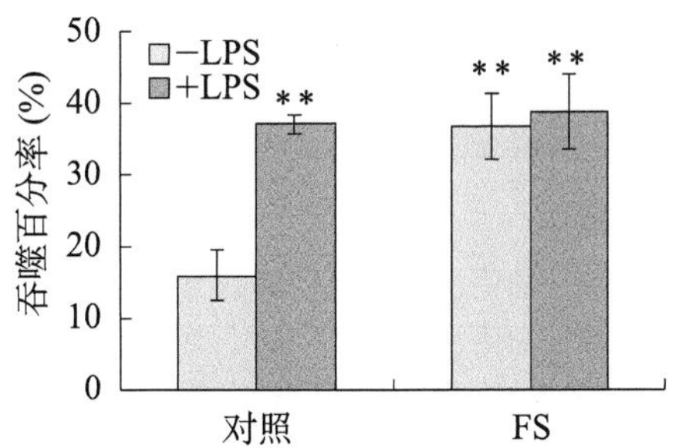

图 5-6　连翘酯苷对 RAW264.7 细胞吞噬能力的影响

注：vs 0（** <0.01）

采用流式细胞分析技术（FCM）对巨噬细胞的吞噬能力进行分析，结果如图 5-7。由图 5-7 可知，与对照组相比较，LPS 处理组吞噬率显著上升，各浓度 FS 处理组吞噬率也均显著提高，单个浓度间吞噬率差异并无统计学意义。由结果可知，LPS 与 FS 均能大幅提高 RAW264.7 细胞的吞噬功能，FS 对 RAW264.7 细胞吞噬能力的影响与其浓度相关性不大。CHA 也能提高 RAW264.7 细胞的吞噬能力，且在浓度为 80μg/mL 时效果最明显。

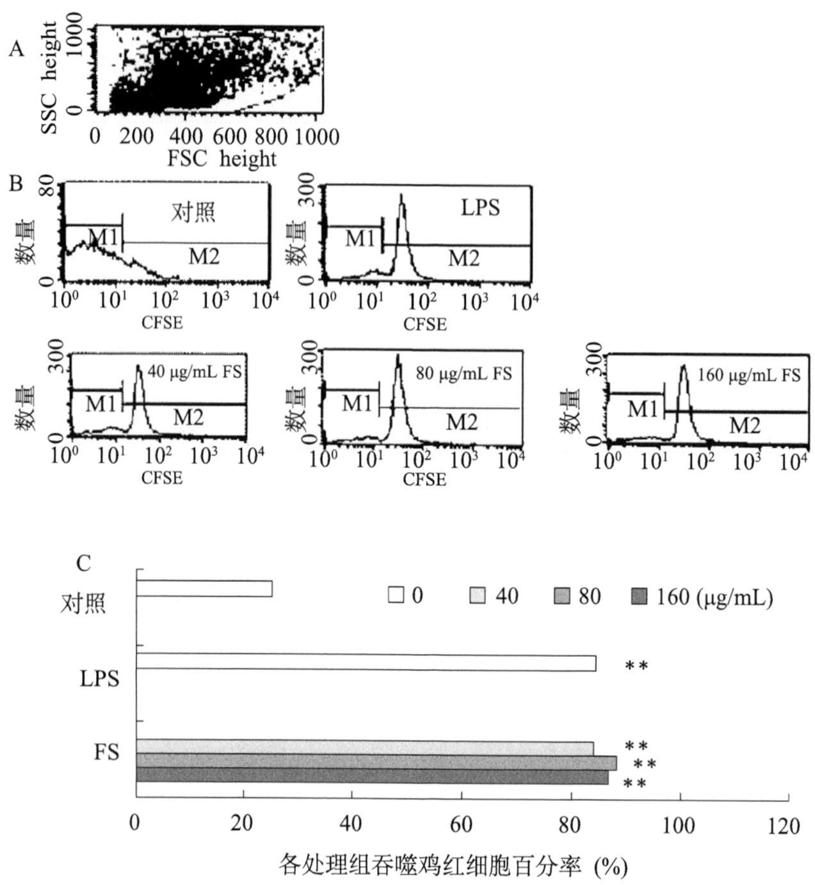

图 5-7 流式细胞术检测连翘酯苷对 RAW264.7 吞噬能力的影响

(A) 细胞流式散点图，(B) 处理组细胞流式图，(C) 鸡红细胞吞噬统计分析图

注：vs 0（* <0.05， ** <0.01）

(七) 连翘酯苷对 RAW264.7 细胞 MHC-II 分子表达的影响

采用流式细胞技术对巨噬细胞 MHC-II 类分子表达进行分析，结果如图 5-8。由图 5-8 知，与对照组相比较，LPS 组 MHC-II 分子表达率显著提高，各浓度 FS 处理组 MHC-II 分子表达率也均有明显提高，且与 FS 浓度呈正相关；与 LPS 组相比，低浓度、中浓度 FS+LPS 处理组 MHC-II 分子表达率显著升高，且与 FS 浓度呈负相关，而高浓度 FS+LPS 组与高浓度 FS 组之间的差异无统计学意义。LPS 组 MHC-II 分子表达量显著提高与对照组比较，各浓度 FS 处理组 MHC-II 分子表达量也均有明显提高，且与 FS 浓度呈负相关；与 LPS 组相比，

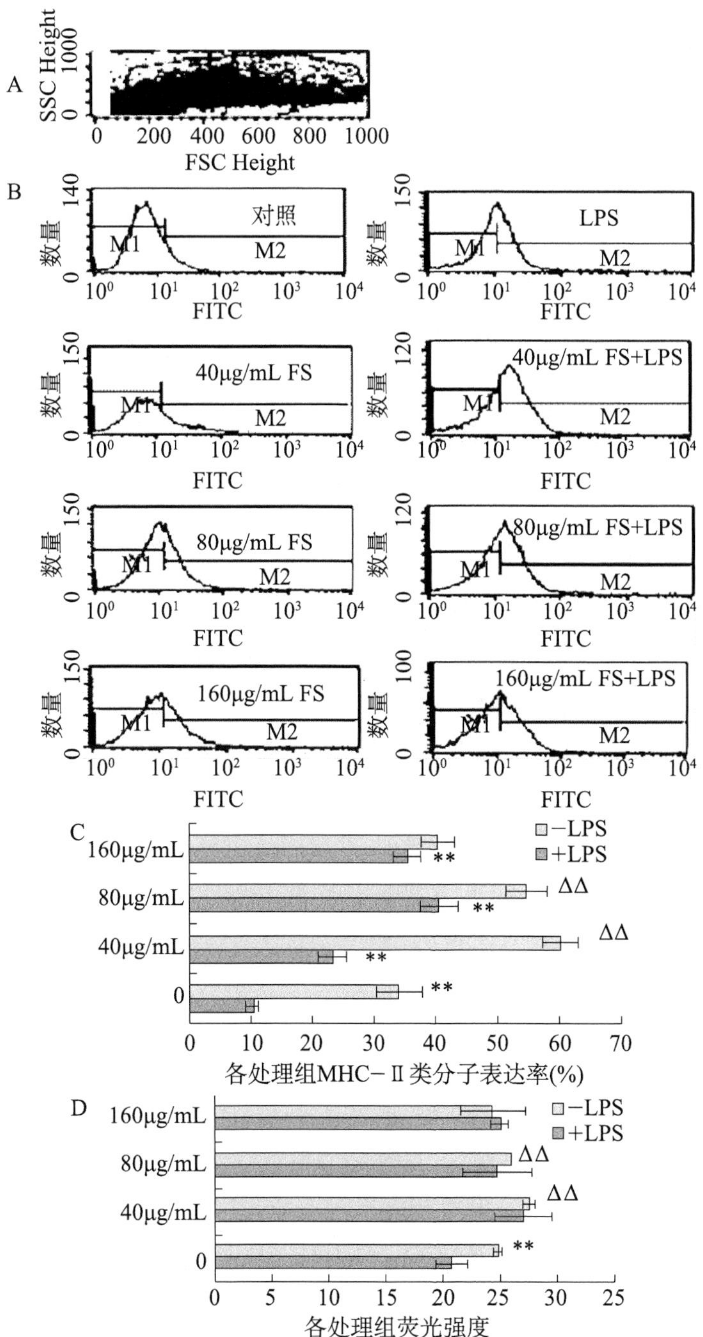

图 5-8　连翘酯苷对 LPS 作用下 RAW264.7 细胞表达 MHC-II 的影响

(A) 细胞流式散点图，(B) 各组流式细胞图，(C) 各组 MHC-II 表达率统计图，(D) 各组 MHC-II 表达量统计图

注：vs 0（＊＜0.05，＊＊＜0.01），vs LPS（Δ＜0.05，ΔΔ＜0.01）

低浓度、中浓度 FS+LPS 处理组 MHC-II 分子表达量显著升高，且与 FS 浓度呈负相关，而高浓度 FS+LPS 组与高浓度 FS 组之间的差异无统计学意义。

由结果可知 LPS 与 FS 均能提高巨噬细胞 MHC-II 分子的表达，FS 单独作用于 RAW264.7 细胞时与 FS+LPS 共同作用时对 MHC-II 分子表达显现出不同的影响，这可能与 FS 对 LPS 的颉颃作用有关。

三、讨论

（一）连翘酯苷对 RAW264.7 增殖与分泌的影响

革兰阴性菌的脂多糖（LPS）又叫内毒素，它由通过一氧化氮（NO）和活性氧诱导巨噬细胞的凋亡，一定浓度的 NO 是 Mφ 凋亡信息传导通路中的关键环节。LPS 刺激巨噬细胞产生 NO 和大量的活性氧，而活性氧也能导致 Mφ 的凋亡（周正宇等，2002）。肿瘤坏死因子-α（TNF-α）主要由单核一巨噬细胞分泌，具有杀伤和抑制肿瘤细胞、抗感染、促进中性粒细胞吞噬、引起发热、促进髓样白血病细胞向巨噬细胞分化、诱导肝细胞急性期蛋白合成的作用，是一种非常重要的炎症因子，参与某些自身免疫病的病理损伤。它通过结合与其相应的细胞表面受体，激活该受体偶联的 G 蛋白信号转导途径，将凋亡信号传到向下游，除此以外，TNF-α 还可以通过影响细胞内核转录因子（NF-κB）的产生或失活，进一步活化巨噬细胞凋亡相关的信号转导通路，促进巨噬细胞凋亡，在炎症反应、淋巴结形成和淋巴细胞的激活过程中起关键作用（杨爱婵等，2007）。连翘酯苷具有抗氧化的作用，并且可以抗内毒素，并且这种作用是通过直接摧毁内毒素对其进行颉颃而非抑制其活性（刘金，2006）。

有研究表明巨噬细胞主要通过凋亡来实现其清除病原微生物等功能，并介导或抑制自身及其他细胞的凋亡，从而在免疫调节中发挥重要作用（陈伟等，2005）。由本试验可知，FS 对于 RAW264.7 分泌 TNF-α 具有显著的促进作用；FS 单独作用于 RAW264.7 细胞时，低浓度的 FS 抑制 NO 分泌，促进细胞的增殖，而高浓度时则促进 NO 分泌，并降低活细胞数，这可能是由于 NO 及 TNF-α 诱导的细胞凋亡有关。FS 作用于 LPS 刺激的 RAW264.7 细胞时，一方面通过摧毁 LPS 对其颉颃，抑制其诱导的 NO 分泌，随浓度提高而加强对 LPS 的颉颃；另一方面通过促进细胞分泌 TNF-α，活化细胞凋亡通路，减少活细胞数（芦山，2012）。

（二）连翘酯苷对 RAW264.7 细胞吞噬能力与表面分子表达的影响

Mφ 与抗原性异物结合后，通过吞噬、胞饮或者受体介导的胞吞作用，将异物吞入到胞内形成吞噬体后，与溶酶体融合成为吞噬溶酶体，再清除抗原性异物。MHC-II 类分子是一种主要组织相容性复合体（MHC），正常机体中 MHC-II 类分子主要表达于源于骨髓的抗原递呈细胞，如单核/巨噬细胞系细胞、树突细胞、胸腺上皮细胞、B 细胞和激活的 T 细胞等，其可以将经过加工处理的外来抗原提呈给辅助性 T 细胞，从而使辅助性 T 细胞激活分化，从而在诱发免疫应答中发挥作用（孙全红等，2004）。由本试验可知，FS 作用于 RAW264.7 细胞，可显著提升其 MHC-II 类分子的表达，且这种作用随 FS 浓度的提高而提升，但中浓度、高浓度 FS 处理组并无明显差异，说明 FS 对 MHC-II 类分子表达的影响是有限的。FS 作用于 LPS 刺激的 RAW264.7 细胞时，可颉颃 LPS，使 MHC-II 表达率降低至 FS 单独作用的水平。无论 LPS 还是 FS，均可以通过激活巨噬细胞而加强其吞噬能力（芦山，2012；芦山等，2012）。

由此可见，连翘酯苷对于巨噬细胞免疫功能的调节作用包括多个方面，是十分复杂的。本试验为更好地阐明连翘酯苷的免疫调节机理提供了新的线索和理论依据。

第二节　连翘酯苷对小鼠巨噬细胞体外功能的影响

单核—巨噬细胞系统是由骨髓中的前单核细胞发展来的细胞之总称，在骨髓中经前单核细胞分化发育为单核细胞，进入血液，随血流到全身各种组织，进入组织中随即发生形态变化，如结缔组织的巨噬细胞、肝的枯否氏细胞、肺的尘细胞、神经组织的小胶质细胞、骨组织的破骨细胞、表皮的郎格汉斯细胞和淋巴组织内的交错突细胞等。

目前，中药及中药提取物在巨噬细胞免疫调节方面的作用正在成为人们的研究热点。连翘酯苷（FS）具有抗菌、抗病毒、免疫调节、抗氧化、利胆、抑制弹性蛋白酶活力、松弛血管、改善神经系统等作用。本试验以小鼠不同组织巨噬细胞为靶细胞，研究连翘酯苷对其的免疫调节作用影响，为进一步阐明连翘酯苷的免疫调节作用机理提供试验依据。

一、材料与方法

（一）材料

主要试剂、试剂盒、耗材、仪器同本章第一节。

健康 6～8 周龄雌性昆明小鼠购于北京维通利华实验动物技术有限公司。

（二）方法

1. 试验分组

空白对照组为只加含 10%胎牛血清的 RPMI1640 完全培养液，LPS 对照组为 LPS 含量 1μg/mL 的 RPMI1640 完全培养液，FS 组为含 0μg/mL、40μg/mL、80μg/mL、160μg/mL 连翘酯苷的 RPMI1640 完全培养液，FS＋LPS 组为含 0μg/mL、40μg/mL、80μg/mL、160μg/mL 连翘酯苷与 LPS 含量 1μg/mL 的 RPMI1640 完全培养液。

2. 小鼠巨噬细胞的收集和培养

（1）小鼠腹腔巨噬细胞的收集和培养

取小鼠颈椎脱臼致死，将小鼠泡入新洁尔灭 5min，无菌操作剪开小鼠腹部皮肤暴露腹膜，用注射器向小鼠腹部注入 5mL 预冷的 PBS，仰卧平放并轻揉小鼠腹部，用注射器抽回腹腔的 PBS 收集于离心管，每只小鼠重复 3 次。将收集到的腹腔液 1 500r/min 离心 5min，弃上清，培养液重悬细胞，调整腹腔巨噬细胞浓度为 1×10^6 个/mL 备用。

（2）小鼠脾脏巨噬细胞的收集和培养

小鼠颈椎脱臼致死，无菌操作取出脾脏，置于加有 RPMI1640 培养液和滤器的培养皿内，用注射器柄将其磨碎，收集于离心管，1 500r/min 离心 5min，弃上清，加入红细胞裂解液消化红细胞，用培养液终止反应，1 500r/min 离心 5min，弃上清，加入培养液反复洗 3 次，培养液重悬细胞加入细胞培养皿，置于 5% CO_2 培养箱中 37℃培养 2～4 小时，收集贴壁细胞 1 500r/min 离心 5min，弃上清，培养液重悬细胞，调整脾脏巨噬细胞浓度为 1×10^6 个/mL 备用。

（3）小鼠骨髓巨噬细胞的收集和培养

小鼠颈椎脱臼致死，无菌操作剪开小鼠腿部皮肤肌肉，分离股骨与肌肉，取出完整的股骨，剪掉股骨两端，使用 1mL 注射器以预冷的 PBS 冲出骨腔中的骨髓，并用移液器吹散，收集于离心管，1500r/min 离心 5min，弃上清，加入红细胞裂解液消化红细胞，用培养液终止反应，1 500r/min 离心 5min，弃上清，加入培养液反复洗 3 次，培养液重悬细胞加入细胞培养皿，置于 5% CO_2 培养箱中 37℃培养 2～4 小时，收集贴壁细胞 1 500r/min 离心 5min，弃上清，培养液重悬细胞，调整骨髓巨噬细胞浓度为 1×10^6 个/ mL，备用。

（三）MTT 法检测细胞增殖

同本章第一节。

（四）Griess 试剂检测 NO

同本章第一节。

（五）ELISA 法检测 TNF-α 和 IL-1β

同本章第一节。

(六) 瑞氏—吉姆萨染色法检测吞噬能力

同本章第一节。

(七) 统计分析

同本章第一节。

二、结果

(一) 连翘酯苷对小鼠巨噬细胞体外增殖的影响

采用 MTT 法分析连翘酯苷对小鼠不同组织巨噬细胞增殖的影响，结果见图 5-9。由图 5-9 知，脾脏巨噬细胞实验，与对照组相比，LPS 组吸光度显著下降，FS 各处理组吸光度有下降的趋势，且与 FS 浓度呈线性关系，当 FS 浓度达 160μg/mL 时差异极显著；与 LPS 组相比，低和中浓度 FS+LPS 处理组吸光度均有上升的趋势，但高浓度 FS+LPS 处理组吸光度显著下降。结果说明 FS 对小鼠腹腔巨噬细胞的增殖有抑制作用，这种作用与 FS 浓度呈正相关；低浓度、中浓度 FS 对于 LPS 刺激的巨噬细胞有一定的保护作用，但高浓度 FS 可加剧 LPS 对巨噬细胞的损伤。

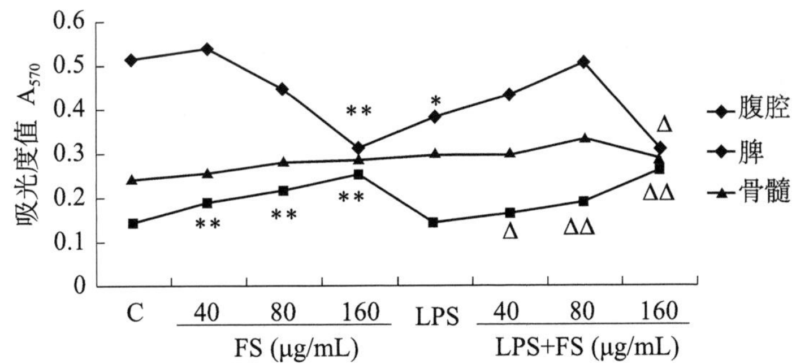

图 5-9　不同浓度连翘酯苷对小鼠不同组织巨噬细胞增殖的影响

注：vs C（*<0.05，**<0.01），vs LPS（Δ<0.05，ΔΔ<0.01）

脾脏巨噬细胞试验，与空白对照组相比，LPS 处理组吸光度显著下降，而各浓度 FS 处理组吸光度明显升高，且与 FS 浓度呈线性关系；与 LPS 处理组相比，各浓度 FS+LPS 处理组吸光度明显升高，且与 FS 浓度呈线性关系。结果说明 LPS 对脾脏巨噬细胞增殖具有明显的抑制作用，FS 能显著促进脾脏巨噬细胞的增殖，这种促进作用与 FS 浓度呈正相关；FS 对于 LPS 刺激的巨噬细胞具有保护作用。

骨髓巨噬细胞试验，与空白对照组相比，LPS 处理组细胞吸光度显著上升，FS 处理组吸光度有升高的趋势，且与 FS 浓度呈线性关系，当 FS 浓度达 160μg/

mL 时差异显著；与 LPS 处理组相比，FS+LPS 处理组吸光度有升高趋势，但无统计学意义。结果表明 LPS 能显著促进骨髓巨噬细胞的增殖，FS 也能显著促进其增殖，但对于 LPS 刺激的巨噬细胞作用并不明显。

（二）连翘酯苷对 LPS 刺激巨噬细胞体外分泌 NO 的影响

采用 Griess 试剂法对细胞分泌 NO 情况进行分析，结果见图 5－10。由图 5－10 知，与对照组比，LPS 处理组腹腔巨噬细胞 NO_2^- 浓度显著升高，而 FS 处理组 NO_2^- 浓度有升高趋势但无统计学意义；与 LPS 处理组比，中浓度、低浓度 FS+LPS 处理组腹腔巨噬细胞 NO_2^- 浓度显著下降，当 FS 浓度升高到 160μg/mL 时，与 LPS 组无明显差异。结果说明 FS 对腹腔巨噬细胞分泌 NO 有一定促进作用，但能抑制 LPS 诱导 NO 分泌，这可能与 FS 对 LPS 的颉颃作用有关。

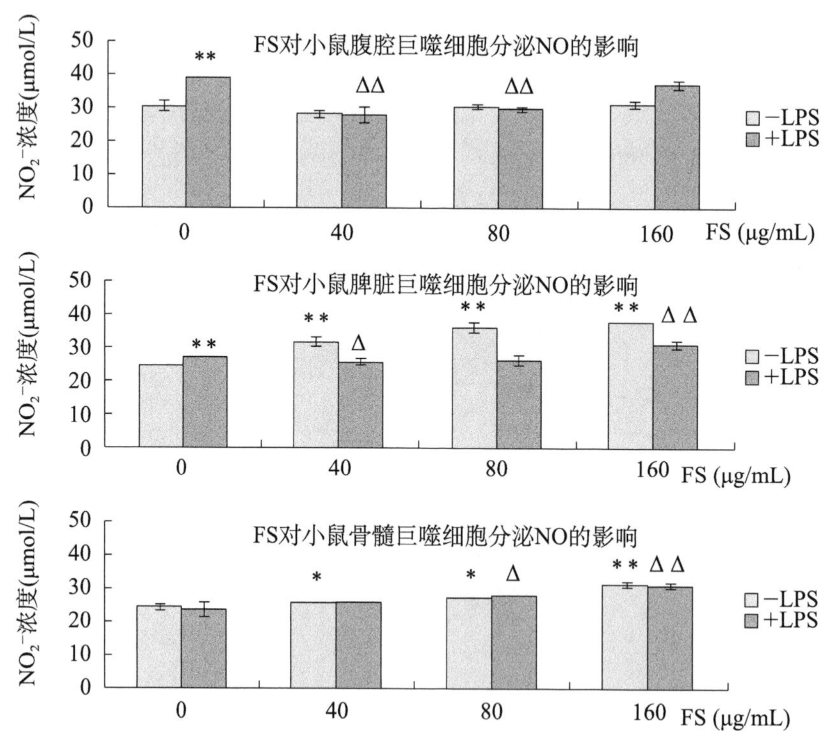

图 5－10　连翘酯苷对 LPS 刺激的小鼠不同组织巨噬细胞分泌 NO 的影响

注：vs 0（*＜0.05，**＜0.01），vs LPS（Δ＜0.05，ΔΔ＜0.01）

与对照组相比，LPS 组脾脏巨噬细胞 NO_2^- 浓度显著升高，而 FS 处理组 NO_2^- 浓度亦有显著升高，且与 FS 浓度呈正相关；与 LPS 组比，低浓度 FS+LPS 组 NO_2^- 浓度显著下降，但随着 FS 浓度的升高，FS 对 LPS 诱导 NO 分泌的抑制作用降低，当 FS 浓度升高到 160μg/mL 时，NO_2^- 浓度显著高于 LPS 组。

结果说明 FS 对脾脏巨噬细胞分泌 NO 有明显的促进作用，FS 虽然能抑制 LPS 诱导的 NO 分泌，但高浓度时其本身对于 NO 分泌的促进作用还是会使脾脏巨噬细胞 NO 分泌量上升。

与对照组比较 LPS 组骨髓巨噬细胞 NO_2^- 浓度并无明显升高，而 FS 处理组 NO_2^- 浓度有显著升高，且与 FS 浓度呈正相关。结果表明 LPS 对骨髓巨噬细胞分泌 NO 没有明显的作用，而 FS 对其分泌 NO 有明显的促进作用。

（三）连翘酯苷对小鼠巨噬细胞体外分泌 TNF-α 的影响

细胞分泌 TNF-α 结果见表 5－1，与对照组比较 FS 组腹腔巨噬细胞 TNF-α 分泌量没有明显变化；LPS 处理组与 LPS＋FS 处理组无显著的差异，结果表明 FS 对小鼠腹腔巨噬细胞 TNF-α 的分泌无明显的影响。同样与对照组比较 FS 组脾脏巨噬细胞 TNF-α 分泌量有升高趋势差异不显著；与 LPS 组比，LPS＋FS 组 TNF-α 分泌量显著提高，结果说明 FS 能促进脾脏巨噬细胞 TNF-α 分泌，并协同 LPS 促进细胞 TNF-α 分泌。FS 组骨髓巨噬细胞 TNF-α 分泌量无明显变化与对照组相比；LPS＋FS 组 TNF-α 分泌量显著降低与 LPS 处理组相比。结果说明 FS 对小鼠骨髓巨噬细胞 TNF-α 的分泌无明显的影响，但 FS 可抑制 LPS 诱导的 TNF-α 分泌。

表 5－1　连翘酯苷对小鼠不同组织巨噬细胞分泌 TNF-α 的影响

分　组	TNF-α（pg/mL）		
	腹　腔	脾　脏	骨　髓
空白对照	21.568 ±4.516	10.348 ±25.772	12.045 ±33.474
LPS	83.860 ±20.131 *	290.824 ±12.303 **	248.786 ±28.587 *
FS	20.274 ±1.734	52.461 ±33.112	37.387 ±11.120
LPS＋FS	60.214 ±30.002	363.250 ±32.880^ΔΔ	190.378 ±2.833 *

注：vs C（ * ＜0.05， ** ＜0.01），vs LPS（ΔΔ＜0.01）

（四）连翘酯苷对不同组织巨噬细胞体外分泌 IL-1β 的影响

采用 ELISA 法对细胞分泌 IL-1β 的情况进行分析，结果连翘酯苷对小鼠不同组织巨噬细胞分泌 IL-1β 没有明显的影响（表 5－2）。

表 5－2 连翘酯苷对小鼠不同组织巨噬细胞分泌 IL-1β 的影响

分　组	IL-1β（pg/mL）		
	腹　腔	脾　脏	骨　髓
空白对照	7.7 ±1.2	8.0 ±0.6	10.1±0.6
FS	7.2 ±1.1	8.6 ±0.4	9.8 ±0.6
LPS＋FS	8.1 ±0.4	8.3 ±0.5	8.7 ±0.0

（五）连翘酯苷对小鼠腹腔巨噬细胞体外吞噬功能的影响

采用瑞氏—吉姆萨染色法对小鼠腹腔巨噬细胞的吞噬能力进行分析，结果如图 5－11。由图 5－11 知，与对照组比较，LPS 组和 FS 组细胞吞噬率均显著上升，LPS＋FS 组吞噬率均进一步升高，结果表明 LPS 和 FS 均能提高小鼠腹腔巨噬细胞的吞噬能力，而且 FS 能促进 LPS 刺激诱导的吞噬能力上升。

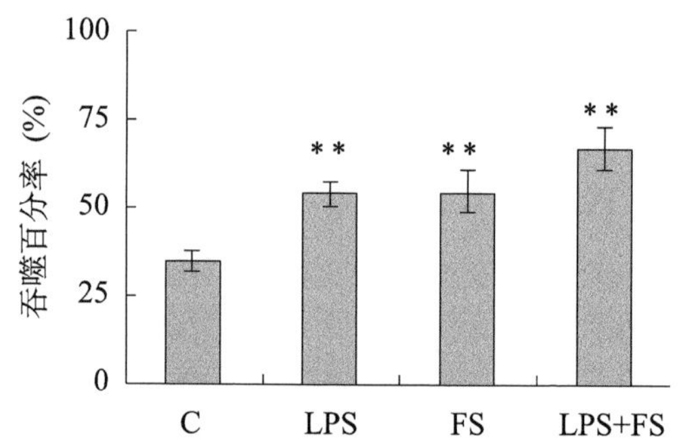

图 5－11　连翘酯苷对小鼠腹腔巨噬细胞吞噬功能的影响

注：vs C（** <0.01）

三、讨论

单核/巨噬细胞在特异性免疫应答的诱导与调节中起关键作用，是一类主要的抗原呈递细胞。单核吞噬细胞起源于骨髓，逐渐分化发育为单核细胞并进入血液，经血液至全身各组织处并最终发育为成熟的巨噬细胞。不同组织中的巨噬细胞形态及生物学特征均有所不同，名称各异，如在肺中称为肺泡巨噬细胞，在结缔组织中称为组织细胞，在脾与淋巴结中称为游走与固定巨噬细胞，在肝中称为枯否细胞，在神经组织中称为小胶质细胞，在浆膜腔称为胸腔巨噬细胞、腹腔巨噬细胞，在关节中称为滑膜 A 型细胞，在骨中称为破骨细胞。巨噬细胞在一定的在环境因素的刺激下，其形态、膜分子表达以及细胞代谢与功能可发生短暂、可逆的变化，这一过程称为巨噬细胞的激活。有研究发现在体外实验中连翘可以强力地摧毁细菌内毒素（高淑娟等，1992），中药复方连翘制剂可显著提高雏鸡外周血细胞的吞噬能力（高海等，2009），不同浓度的连翘苷均能促进小鼠腹腔巨噬细胞的体外吞噬作用，抑制 LPS 诱导的小鼠腹腔巨噬细胞体释放 NO（尹乐乐等，2008）。

小鼠腹腔巨噬细胞实验中，LPS 对小鼠腹腔巨噬细胞的增殖有抑制作用，对 NO 及 TNF-α 的分泌均有促进作用，并能增强巨噬细胞的吞噬能力。FS 对其增殖有抑制作用并增强其吞噬能力，但低浓度、中浓度 FS 可缓解 LPS 对其增殖的抑制，并抑制 LPS 诱导的 NO 分泌，这可能与 FS 对 LPS 的颉颃作用有关。小鼠脾脏巨噬细胞实验中，LPS 抑制小鼠脾脏巨噬细胞的增殖，对 NO 及 TNF-α 的分泌均有促进作用。FS 能显著促进脾脏巨噬细胞的增殖，这种促进作用与 FS 浓度呈正相关，FS 可促进脾脏巨噬细胞 NO 的分泌，并促进 LPS 诱导的 TNF-α 的分泌，但抑制 LPS 诱导的 NO 分泌。在小鼠骨髓巨噬细胞实验中，LPS 促进小鼠骨髓巨噬细胞的增殖，促进 TNF-α 的分泌，但对 NO 的分泌并无明显作用。FS 能显著促进骨髓巨噬细胞的增殖，这种促进作用与 FS 浓度呈正相关，FS 可促进骨髓巨噬细胞 NO 的分泌，但对 TNF-α 的分泌并无明显作用（芦山，2012；张永红等，2013）。

第三节　连翘酯苷对小鼠淋巴细胞体外功能的影响

淋巴细胞根据生长发育过程、表面标志以及功能不同，分为 T 淋巴细胞和 B 淋巴细胞。T 淋巴细胞是淋巴细胞的主要组分，它具有多种生物学功能，如直接杀伤靶细胞，辅助或抑制 B 淋巴细胞产生抗体，对特异性抗原及促有丝分裂原进行应答，产生细胞因子等。B 淋巴细胞是由鸟类法氏囊或哺乳动物骨髓中淋巴样前体细胞分化发育而来，成熟的 B 细胞主要存在于脾脏红髓、白髓淋巴小结内与淋巴结皮质浅层的淋巴小结中，是体内唯一可以产生抗体的细胞，在抗原刺激作用下会转化为浆细胞，产生并分泌多种特异性抗体，释放出血液，阻止细胞外液中相应抗原与异物的伤害。

连翘酯苷是中药连翘的主要活性成分，有研究表明其具有免疫调节作用，本研究分别采用 MTT、Griess 和 ELISA 法分析 FS 对刀豆蛋白 A（ConA）和脂多糖（LPS）刺激诱导的小鼠 T 淋巴细胞和 B 淋巴细胞体外增殖和分泌 NO 与 TNF-α 的影响，探讨其免疫学效应及免疫作用机制。

一、材料与方法

（一）材料

同本章第一、第二节。

（二）试验方法

1. 试验分组

将收集的脾脏淋巴细胞分组，空白对照组为只加含 10% 胎牛血清的 RPMI1640 完全培养液，LPS 对照组为含 10μg/mL LPS1640 完全培养液，ConA 对照组为 ConA 含量为 1mg/mL 的 RPMI1640 完全培养液，B 淋巴细胞 FS 组为

LPS+FS组即10μg/mL LPS+不同浓度FS（40μg/mL、80μg/mL、160μg/mL）RPMI1640完全培养液，T淋巴细胞FS组为ConA+FS组即1mg/mL的ConA+不同浓度FS（40μg/mL、80μg/mL、160μg/mL）RPMI1640完全培养液。

2. 小鼠淋巴细胞的收集和培养

取小鼠颈椎脱臼致死，无菌操作取出脾脏，置于加有RPMI1640培养液和滤器的培养皿内，用注射器柄将其磨碎，收集于离心管，1 500r/min离心5min，弃上清，加入红细胞裂解液消化红细胞，用培养液终止反应，1 500r/min离心5min，弃上清，加入培养液反复洗3次，培养液重悬细胞加入细胞培养皿，置于5% CO_2培养箱中37℃培养2～4h，收集未贴壁悬浮细胞1 500r/min离心5min，弃上清，培养液重悬细胞，调整脾脏淋巴细胞浓度为1×10^6个/mL，备用。

3. MTT法检测细胞增殖

同本章第一节。

4. Griess试剂法检测NO

同本章第一节。

5. ELISA法检测TNF-α

同本章第一节。

（三）统计分析

同本章第一节。

二、结果

（一）连翘酯苷对小鼠脾脏T淋巴细胞增殖转化的影响

采用MTT法对小鼠脾脏T淋巴细胞和B淋巴细胞增殖进行分析，结果见图5-12。由图5-12知，从小鼠脾脏T淋巴细胞体外培养不同时间看，与ConA对照组比较，ConA对T淋巴细胞诱导24h后高、中和低3个不同浓度FS处理组A值显著提高；继续对T细胞诱导48h后，中和低浓度FS处理组A值明显增加，而高浓度FS组A值没有增加；T细胞继续被诱导72h后，低浓度FS处理组A值提高，而中浓度和高浓度FS处理组A值降低，并呈现浓度依赖性降低趋势。从不同药物浓度组之间比较看，ConA对照组T淋巴细胞不同刺激诱导时间各组A值之间没有差异；低浓度FS对T淋巴细胞不同诱导时间比较各组A值之间变化不明显；但中浓度FS对T淋巴细胞诱导72h后A值显著降低；随着T淋巴细胞诱导时间的延长，高浓度FS处理组A值逐渐降低，72h小时后A值明显降低。结果表明，低浓度和中浓度FS对ConA诱导T淋巴细胞24h和48h

后细胞增殖和存活率明显提高，诱导时间延长至 72h 后中浓度和高浓度 FS 明显抑制细胞增殖。

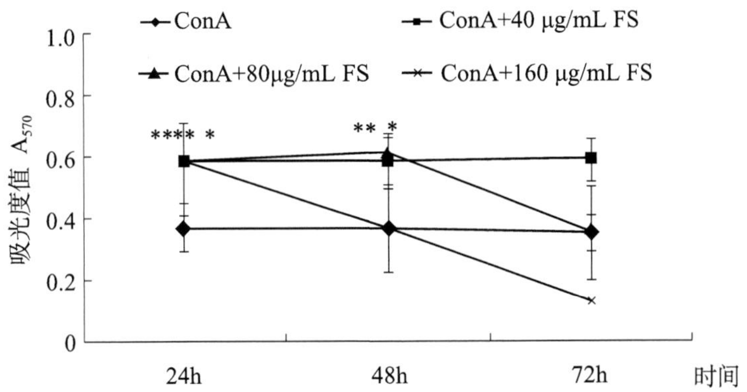

图 5－12　连翘酯苷对小鼠脾脏 T 淋巴细胞增殖转化的影响

（二）连翘酯苷对小鼠脾脏 B 淋巴细胞增殖转化的影响

小鼠脾脏 B 淋巴细胞增殖分析结果见图 5－13。由图 5－13 可知，从小鼠脾脏 B 淋巴细胞体外培养不同时间看，与 LPS 对照组比较，LPS 诱导脾脏 B 淋巴细胞 24h 后，高、中和低 3 个浓度 FS 处理组 A 值显著提高；继续刺激 48h 后 3 个浓度 FS 处理组 A 值之间变化不明显；继续对 B 细胞刺激 72h 后，高、中和低 3 个浓度 FS 处理组 A 值明显降低。从不同药物浓度组之间比较看，LPS 对照组 B 淋巴细胞不同刺激诱导时间各组 A 值之间没有差异；低浓度 FS 对 B 淋巴细胞诱导 24h 后，A 值明显高于对 B 细胞诱导 48h 和 72h；随着 LPS 对 B 淋巴细胞刺激诱导时间延长，中浓度和高浓度 FS 处理组 A 值明显降低。结果显示，低浓度 FS 对 LPS 诱导脾脏 B 淋巴细胞 24h 后细胞增殖和生存率显著提高，但抑制其转化。

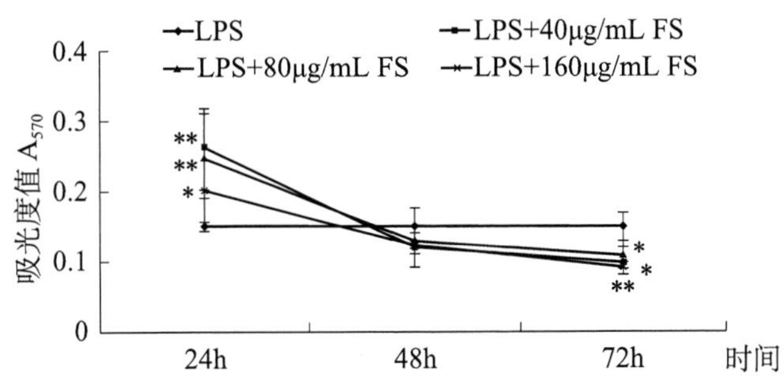

图 5－13　连翘酯苷对小鼠脾脏 B 淋巴细胞增殖转化的影响

（三）连翘酯苷对小鼠脾脏 T 淋巴细胞和 B 淋巴细胞分泌 NO 的影响

采用 Griess 法对小鼠脾脏 T 淋巴细胞和 B 淋巴细胞分泌 NO 分析，结果见

图 5－14。由图 5－14 看出，与空白和 LPS 对照组比较，随着 FS 药物浓度增加到 160μg/mL 时，药物组 LPS 诱导 B 淋巴细胞 NO 分泌量明显增加；与空白和 ConA 对照组比较，随着 FS 药物浓度增加到 80μg/mL 和 160μg/mL 时，药物组 ConA 诱导 T 淋巴细胞分泌 NO 量显著增加；B 淋巴细胞 NO 分泌量高于 T 淋巴细胞。结果表明，FS 促进小鼠脾脏 T 和 B 淋巴细胞分泌 NO，且有剂量依赖性趋势。

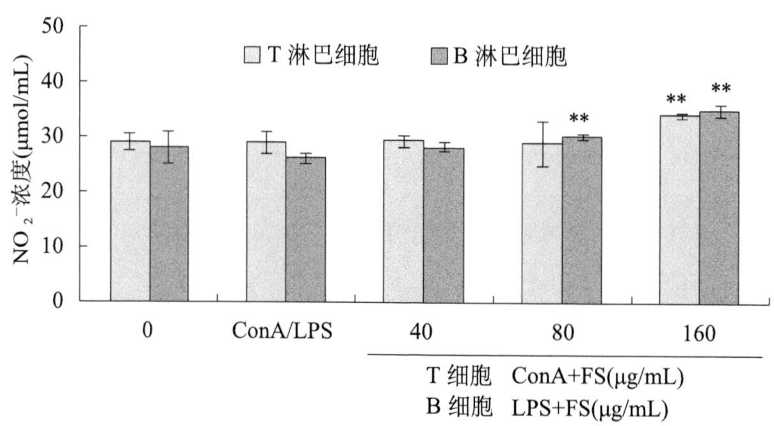

图 5－14　连翘酯苷对小鼠 T 淋巴细胞和 B 淋巴细胞分泌 NO 的影响

（四）连翘酯苷对小鼠脾脏 T 淋巴细胞和 B 淋巴细胞分泌 TNF-α 的影响

采用 ELISA 法对对小鼠脾脏 T 淋巴细胞和 B 淋巴细胞分泌 TNF-α 分析，结果见图 5－15。由图 5－15 可知，试验组与空白及 LPS 对照组比较，随着 FS 药物浓度增加到 160μg/mL 时，药物组 LPS 诱导 B 淋巴细胞 TNF-α 分泌量极明显增加；与空白和 ConA 对照组比较，FS 浓度增加到 80μg/mL 时，药物组 ConA 诱导 T 淋巴细胞分泌 TNF-α 量极显著增加，FS 浓度增加到 160μg/mL 时，药物组 ConA 诱导 T 淋巴细胞 TNF-α 分泌量降低。结果表明 FS 促进 LPS 诱导 B 淋巴细胞分泌 TNF-α，中浓度 FS 促进 ConA 诱导 T 淋巴细胞分泌 TNF-α，而高浓度反而抑制其分泌。

三、讨论

（一）连翘酯苷对小鼠脾脏 T 淋巴细胞功能的影响

研究发现连翘酯苷对 Con A 诱导的 T 淋巴细胞转化具有显著促进作用，其能增强免疫（Liu 等，1998），中药复方连翘制剂可显著提高提高 T 淋巴细胞的百分率及转化率、增加法氏囊和脾脏的质量，对感染鸡传染性法氏囊炎病毒的病鸡的免疫器官法氏囊和脾脏均有显著的改善和恢复作用，调节机体免疫系统（高

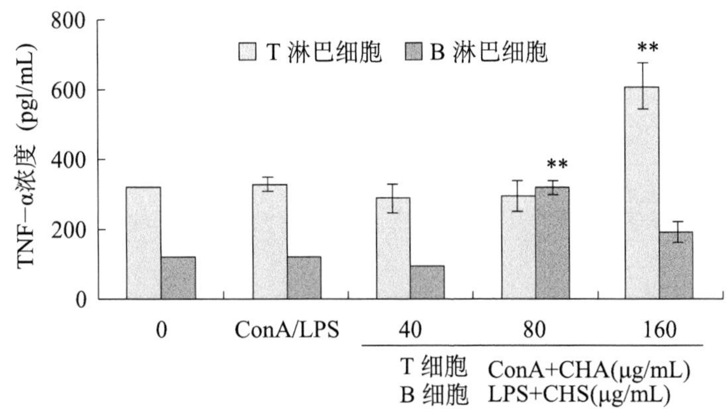

图 5-15 连翘酯苷对小鼠 T 淋巴细胞和 B 淋巴细胞分泌 TNF-α 的影响

海等，2009)，连翘苷可降低 ConA 诱导的 T 细胞 CD69、CD25 和 CD71 的表达，抑制 ConA 诱导的 T 细胞早期、中期、后期活化和体外增殖（尹乐乐等，2008）。本研究结果显示低浓度和中浓度 FS 对 ConA 诱导 T 淋巴细胞 24h 和 48h 后细胞增殖和存活率明显提高，诱导时间延长至 72h 后 FS 可明显抑制细胞转化；FS 可增加小鼠脾脏 T 淋巴细胞 NO 分泌量增加并有剂量依赖性关系；中浓度 FS 促进 ConA 诱导的 T 淋巴细胞分泌 TNF-α，而高浓度反而抑制其分泌（芦山，2012；沈红等，2012）。

（二）连翘酯苷对小鼠脾脏 B 淋巴细胞功能的影响

研究结果显示，低浓度 FS 对 LPS 诱导脾脏 B 淋巴细胞 24h 后细胞增殖和生存率显著提高；FS 增加小鼠脾脏 B 淋巴细胞 NO 分泌量增加并有剂量依赖性关系；FS 促进 LPS 诱导 B 淋巴细胞分泌 TNF-α（芦山，2012；沈红等，2012）。试验结果提示通过对脾脏淋巴细胞增殖转化、NO 和 TNF-α 分泌而调节细胞功能，为 FS 影响细胞免疫功能提供了直接证据。

参考文献

Liu D L，Zhang Y，Xu S X，et al. Phenylethanoid glycosides from forsythia suspensa vahl［J］. *Journal of Chinese Pharmaceutical Sciences*，1998，7（2）：103-105.

Jiayi Guan，Hong Shen，Yonghong Zhang，et al. Effects of Forsythoide on LPS-stimulated RAW264.7 cells［J］. *Africa Journal of Pharmacy and Pharmacology*，2013，7（26）：1 847-1 853.

陈伟，林新华，陈俊，等．库拉索芦荟多糖对小鼠腹腔巨噬细胞的体外激活作用［J］．中国药学杂志，2005，40（1）：34-37.

高海，刘开永，李秀岚，等．中药复方连翘对感染法氏囊病毒雏鸡免疫功能的影响［J］．畜牧兽医学报，2009，40（1）：109－116.
高淑娟，等．几种清热解毒中药抗内毒性作用的比较实验［J］．天津中医．1992（3）：42.
刘金．连翘酯苷的提取分离及活性研究［D］．太原：山西大学，2006.
孙全红，彭景．MHC-II 类分子表达调控的研究进展［J］．生理科学进展，2004，35（1）：25－29.
杨爱婵，李素平，穆进军．肿瘤坏死因子致巨噬细胞凋亡分子机制的研究［J］．中国医学研究与临床，2007（3）：38－41.
尹乐乐，曾耀英，侯会娜．连翘提取物对小鼠腹腔巨噬细胞体外吞噬和 NO 释放的影响［J］．细胞与分子免疫学杂志，2008，24（6）：557－560.
周正宇，吴淑燕，薛智谋．细菌感染与小鼠巨噬细胞凋亡［J］．上海实验动物科学，2002，22（4）：249－253.
沈红，芦山，陈舒楠，等．连翘酯苷对小鼠脾脏淋巴细胞体外增殖与分泌功能的影响［J］．中国实验动物学报，2012，20（4）：66－70.
芦山．连翘酯苷和绿原酸对小鼠巨噬细胞与淋巴细胞功能的影响［D］．北京：北京农学院，2012.
芦山，陈舒楠，官佳懿，等．连翘酯苷对内毒素作用下 RAW264.7 细胞功能的影响［J］．中国农学通报，2012，28（20）：58－62.
张永红，芦山，陈舒楠，等．连翘酯苷对小鼠不同组织巨噬细胞功能的影响［J］．中国农学通报，2013，29（17）：32－36.

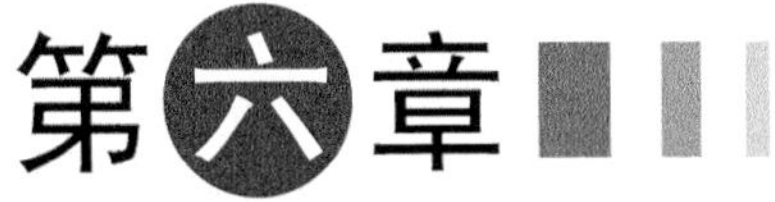

第六章 绿原酸对巨噬细胞体外功能的影响

第一节　绿原酸对 RAW264.7 细胞功能的影响

绿原酸（CHA）是由咖啡酸和奎尼酸形成的一种酯，是中药金银花的主要活性成分之一，绿原酸对多种致病菌均有较强的抑制和杀灭作用，对病毒也有较强的抑制作用，并能增强巨噬细胞功能。巨噬细胞（Mφ）由单核细胞移行至组织分化成熟产生，在机体生理病理过程中发挥了极其重要的功能。Mφ 吞噬功能强大，能够吞噬并通过溶酶体消化凋亡的细胞与抗原抗体复合物以及细菌病毒等。此外，巨噬细胞具有抗原处理与递呈能力，还可分泌多种细胞因子介导炎症和调节免疫。RAW264.7 为小鼠单核巨噬细胞白血病细胞，源自 BALB/c 小鼠由 Abelson 鼠科白血病病毒诱导的肿瘤。本研究以 RAW264.7 为靶细胞，探讨绿原酸对巨噬细胞形态，增殖，分泌 NO、TNF-α 和 IL-1β，吞噬功能以及细胞表面 MHC-II 分子表达的影响。

一、材料与方法

（一）材料

1. 主要试剂

绿原酸标准品购自中国兽药监察所，LPS、MTT 购自美国 Sigma 公司，RPMI1640 培养基购自美国 HyClone 公司，胎牛血清（FBS）购自杭州四季青公司，TNF-α 试剂盒、IL-1β 试剂盒购自武汉博士德公司，CFSE 购自美国 eBioscience 公司，FITC-RAM IgG MHC-II 类分子抗体购自英国 Abcam 公司，小鼠白血病单核—巨噬细胞系（RAW264.7）由中国科学院动物研究所提供，瑞氏—吉姆萨染液、对氨基苯磺酸、N-1-萘乙二胺盐酸盐购自北京化学试剂公司。

2. 仪器与耗材

细胞培养板（Costar 公司），二氧化碳培养箱（日本 Sanyo 公司），XSZ-D2

倒置生物显微镜（重庆光学仪器厂产品），BP211D Sartorius 电子分析天平（German BP121S 型），台式冷冻离心机（德国 Heraeus 公司），通台式天平（Sartorius BL150），－70℃超低温冰箱（日本 Sanyo 公司），FASCalibur 型流式细胞仪（美国 Becton Dickinson 公司），光学显微镜（日本 Olympus 公司），XG-1 型照相机（日本 Minlta 公司）。

（二）方法

1. 试验分组

空白对照组为只加含 10％胎牛血清的 RPMI1640 完全培养液，LPS 对照组为 LPS 含量为 1μg/mL 的 RPMI1640 完全培养液。CHA 组为含 0μg/mL、20μg/mL、40μg/mL、80μg/mL 绿原酸的 RPMI1640 完全培养液，CHA＋LPS 组为含 0μg/mL、20μg/mL、40μg/mL、80μg/mL 绿原酸与 LPS 含量为 1μg/mL 的 RPMI1640 完全培养液。

2. RAW264.7 细胞的培养

首先从液氮中取出装有 RAW264.7 细胞的细胞冻存管，迅速投入 37℃温水中，用镊子夹住冻存管搅拌使其快速融化。待细胞冻存液融化，1 500r/min 离心 5min，弃上清，用 1mL 的 RPMI1640 完全培养液重悬细胞，然后转移到细胞培养瓶中置于培养箱，37℃，5％CO_2 培养。收集对数期 RAW264.7 细胞，用含 10％胎牛血清的 PMI1640 培养基调整细胞悬液浓度至 10^6个/mL 备用。

3. MTT 法检测细胞增殖

将 1×10^6个/mL 巨噬细胞悬液接种于 96 孔细胞培养板上，每孔加入 200μL 细胞悬液，按照实验设计分组，每个样品 3 个重复孔。培养 24h 后，每孔加入 8μL 的 MTT（5mg/ml）继续孵育 4h，弃去上清，然后每孔加入 150μL 的 DMSO 溶解 MTT 甲簪沉淀，用微型振荡器振荡混匀 10min，变色后用酶联免疫检测仪分别测定 570nm 波长处的吸光度 A_{570nm}。

4. Griess 试剂法检测 NO

将 1×10^6/mL 巨噬细胞悬液接种于 96 孔细胞培养板上，每孔加入 200μL 细胞悬液，按照试验设计分组，每个样品 3 个重复孔。加药培养 24h 后，吸取培养液上清 100μL 至酶标板中，加入等体积 100μL 的 Griess 试剂，室温反应 5 min 后测定 490 nm 的吸光值。用浓度为 0～100μmol/L 的 $NaNO_2$绘制标准曲线，根据 $NaNO_2$标准曲线计算细胞培养上清液中 NO_2^-的浓度。

5. ELISA 法检测 TNF-α 和 IL-1β

将 1×10^6个/mL 巨噬细胞悬液接种于 96 孔细胞培养板上，每孔加入 200μL

细胞悬液，按照试验设计分组，每个样品 3 个重复孔。取加药培养 24h 的细胞培养液上清，分别按 TNF-α 和 IL-1β ELISA 试剂盒说明书进行检测。

6. 巨噬细胞吞噬能力的检测

(1) 瑞氏—吉姆萨染色法分析

取对数生长期 RAW264.7 细胞，收集巨噬细胞悬液，离心后细胞计数。用 RPMI1640 完全培养液调整活细胞数至 2×10^5 个/mL。将细胞加入 6 孔板（板内事先放入盖玻片），2mL/孔，细胞数 4×10^5 个/孔。在 5%CO_2胞培养箱中 37℃贴壁 4h，吸弃原有培养基，向各孔分别加入含 CHA、LPS、CHA+LPS 的培养液，CHA 终浓度为 80μg/mL，LPS 终浓度为 1μg/mL，另设空白对照孔，培养 24h。

鸡翅下静脉采血，制备新鲜鸡红细胞，加入 PBS，1 700r/min 离心 5min，PBS 重复离心 2 次，用无血清的 RPMI1640 培养液调整细胞浓度为 2×10^6个/mL。

6 孔板中巨噬细胞加药培养 24h 后，将其上清液轻轻吸弃，加入 37℃预温的无菌 PBS，轻轻冲洗 2 次。弃去 PBS，加入含有 2×10^6 个/mL 鸡红细胞的 RPMI1640 培养液 2mL/孔。37℃，5% CO_2培养箱共同孵育 2.5h。

将 6 孔培养板中待检测孔培养液吸弃，PBS 洗 3 次取出盖玻片，待表面稍干，加入甲醇固定 10min，晾干。用 Wright 染液将盖玻片覆盖，约 30s 后，加入 2～3 滴 Gimsa 染液 1～2min 后，逐滴加磷酸盐缓冲液，直至膜面上染色液形成表面张力为止，染色 15min，dH_2O 冲洗至无继续褪色为止。显微镜观察，计数 200 个细胞，计算吞噬率。

吞噬率计算公式为：

吞噬百分率（%）=200 个吞噬细胞中吞噬鸡红细胞的吞噬细胞数/200 个吞噬细胞×100

(2) 流式细胞仪分析

取对数生长期 RAW264.7 细胞，离心后细胞计数。用 RPMI1640 完全培养液调整活细胞数至 2×10^5个/mL。将细胞加入 6 孔板，细胞数 4×10^5个/孔。5% CO_2培养箱中 37℃贴壁 4h，吸弃原有培养基，向各孔分别加入含 FS、LPS 的培养液，另设空白对照孔，培养 24h。

鸡翅下静脉采血，制备新鲜鸡红细胞，加入 PBS，1 700r/min 离心 5min，PBS 重复离心 2 次，用无血清的 1640 培养基调整细胞浓度为 2×10^7个/mL。加入终浓度为 5mol/L 的 CFSE 混匀，置 37℃孵育 10min 后加入 RPMI1640 完全培养基，重复洗涤 3 次，用 RPMI1640 完全培养基悬浮细胞，调整细胞浓度为 2×10^6个/mL 备用。洗涤离心及后续操作过程中应注意避光。

6孔板中巨噬细胞加药培养24h后，将其上清液轻轻吸弃，加入37℃预温的无菌PBS，轻轻冲洗两次。吸弃PBS，加入含有CFSE标记的2×10^6个/mL鸡红细胞的RPMI1640培养液2mL/孔。37℃，5% CO_2培养箱共同孵育2.5h。将6孔培养板中待检测孔培养液吸弃，PBS洗3次以去除未被吞噬的鸡红细胞，用预冷的PBS吹下贴壁的巨噬细胞，上流式细胞仪进行检测。

7. 流式细胞术检测MHC-II表达

取对数生长期RAW264.7细胞，收集巨噬细胞悬液，离心后细胞计数。用RPMI1640完全培养液调整活细胞数至2×10^5个/mL。将细胞加入6孔板，2mL/孔，细胞数4×10^5个/孔。在5%CO_2培养箱中37℃贴壁4h，吸弃原有培养基，向各孔分别加入含CHA、LPS、CHA+LPS的培养液，另设空白对照孔。

培养24h后，将其上清液轻轻吸弃，加入37℃预温的无菌PBS，轻轻冲洗2次。吸弃PBS，用预冷的PBS吹下贴壁的巨噬细胞至流式管，加入FITC-MHC-II抗体，4℃孵育15min，用PBS离心洗涤3次上流式细胞仪进行检测。

8. 统计分析

试验数据以平均数±标准差表示，采用t检验分析比较各组数据，方差不齐时用t′检验，$*P<0.05$为差异显著，$**P<0.01$为差异极显著。

二、结果

（一）绿原酸对RAW264.7形态的影响

使用生物倒置显微镜对细胞形态进行观察，结果见图6-1。从图6-1可知，与空白对照组相比，LPS处理组细胞浓度降低，部分细胞有缩小、细胞质出现颗粒等情况，而CHA处理组对细胞形态并无明显影响；与LPS处理组相比，CHA+LPS组细胞数量提升，形态恢复正常。

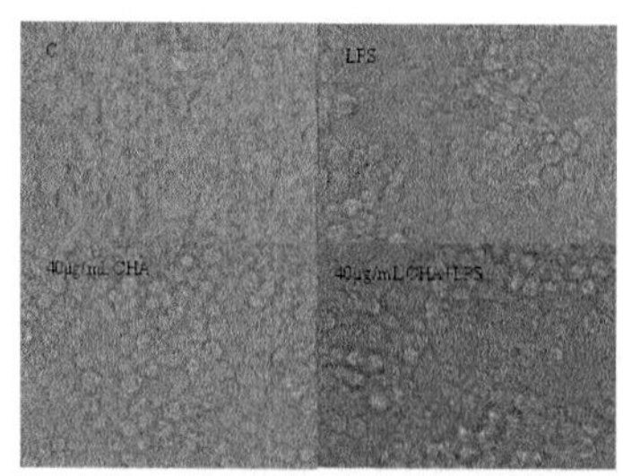

图6-1　绿原酸对RAW264.7细胞形态的影响

（二）绿原酸对RAW264.7细胞增殖的影响

采用MTT法对RAW264.7细胞增殖进行分析，结果见图6-2。从图6-2

知，与空白对照组比较，LPS 组 A_{570} 明显降低；与空白对照组比较，20μg/mL CHA 处理组 A_{570} 显著降低，40μg/mL、80μg/mL CHA 处理组 A_{570} 变化并不明显；与 LPS 组相比，LPS+CHA 中处理组 A_{570} 显著提高。结果显示低浓度 CHA 作用于巨噬细胞可明显抑制其增殖，中浓度 CHA 与 LPS 共同作用可颉颃 LPS 对巨噬细胞增殖的抑制作用。

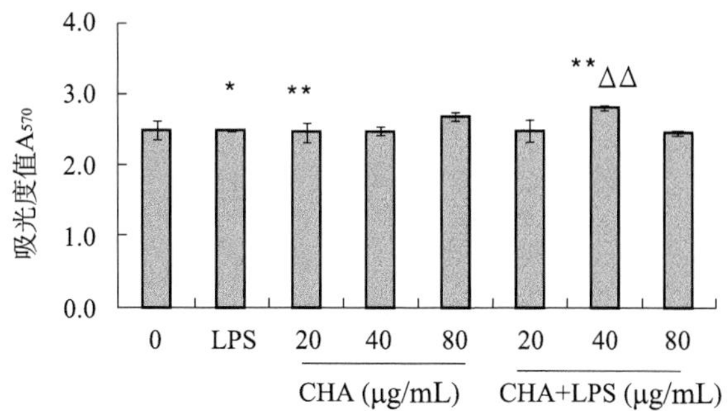

图 6-2　不同浓度绿原酸对 RAW264.7 细胞增殖的影响

注：vs 0（*<0.05，**<0.01），vs LPS（ΔΔ<0.01）

(三) 绿原酸对 RAW264.7 细胞分泌 NO 的影响

采用 Griess 试剂法对细胞分泌 NO 情况进行分析，结果见图 6-3。由图 6-3 知，与空白对照组相比，LPS 组 NO_2^- 浓度显著上升；与空白对照组相比，CHA 单独作用于巨噬细胞对其分泌 NO 影响不明显；与 LPS 处理组相比，高中低浓度 CHA+LPS 处理组 NO_2^- 浓度呈下降趋势，且与浓度呈线性，至 80μg/mL CHA+LPS 组时，已与空白对照组无显著差异。结果显示 LPS 作用后的巨噬细胞分泌 NO 显著增加，CHA 单独作用于巨噬细胞对其分泌 NO 影响不明显，但与 LPS 合用可抑制 LPS 引发的 NO 分泌，这种作用与 CHA 浓度线性相关，CHA 浓度越高，抑制作用越明显。

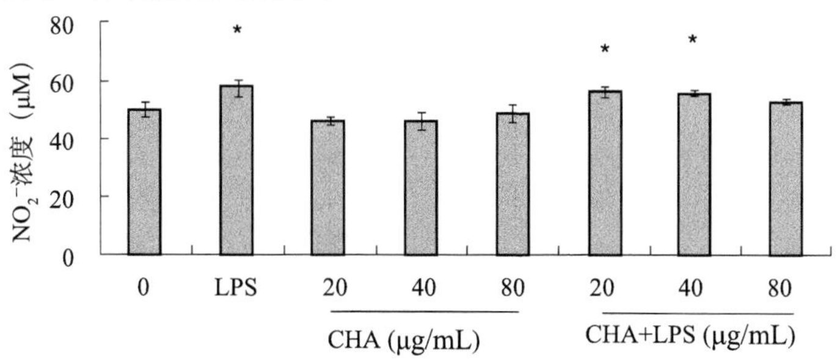

图 6-3　绿原酸对 LPS 作用下 RAW264.7 细胞分泌 NO 的影响

注：vs C（*<0.05）

(四) 绿原酸对 RAW264.7 细胞分泌 TNF-α 的影响

采用 ELISA 法对细胞分泌 TNF-α 的情况进行分析，结果如图 6－4。由图 6－4知，与空白对照组相比，20μg/mL 的 CHA 可显著促进巨噬细胞分泌 TNF-α，而 40μg/mL、80μg/mL 的 CHA 处理组变化不明显；与 LPS 组相比，3 个浓度 CHA 处理组 TNF-α 的分泌均有所下降，其中 20μg/mL 的 CHA 处理组与 LPS 组差异显著，80μg/mL 的 CHA 处理组与 LPS 组差异极显著，40μg/mL 的 CHA 处理组虽然也有所下降，但没有显著差异。

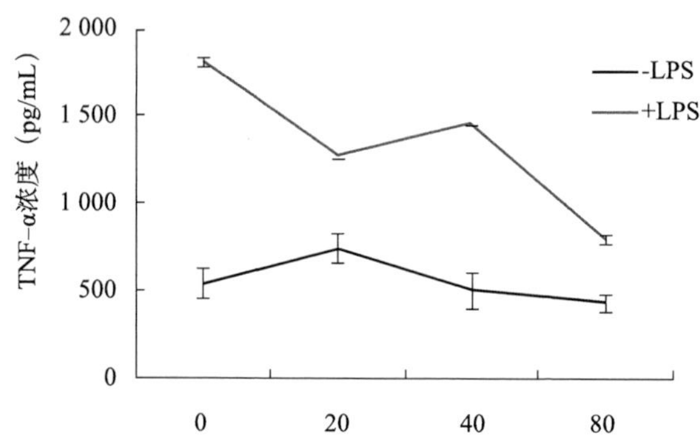

图 6－4　绿原酸对 LPS 作用下 RAW264.7 细胞分泌 TNF-α 的影响

注：vs 0（＊＜0.05），vs LPS（Δ＜0.05，ΔΔ＜0.01）

(五) 绿原酸对 RAW264.7 细胞分泌 IL-1β 的影响

采用 ELISA 法对细胞分泌 IL-1β 的情况进行分析，结果绿原酸对于 RAW264.7 细胞分泌 IL-1β 无明显影响（图 6－5）。

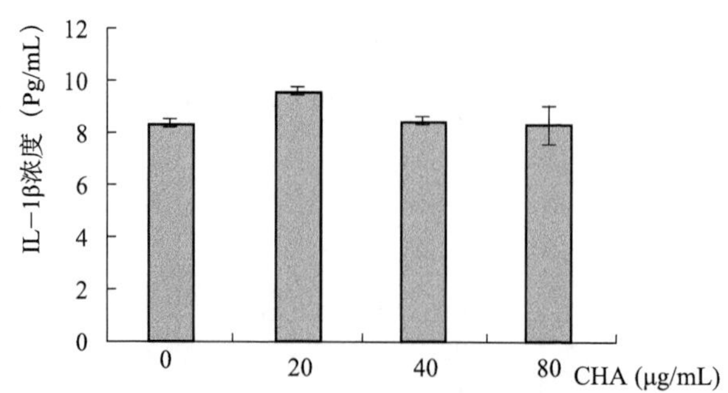

图 6－5　绿原酸对 RAW264.7 细胞分泌 IL-1β 的影响

(六) 绿原酸对 RAW264.7 细胞吞噬功能的影响

采用瑞氏—吉姆萨染色法对巨噬细胞的吞噬能力进行分析，结果如图 6－6。由图 6－6 可知，与对照组相比较，LPS 处理组吞噬率显著上升；CHA 处理组与

LPS+CHA 处理组吞噬率均显著提高，但 CHA 处理组吞噬率明显低于 LPS+CHA 处理组。由结果可知，LPS 与 CHA 能大幅提高 RAW264.7 细胞的吞噬功能，CHA 对巨噬细胞吞噬的促进功能明显低于 LPS。采用流式细胞技术（FCM）对巨噬细胞的吞噬能力进行分析，结果与对照组相比较，LPS 处理组吞噬率显著上升，结果显示 CHA 能提高 RAW264.7 细胞的吞噬能力，且在浓度为 80μg/mL 时效果最明显（图 6-7）。

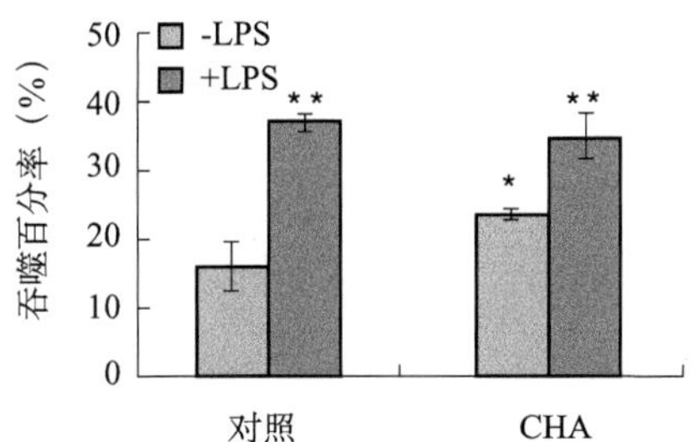

图 6-6　染色法分析绿原酸对 RAW264.7 细胞吞噬能力的影响

注：vs C（*<0.05，**<0.01）

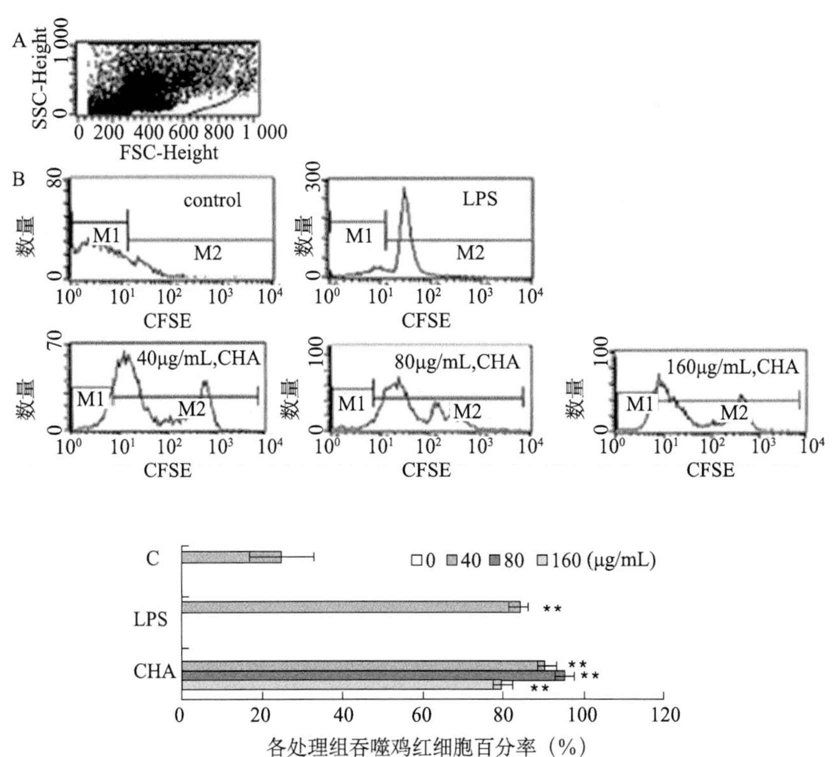

图 6-7　流式细胞仪分析绿原酸对 RAW264.7 吞噬能力的影响

（A）细胞流式散点图，（B）处理组细胞流式图，（C）处理组吞噬鸡红细胞统计分析图

注：vs C（**<0.01）

（七）绿原酸对 RAW264.7 细胞 MHC-II 类分子表达的影响

采用流式细胞技术对巨噬细胞 MHC-II 类分子表达进行分析，结果如图 6－8。

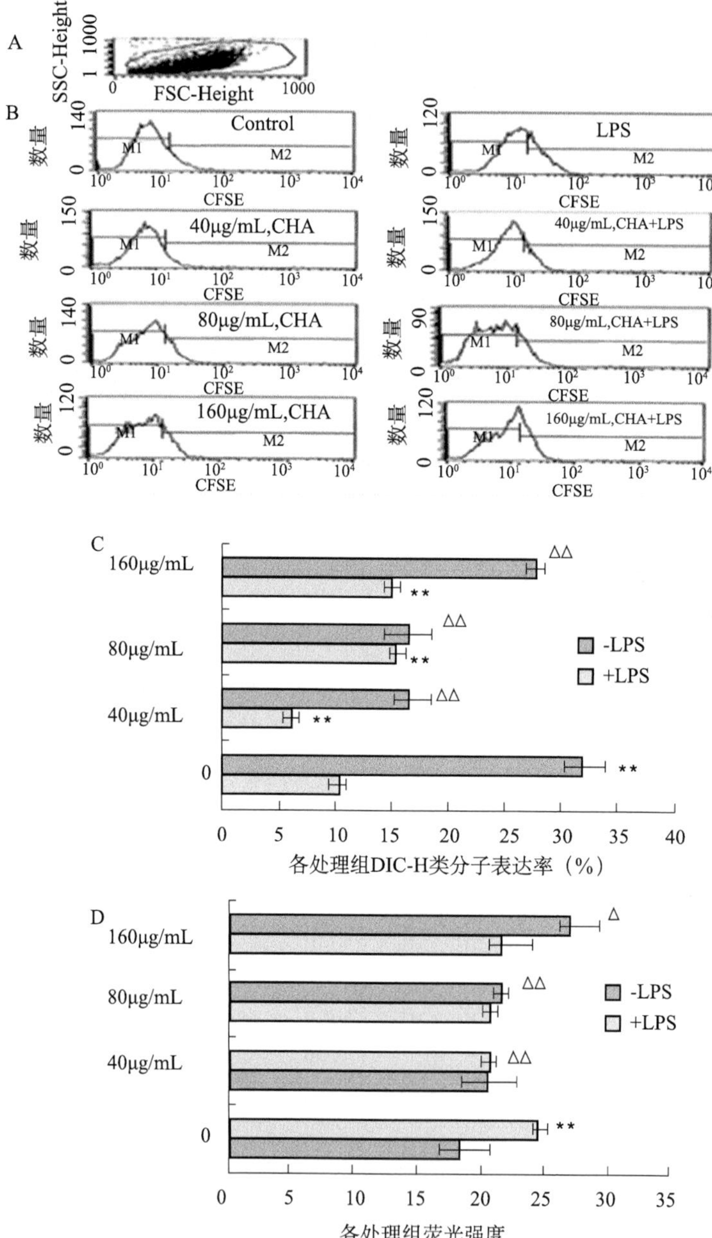

图 6－8　绿原酸对 LPS 作用下 RAW264.7 表达 MHC-II 的影响

(A) 细胞流式散点图，(B) 处理组细胞流式图，(C) MHC-II 表达率统计图，(D) MHC-II 表达量统计图

注：vs 0（＊＜0.05，＊＊＜0.01），vs LPS（Δ＜0.05，ΔΔ＜0.01）

由图 6－8（C）可知，与对照组相比，低浓度 CHA 处理组 MHC-II 类分子表达率显著降低，而中高浓度 CHA 处理组 MHC-II 类分子表达率显著升高，与 LPS 组相比，3 个浓度的 CHA＋LPS 处理组 II 类分子表达率均有所下降，其中，中低浓度组与 LPS 组相比差异显著；由图 6－8（D）可知，各浓度 CHA 处理组相对于对照组 II 类分子表达量均有上升的趋势，且与 CHA 浓度正相关，但无统计学意义，与 LPS 组相比，中低浓度 CHA＋LPS 处理组 MHC-II 类分子表达量均明显下降，但高浓度 CHA＋LPS 处理组 MHC-II 类分子表达量明显上升。

由结果可知，LPS 可提高巨噬细胞 MHC-II 类分子的表达，这种影响集体现在表达率上，又体现在表达量上。CHA 对巨噬细胞 MHC-II 类分子表达的影响较为复杂，低浓度时虽然会降低 II 类分子的表达率，但能提高其表达量，而中高浓度 CHA 则能提高 II 类分子的表达率与表达量，低中浓度的 CHA 作用于 LPS 刺激的巨噬细胞可抑制其 MHC-II 类分子的表达，说明 CHA 对 LPS 刺激的巨噬细胞具有一定的保护作用，高浓度时与 LPS 组相比虽然能降低 II 类分子表达率，但是表达量上升，可能是 CHA 对 LPS 刺激的抑制作用与 CHA 本身对巨噬细胞 MHC-II 类分子表达的促进作用综合作用的结果。

三、讨论

（一）绿原酸对 RAW264.7 细胞增殖与分泌的影响

有研究表明巨噬细胞主要通过凋亡来实现其清除病原微生物等功能，并介导或抑制自身及其他细胞的凋亡，从而在免疫调节中发挥重要作用（陈伟等，2005）。革兰氏阴性菌的脂多糖（LPS）又叫内毒素，它由通过一氧化氮（NO）和活性氧诱导巨噬细胞的凋亡，一定浓度的 NO 是 Mφ 凋亡信息传导通路中的关键环节。LPS 刺激巨噬细胞产生 NO 和大量的活性氧，而活性氧也能导致 Mφ 的凋亡（周正宇等，2002）。肿瘤坏死因子-α（TNF-α）主要由单核－巨噬细胞分泌，具有杀伤和抑制肿瘤细胞、抗感染、促进中性粒细胞吞噬、引起发热、促进髓样白血病细胞向巨噬细胞分化、诱导肝细胞急性期蛋白合成的作用，是一种非常重要的炎症因子，参与某些自身免疫病的病理损伤。它通过结合与其相应的细胞表面受体，激活该受体偶联的 G 蛋白信号转导途径，将凋亡信号传到向下游，除此以外，TNF-α 还可以通过影响细胞内核转录因子（NF-κB）的产生或失活，进一步活化巨噬细胞凋亡相关的信号转导通路，促进巨噬细胞凋亡，在炎症反应、淋巴结形成和淋巴细胞的激活过程中起关键作用（杨爱婵等，2007）。连翘酯苷具有抗氧化的作用，并且可以抗内毒素，并且这种作用是通过直接摧毁内毒素对其进行颉颃而非抑制其活性（刘金，2006）。本试验结果 20μg/mL 的 CHA

对于 RAW264.7 细胞分泌 TNF-α 具有显著的促进作用，而巨噬细胞增殖明显受到抑制，随着 CHA 浓度的升高，其对巨噬细胞分泌 TNF-α 的影响降低，对巨噬细胞增殖的抑制作用也降低；CHA 本身对巨噬细胞分泌 NO 并无显著影响，但可降低 LPS 刺激的巨噬细胞 NO 的分泌，说明 CHA 对 LPS 有一定的颉颃作用（芦山，2013）。

（二）绿原酸对 RAW264.7 细胞吞噬能力与表面分子表达的影响

Mφ 与抗原性异物结合后，通过吞噬、胞饮或者受体介导的胞吞作用，将异物吞入到胞内形成吞噬体后，与溶酶体融合成为吞噬溶酶体，再清除抗原性异物。MHC-II 类分子是一种主要组织相容性复合体（ MHC），正常机体中 MHC-II 类分子主要表达于源于骨髓的抗原递呈细胞，如单核/巨噬细胞系细胞、树突细胞、胸腺上皮细胞、B 细胞和激活的 T 细胞等，其可以将经过加工处理的外来抗原提呈给辅助性 T 细胞，从而使辅助性 T 细胞激活分化，从而在诱发免疫应答中发挥作用（孙全红等，2004）。CHA 可降低 LPS 刺激的巨噬细胞 MHC-II 类分子的表达，说明 CHA 对 LPS 有一定的颉颃作用；CHA 也可提高巨噬细胞的吞噬能力，但综合试验结果分析，其激活巨噬细胞的途径应与 FS 有所区别（芦山，2013）。由此可见，绿原酸对于巨噬细胞免疫功能的调节作用包括多个方面，是十分复杂的。本试验为更好地阐明绿原酸的免疫调节机理提供了新的线索和理论依据。

第二节　绿原酸对小鼠巨噬细胞体外功能的影响

单核—巨噬细胞系统是由骨髓中的前单核细胞发展来的细胞之总称，在骨髓中经前单核细胞分化发育为单核细胞，进入血液，随血流到全身各种组织，进入组织中随即发生形态变化，如结缔组织的巨噬细胞、肝的枯否氏细胞、肺的尘细胞、神经组织的小胶质细胞、骨组织的破骨细胞、表皮的郎格汉斯细胞和淋巴组织内的交错突细胞等。

目前，中药及中药提取物在巨噬细胞免疫调节方面的作用正在成为人们的研究热点。绿原酸是中药金银花的主要有效成分，研究表明绿原酸具有抗菌、抗病毒、抗氧化、抗肿瘤、降血脂、降血压、增高白细胞、兴奋中枢神经系统及保肝利胆等多种药理作用。本试验以小鼠不同组织巨噬细胞为靶细胞，研究绿原酸对其的免疫调节作用影响，为进一步阐明连翘酯苷和绿原酸的免疫调节作用机理提供试验依据。

一、材料与方法

(一) 材料

健康 6～8 周龄雌性昆明小鼠购于北京维通利华实验动物技术有限公司，其他试剂、耗材、试剂盒、仪器等同第一节。

(二) 方法

1. 试验分组

空白对照组为只加含 10%胎牛血清的 RPMI1640 完全培养液，LPS 对照组为 LPS 含量为 1μg/mL 的 RPMI1640 完全培养液，CHA 组为含 0μg/mL、40μg/mL、80μg/mL、160μg/mL 绿原酸的 RPMI1640 完全培养液，CHA+LPS 组为含 0μg/mL、40μg/mL、80μg/mL、160μg/mL 绿原酸与 LPS 含量为 1μg/mL 的 RPMI1640 完全培养液。

2. 小鼠巨噬细胞的收集和培养

(1) 小鼠腹腔巨噬细胞的收集和培养

取小鼠颈椎脱臼致死，将小鼠泡入新洁尔灭（苯扎氯铵）5min，无菌操作剪开小鼠腹部皮肤暴露腹膜，用注射器向小鼠腹部注入 5mL 预冷的 PBS，仰卧平放并轻揉小鼠腹部 2～3min，用注射器抽回腹腔的 PBS，收集于离心管，每只小鼠重复 3 次。将收集到的腹腔液 1 500r/min 离心 5min，弃上清，培养液重悬细胞，调整腹腔巨噬细胞浓度为 1×10^6 个/mL 备用。

(2) 小鼠脾脏巨噬细胞的收集和培养

取小鼠颈椎脱臼致死，无菌操作剥取出脾脏，置于加有 RPMI1640 培养液和滤器的培养皿内，用注射器柄将其磨碎，收集于离心管，1 500r/min 离心 5min，弃上清，加入红细胞裂解液消化红细胞，用培养液终止反应，1 500r/min 离心 5min，弃上清，加入培养液反复洗 3 次，培养液重悬细胞加入细胞培养皿，置于 5% CO_2 培养箱中 37℃培养 2～4h，收集贴壁悬浮细胞 1 500r/min 离心 5min，弃上清，培养液重悬细胞，调整脾脏巨噬细胞浓度为 1×10^6 个/mL 备用。

(3) 小鼠骨髓巨噬细胞的收集和培养

取小鼠颈椎脱臼致死，无菌操作剪开小鼠腿部皮肤肌肉，钝性分离股骨与肌肉，取出完整的股骨，用眼科剪剪掉股骨两端，使用 1mL 注射器以预冷的 PBS 冲出骨腔中的骨髓，并用移液器吹散，收集于离心管，1 500r/min 离心 5min，弃上清，加入红细胞裂解液消化红细胞，用培养液终止反应，1 500r/min 离心 5min，弃上清，加入培养液反复洗 3 次，培养液重悬细胞加入细胞培养皿，置于 5% CO_2 培养箱中 37℃培养 2～4h，收集贴壁悬浮细胞 1 500r/min 离心 5min，弃上清，培养液重悬细胞，调整骨髓巨噬细胞浓度为 1×10^6 个/ mL 备用。

3. MTT 法检测细胞增殖

同本章第一节。

4. Griess 试剂法检测 N

同本章第一节。

5. ELISA 法检测 TNF-α 和 IL-1β

同本章第一节。

6. 瑞氏-吉姆萨染色法检测吞噬能力

同本章第一节。

7. 统计分析

同本章第一节。

二、结果

（一）绿原酸对小鼠巨噬细胞增殖的影响

采用 MTT 法分析绿原酸对小鼠不同组织巨噬细胞增殖的影响，结果见图 6－9。

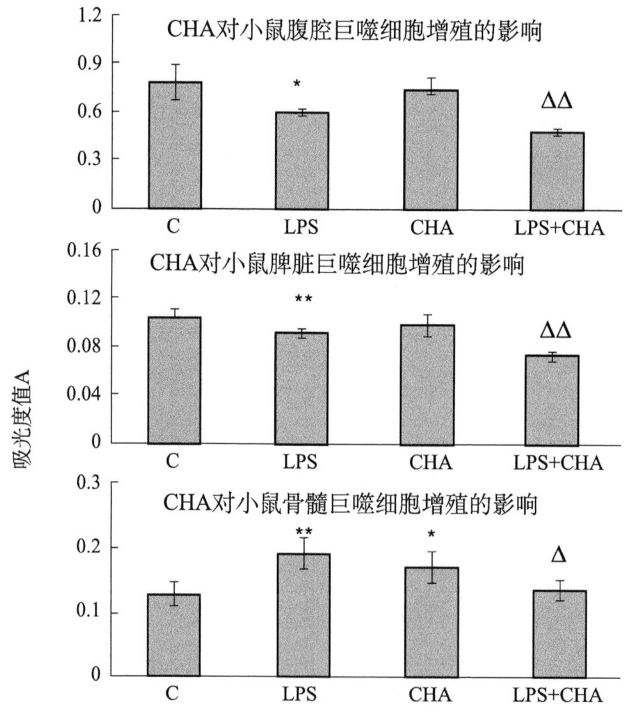

图 6－9　绿原酸对小鼠不同组织巨噬细胞增殖的影响

注：vs C（$*<0.05$，$**<0.01$），vs LPS（$\Delta<0.05$，$\Delta\Delta<0.01$）

由图 6-9 可知，在腹腔巨噬细胞试验中，与空白对照组相比，CHA 处理组吸光度无显著差异；与 LPS 组相比，CHA+LPS 处理组吸光度明显降低。结果说明，CHA 对小鼠腹腔巨噬细胞的增殖并无明显作用，但是可加剧 LPS 对巨噬细胞的刺激作用。CHA 对小鼠脾脏巨噬细胞的作用同对腹腔巨噬细胞的作用相似。在骨髓巨噬细胞试验中，CHA 处理组比对照组吸光度显著上升，但与 LPS 处理组相比，CHA+LPS 处理组吸光度显著下降。结果说明，CHA 单独作用于骨髓巨噬细胞能够促进其增殖，但是会抑制 LPS 诱导的细胞增殖。

(二) 绿原酸对 LPS 作用下小鼠巨噬细胞分泌 NO 的影响

采用 Griess 试剂法对细胞分泌 NO 情况进行分析，结果见图 6-10。在小鼠腹腔巨噬细胞实验中，与对照组相比，LPS 处理组 NO_2^- 浓度明显升高，各浓度 CHA 处理组 NO_2^- 浓度也明显提升，且呈浓度依赖性；与 LPS 组相比，各浓度 CHA+LPS 处理组 NO_2^- 浓度显著升高，且呈浓度依赖性。结果表明 CHA 可促进小鼠腹腔巨噬细胞 NO 的分泌，且这种作用与 CHA 浓度呈正相关，CHA 并不抑制 LPS 诱导的腹腔巨噬细胞的 NO 分泌，与 LPS 呈现相加作用。CHA 对小鼠脾脏巨噬细胞及骨髓巨噬细胞的作用同对腹腔巨噬细胞的作用相似。

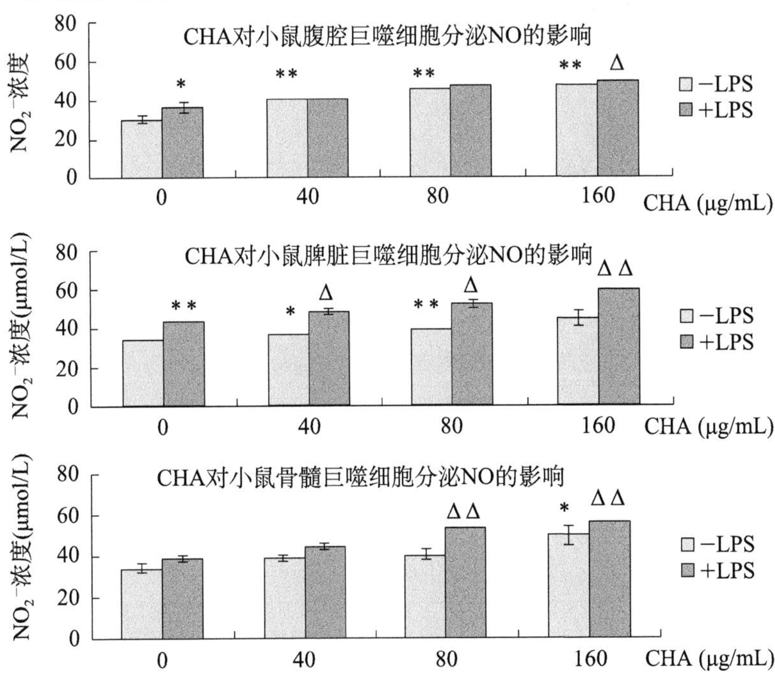

图 6-10 绿原酸对小鼠不同组织巨噬细胞分泌 NO 的影响

注：vs 0（$*<0.05$，$**<0.01$），vs LPS（$\Delta<0.05$，$\Delta\Delta<0.01$）

(三) 绿原酸对小鼠巨噬细胞分泌 TNF-α 的影响

采用 ELISA 法对细胞分泌 TNF-α 的情况进行分析，结果如表 6-1。在腹腔巨噬细胞试验中，与对照组相比，CHA 处理组 TNF-α 分泌量没有明显变化；与 LPS 处理组相比，LPS+CHA 处理组也没有显著的差异。结果表明 CHA 对小鼠腹腔巨噬细胞 TNF-α 的分泌无明显的影响。在脾脏巨噬细胞试验中，与对照组相比，CHA 处理组分泌量显著提高；与 LPS 处理组相比，LPS+CHA 处理组 TNF-α 分泌量显著提高。结果表明，CHA 可促进脾脏巨噬细胞 TNF-α 的分泌，并对 LPS 诱导的 TNF-α 分泌具有促进作用。在骨髓巨噬细胞试验中，与对照组相比，CHA 处理组 TNF-α 分泌量没有明显变化。结果说明，CHA 对小鼠骨髓巨噬细胞 TNF-α 的分泌无明显的影响。

表 6-1　绿原酸对小鼠不同组织巨噬细胞分泌 TNF-α 的影响

分　组	TNF-α (pg/mL)		
	腹　腔	脾　脏	骨　髓
空白对照	21.568 ±4.516	10.348 ±25.772	12.045 ±33.474
LPS	83.860 ±20.131 *	290.824 ±12.303 **	248.786 ±28.587 *
CHA	7.119 ±11.482	32.387 ±4.049 **	7.104 ±8.809
LPS+CHA	78.190 ±20.068	420.527 ±41.151[Δ]	248.533 ±31.597

注：vs C（*<0.05，**<0.01），vs LPS（Δ<0.05，ΔΔ<0.01）

(四) 绿原酸对不同组织巨噬细胞分泌 IL-1β 的影响

采用 ELISA 法对细胞分泌 IL-1β 的情况进行分析，结果如表 6-2。由表 6-2 可知绿原酸对于小鼠不同组织巨噬细胞分泌 IL-1β 均没有明显的影响，只有 LPS+CHA 组 IL-1β 量明显上升。

表 6-2　绿原酸对小鼠不同组织巨噬细胞分泌 IL-1β 的影响

分　组	IL-1β (pg/mL)		
	腹　腔	脾　脏	骨　髓
空白对照	7.7 ±1.2	8.0 ±0.6	10.1±0.6
CHA	5.9 ±2.4	8.3 ±1.1	8.9 ±1.1
LPS+CHA	10.3 ±0.9	9.8 ±0.5	12.4 ±1.9 *

(五) 连翘酯苷和绿原酸对小鼠腹腔巨噬细胞吞噬功能的影响

采用瑞氏—吉姆萨染色法对小鼠腹腔巨噬细胞的吞噬能力进行分析，结果如图 6-11。由图 6-11 可知，与对照组相比较，LPS 处理组与 CHA 处理组吞噬率均显著上升，LPS+CHA 处理组吞噬率进一步升高。结果表明 LPS、CHA 均能提高小鼠腹腔巨噬细胞的吞噬能力，CHA 可进一步促进 LPS 刺激导致的吞噬能力上升。

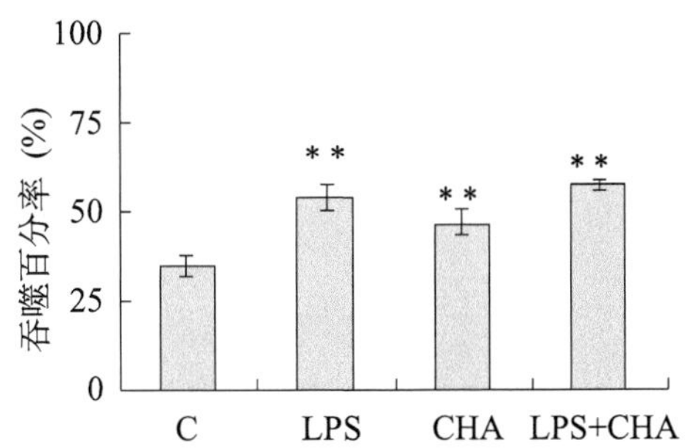

图 6－11　绿原酸对小鼠腹腔巨噬细胞吞噬功能的影响

注：vs C（** <0.01）

三、讨论

有研究发现绿原酸能颉颃内毒素，明显抑制内毒素引起的一氧化氮的分泌（叶星沈等，2005），促进胸腺免疫细胞增殖，升高白细胞（王宏军等，2005），增强巨噬细胞吞噬功能（张建华等，2009），说明绿原酸可明显增强机体细胞免疫和体液免疫的功能。在小鼠腹腔巨噬细胞试验中，CHA 对小鼠腹腔巨噬细胞的增殖并无明显作用，但是，可促进 NO 的分泌，加剧 LPS 对巨噬细胞的刺激作用，增强巨噬细胞的吞噬能力。在小鼠脾脏巨噬细胞试验中，CHA 对小鼠脾脏巨噬细胞的增殖并无明显作用，但是可促进 NO 及 TNF-α 的分泌，加剧 LPS 对巨噬细胞的刺激作用。在小鼠骨髓巨噬细胞试验中，CHA 对小鼠骨髓巨噬细胞的增殖具有促进作用，但抑制 LPS 诱导的细胞增殖，促进 NO 的分泌（芦山，2013）。

第三节　绿原酸对小鼠淋巴细胞体外功能的影响

淋巴细胞根据生长发育过程、表面标志以及功能不同，分为 T 淋巴细胞和 B 淋巴细胞。T 淋巴细胞是淋巴细胞的主要组分，它具有多种生物学功能，如直接杀伤靶细胞，辅助或抑制 B 淋巴细胞产生抗体，对特异性抗原及促有丝分裂原进行应答，产生细胞因子等。B 淋巴细胞是由鸟类法氏囊或哺乳动物骨髓中淋巴样前体细胞分化发育而来，成熟的 B 细胞主要存在于脾脏红髓、白髓淋巴小结内与淋巴结皮质浅层的淋巴小结中，是体内唯一可以产生抗体的细胞，在抗原刺激作用下会转化为浆细胞，产生并分泌多种特异性抗体，释放出血液，阻止细胞外液中相应抗原与异物的伤害。

绿原酸是金银花的主要活性成分，有研究该药物具有免疫调节作用，本研究分别采用 MTT、Griess 和 ELISA 法分析绿原酸对刀豆蛋白 A（ConA）和脂多糖（LPS）刺激诱导的小鼠 T 和 B 淋巴细胞体外增殖和分泌 NO 和 TNF-α 的影响，探讨其免疫学效应及免疫作用机制。

一、材料与方法

（一）材料

主要试剂、耗材、试剂盒、动物、仪器等同本章第一、第二节。

（二）方法

1. 试验分组

将收集的脾脏淋巴细胞分组，空白对照组为只加含 10% 胎牛血清的 RPMl1640 完全培养液，LPS 对照组为 LPS 含量为 10μg/mL 的 RPMI1640 完全培养液，ConA 对照组为 ConA 含量为 1mg/mL 的 RPMI1640 完全培养液，B 淋巴细胞 CHA 组为 LPS+CHA 组，即 10μg/mL 的 LPS+不同浓度 CHA（40μg/mL、80μg/mL、160μg/mL）RPMI1640 完全培养液，T 淋巴细胞 CHA 组为 ConA+CHA 组，即 1mg/mL 的 ConA+不同浓度 CHA（40μg/mL、80μg/mL、160μg/mL）RPMI1640 完全培养液。

2. 小鼠淋巴细胞的收集和培养

取小鼠颈椎脱臼致死，无菌操作剥取出脾脏，置于加有 RPMI1640 培养液和滤器的培养皿内，用注射器柄将其磨碎，收集于离心管，1 500r/min 离心 5min，弃上清，加入红细胞裂解液消化红细胞，用培养液终止反应，1 500r/min 离心 5min，弃上清，加入培养液反复洗 3 次，培养液重悬细胞加入细胞培养皿，置于 5% CO_2 培养箱中 37℃培养 2～4h，收集未贴壁悬浮细胞 1 500r/min 离心 5min，弃上清，培养液重悬细胞，调整脾脏淋巴细胞浓度为 1×10^6 个/mL 备用。

3. MTT 法检测细胞增殖

同本章第一节。

4. Griess 试剂法检测 NO

同本章第一节。

5. ELISA 法检测 TNF-α

同本章第一节。

6. 统计分析

同本章第一节。

二、结果

(一) 绿原酸对小鼠脾脏T淋巴细胞增殖转化的影响

采用MTT法对小鼠脾脏T和B淋巴细胞增殖进行分析，结果见图6-12。由图6-12知，从小鼠脾脏T淋巴细胞体外培养不同时间看，与ConA对照组比较，ConA对T淋巴细胞诱导24h后低、中两个不同浓度CHA处理组A值无明显变化，而高浓度CHA处理组A值显著下降；继续对T细胞诱导48h、72h，结果与诱导24h结果相同。从不同药物浓度组之间比较看，ConA对照组T淋巴细胞不同刺激诱导时间各组A值之间没有差异；低浓度、中浓度CHA对T淋巴细胞不同诱导时间比较各组A值之间变化不明显；但高浓度CHA对T淋巴细胞诱导72h后A值显著降低；随着T淋巴细胞诱导时间的延长，高浓度CHA处理组A值逐渐降低，72h后A值明显降低。结果表明低浓度和中浓度CHA对ConA诱导T淋巴细胞增殖和存活率无明显影响，高浓度CHA显著抑制细胞增殖，且呈时间依赖性。

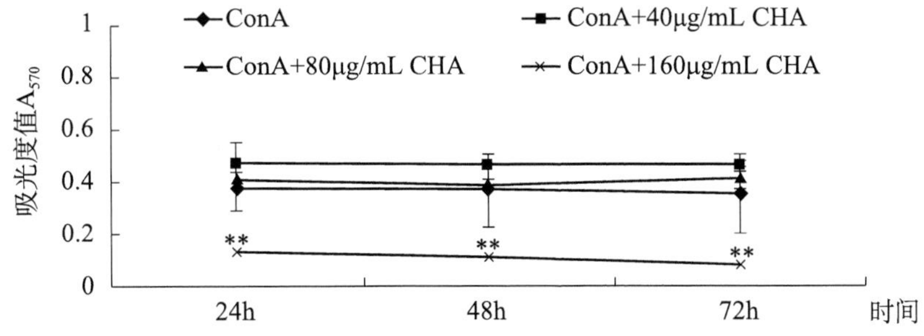

图6-12　绿原酸对小鼠脾脏T淋巴细胞增殖转化的影响

(二) 绿原酸对小鼠脾脏B淋巴细胞增殖转化的影响

MTT法对小鼠脾脏B淋巴细胞增殖分析结果见图6-13。由图6-13可知，从小鼠脾脏B淋巴细胞体外培养不同时间看，与LPS对照组比较，LPS诱导脾脏B淋巴细胞24h后，低、中两个浓度CHA处理组A值显著提高，高浓度CHA处理组A值显著下降，A值变化与CHA浓度呈反比；继续刺激48h后低、中两个浓度CHA处理组A值变化不明显，高浓度CHA处理组A值显著降低；继续对B细胞刺激72h后，低浓度CHA处理组A值明显上升，而高浓度CHA处理组A值明显降低。从不同药物浓度组之间比较看，LPS对照组B淋巴细胞不同刺激诱导时间各组 A 值呈下降趋势，刺激诱导 48h 与 72h 的 A 值有明显差异；低、中和高 3 浓度 CHA 对 B 淋巴细胞诱导 24h 后 A 值均明显高于对 B 细胞诱导 48h 和 72h，且呈时间依赖性。结果显示低浓度、中浓度 CHA 对 LPS 诱导脾脏 B 淋巴细胞 24h 后细胞增殖和生存率显著提高，但抑制其转化。

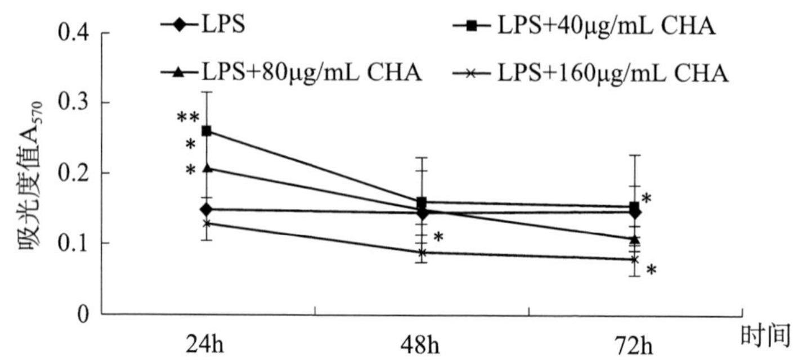

图 6-13 绿原酸对小鼠脾脏 B 淋巴细胞增殖转化的影响

（三）绿原酸对小鼠脾脏 T 淋巴细胞和 B 淋巴细胞分泌 NO 的影响

采用 Griess 法对小鼠脾脏 T 和 B 淋巴细胞分泌 NO 分析，结果见图 6-14。由图 6-14 看出，与空白和 LPS 对照组比较，3 个浓度的 CHA 处理组 LPS 诱导 B 淋巴细胞 NO 分泌量均有明显增加，且呈浓度依赖性；与空白和 ConA 对照组比较，随着 CHA 药物浓度增加到 160μg/mL 时，药物组 ConA 诱导 T 淋巴细胞分泌 NO 量显著增加。结果表明，CHA 促进小鼠脾脏 T 淋巴细胞和 B 淋巴细胞分泌 NO，且有剂量依赖性趋势。

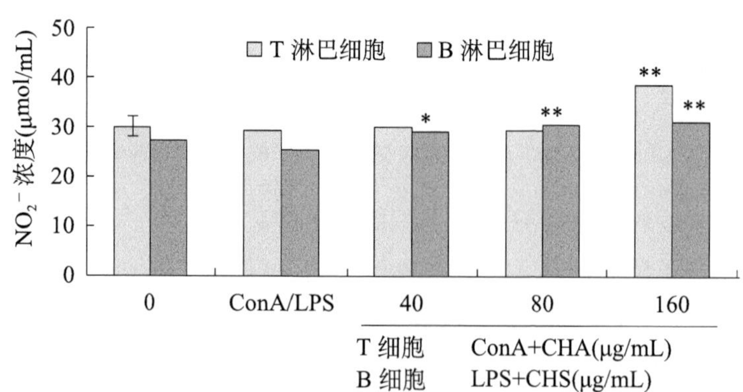

图 6-14 绿原酸对小鼠 T 淋巴细胞和 B 淋巴细胞分泌 NO 的影响

（四）绿原酸对小鼠脾脏 T 淋巴细胞和 B 淋巴细胞分泌 TNF-α 的影响

采用 ELISA 法对对小鼠脾脏 T 和 B 淋巴细胞分泌 TNF-α 分析，结果见图

6－15。由图6－15可知，试验组与空白及LPS对照组比较，随着CHA药物浓度增加到80μg/mL时，药物组LPS诱导B淋巴细胞TNF-α分泌量极明显增加，CHA浓度增加到160μg/mL时，药物组LPS诱导B淋巴细胞TNF-α分泌量降低；与空白和ConA对照组比较，3个浓度CHA处理组ConA诱导T淋巴细胞分泌TNF-α量均无明显变化。结果表明，中浓度CHA促进LPS诱导B淋巴细胞分泌TNF-α，而高浓度反而抑制其分泌，3个浓度CHA对ConA诱导T淋巴细胞分泌TNF-α并无显著作用。

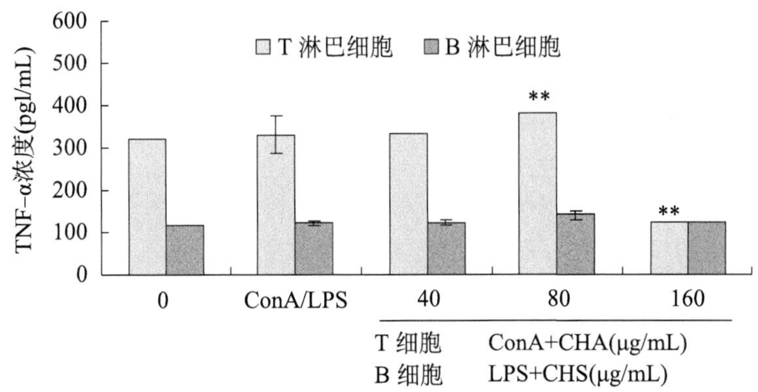

图6－15　绿原酸对小鼠T淋巴细胞和B淋巴细胞分泌TNF-α的影响

三、讨论

(一) 绿原酸对小鼠脾脏T淋巴细胞功能的影响

研究发现绿原酸能促进胸腺免疫细胞增殖，升高白细胞（王宏军等，2005），显著增强流感病毒抗原引起的T细胞增殖提高大鼠体内IgE、IgG及IL-7的水平（胡克杰等，2004；Gong等，2004）。本研究结果显示低浓度和中浓度CHA对ConA诱导T淋巴细胞增殖和存活率无明显影响，高浓度CHA显著抑制细胞增殖，且呈时间依赖性；CHA增加小鼠脾脏T淋巴细胞NO分泌量增加并有剂量依赖性关系；3个浓度CHA对ConA诱导T淋巴细胞分泌TNF-α并无显著作用（官佳懿等2013；芦山，2013）。

(二) 绿原酸对小鼠脾脏B淋巴细胞功能的影响

研究结果显示低浓度、中浓度CHA对LPS诱导脾脏B淋巴细胞24h后细胞增殖和生存率显著提高，但抑制其转化；CHA增加小鼠脾脏B淋巴细胞NO分泌量，并有剂量依赖性关系；中浓度CHA促进LPS诱导B淋巴细胞分泌TNF-α，而高浓度反而抑制其分泌。试验结果提示，通过对脾脏淋巴细胞增殖转化、

NO 和 TNF-α 分泌而调节细胞功能，为 CHA 影响细胞免疫功能提供了直接证据（官佳懿等，2013；芦山，2013）。

参考文献

Gong J，Liu F T，Chen S S. Polyphenolic antioxidants enhance IgE production [J]. *Irnrnumological Investigations*，2004，33：295 - 307.

陈伟，林新华，陈俊，等．库拉索芦荟多糖对小鼠腹腔巨噬细胞的体外激活作用［J］．中国药学杂志，2005，40（1）：34 - 37.

官佳懿，张永红，崔德凤，等．绿原酸对小鼠脾脏淋巴细胞体外增殖和分泌功能的影响［J］．中国农学通报，2013，29（29）：27 - 31.

胡克杰，曲福君，王子良，等．绿原酸体外诱生人外周血白细胞中 α 干扰素实验［J］．哈尔滨医科大学学报，2004，38（2）：120 - 122.

刘金．连翘酯苷的提取分离及活性研究［D］．太原：山西大学，2006.

芦山．连翘酯苷和绿原酸对小鼠巨噬细胞与淋巴细胞功能的影响［D］．北京：北京农学院，2012.

孙全红，彭景．MHC-II 类分子表达调控的研究进展［J］．生理科学进展，2004，35（1）：25 - 29.

王宏军，吴国娟，孙健，等．绿原酸的药效学研究［J］．中兽医学杂志，2005（5）：7 - 11.

杨爱婵，李素平，穆进军．肿瘤坏死因子致巨噬细胞凋亡分子机制的研究［J］．中国医学研究与临床，2007（3）：38 - 41.

叶星沈，王自力，穆祥，等．绿原酸对肠黏膜微血管内皮细胞分泌 NO 和 ET-1 的影响［J］．解剖与临床 2005，10（2）：101 - 103.

张建华，姚素波，刘洁，等．绿原酸对小鼠免疫功能的影响［J］．华西药学杂志，2009，24（4）：343 - 344.

周正宇，吴淑燕，薛智谋．细菌感染与小鼠巨噬细胞凋亡［J］．上海实验动物科学，2002，22（4）：249 - 253.